MEDITRAIN Zentralstelle für Testtraining des IFT
Institut für Testforschung & Testtrainig, Köln (Hrsg.):

Klaus Gabnach
Lutz W. Fichtner

Den Eignungstest zum Medizinstudium EMS/TMS erfolgreich trainieren

Band 5

Diagramme und Tabellen

Lehrgang zum selbständigen Training des TMS/EMS - Untertests

Mit 30 Übungs- und 72 Testaufgaben, sowie zahlreichen Abbildungen zur Demonstration der optimalen Anwendung der vorgestellten Lösungsstrategie.

mtk-Verlag
10. überarbeitete Auflage 2022

meditrain
Institut für Testforschung und Testtraining Köln. Seit 1985.

10. überarbeitete und aktualisierte Auflage 2022

Printed in Germany

ISBN 978-3-930715-14-5

Inhaltsverzeichnis

Vorwort

Die Bearbeitung des TMS bzw. EMS-Untertests „Diagramme und Tabellen“ wird von Testteilnehmern gemeinhin als besonders schwierig empfunden. In der Tat werden gerade in diesem Untertest sehr häufig unterdurchschnittliche Ergebnisse erzielt. Wir hoffen, mit diesem 5. Band der Reihe „Den Eignungstest für das Medizinstudium EMS/TMS erfolgreich trainieren“, dazu beizutragen, Testteilnehmern die Angst vor dieser Aufgabengruppe zu nehmen.

Bei ihrer Zeitplanung hinsichtlich der Vorbereitung auf den TMS bzw. EMS sollten Sie unbedingt berücksichtigen, dass eine kurzfristige Verbesserung ihrer Leistung in dem Untertest „Diagramme und Tabellen“ nur sehr schwer realisierbar ist. Mindestens drei, besser jedoch acht Wochen sollten sie für ein Training dieses Untertests ansetzen! Eine geringere Zeit als die angegebene auf ein Training dieses Untertests zu verwenden, wird ohne nennenswerten Erfolg bleiben.

Aufgabe des vorliegenden Lehrgangs ist es, Ihnen einen Einstieg in die Problematik dieses Testmoduls zu geben, Hinweise und Anleitungen zur Lösung der in diesem Untertest auftretenden Problemstellungen zu präsentieren und diese anhand zahlreicher Beispiel- und Übungsaufgaben einzuüben und zu vertiefen. Der vorliegende Band weist Sie umfassend und kontrolliert in die Bearbeitung von „Diagrammen und Tabellen“ ein. In darauf aufbauender Eigenarbeit andere Aufgaben dieser Art aus der Ihnen zugänglichen Literatur herauszusuchen und zu bearbeiten, ist eine zusätzliche Chance, Gelerntes zu festigen und so mit größerer Sicherheit in den Test zu gehen.

Sollten sie auch bei weiteren Modulen des TMS oder EMS mit Schwierigkeiten rechnen, so möchten wir Sie an dieser Stelle darauf hinweisen, dass beim Meditrain-Verlag Köln, in der vom IFT Institut für Testforschung & Testtraining Köln herausgegebenen Buchreihe „Den Eignungstest für das Medizinstudium EMS/TMS erfolgreich trainieren“ auch zu anderen Testmodulen Trainingsbücher erschienen sind die sich bereits seit Jahrzehnten bewährt haben. Eine Liste dieser zusätzlichen Trainingsliteratur finden sie im Internet unter www.eignungstest-ems-medizinstudium.info/uebungsliteratur.htm bzw. unter www.tms-medizinertest.de

Nach diesen einleitenden Worten wünscht Ihnen das Team der Meditrain Testforschung nun viel Erfolg bei der Bearbeitung dieses Trainingsbuches und natürlich ein hervorragendes Ergebnis im Eignungstest für das Medizinstudium!

Wie drücken Ihnen die Daumen!

Klaus Gabnach
Lutz W. Fichtner

terungen zurückzublättern, wenn Sie im weiteren Verlauf Ihres Trainings auf Probleme und Ihnen unverständliche Sachverhalte stoßen. Bei Bedarf sollten Sie unbedingt von dieser Möglichkeit Gebrauch machen!

Den zweiten Teil des Lehrgangs bildet ein ohne Zeitbegrenzung zu bearbeitender Halbtest mit 12 Aufgaben, die in ungeordneter Reihung alle zuvor beschriebenen Aufgabentypen repräsentieren. Mit der Bearbeitung dieses Halbtests können Sie Ihre Kenntnisse aus dem ersten Teil des Lehrgangs auf ähnlich gelagerte Problemstellungen anwenden und Ihr neues Wissen festigen. Den Abschluss dieses Teils bildet wieder eine ausführliche Kommentierung der Aufgabenlösungen.

Im dritten Teil finden Sie 36, auf drei Lerneinheiten verteilte Übungsaufgaben unterschiedlichen Schwierigkeitsgrades, jeweils gefolgt von den dazugehörigen kommentierten Lösungshinweisen. Mit der Bearbeitung dieser Aufgaben soll das in den vorangegangenen Kapiteln Gelernte gesichert und weiter vertieft werden. Als verschärfendes Element wird in diesem dritten Teil des Lehrgangs eine zunehmende Begrenzung der Bearbeitungszeit eingeführt.

Den abschließenden vierten Teil dieses Lehrgangs bildet ein kompletter Untertest mit 24 Aufgaben, die - wie im Originaltest auch - innerhalb von einer Zeitstunde zu bearbeiten sind. Dieser Teil bietet Ihnen somit die Möglichkeit der Lernerfolgskontrolle und der Leistungsüberprüfung. Auch in diesem Abschnitt finden sich am Ende ausführliche Lösungskommentare, die es gestatten, nicht, unvollständig oder fehlerhaft bearbeitete Aufgaben nachzubearbeiten.
Zum weiterführenden Training des TMS-Untertests „Diagramme und Tabellen", aber auch zum Erhalt des durch diesen Lehrgang erreichten Trainingsniveaus beachten Sie bitte unbedingt das Nachwort in diesem Band.
In Abhängigkeit von Ihren jeweiligen Vorkenntnissen werden Sie für die Bearbeitung der einzelnen Abschnitte dieses Lehrgangs einen individuell unterschiedlichen Zeitbedarf ansetzen müssen. Bei Ihrem Training sollten Sie jedoch einige Punkte unbedingt beachten:

- Folgen Sie strikt dem beschriebenen Ablauf des Lehrgangs und halten Sie die dort aufgeführten Anweisungen und zeitlichen Beschränkungen exakt ein.
- Arbeiten Sie die Lösungskommentare zu den verschiedenen Aufgaben immer durch; vergleichen Sie die hier genannten Lösungen und Lösungswege mit den Ihrigen und versuchen Sie sie jeweils nachzuvollziehen!
- Nutzen Sie die Angebote in den Lösungskommentaren, Vergessenes oder Unklares in den Kapiteln des ersten Teils nachzuarbeiten bzw. zu wiederholen!
- Gehen Sie lieber etwas zu langsam als zu schnell vor! Überstürzen Sie nichts, sonder lassen Sie sich zwischen den einzelnen Teilen des Lehrgangs ausreichend Zeit, damit sich Ihre neugewonnenen Kenntnisse auch „setzen" können.
- Überfordern Sie sich nicht! Eine Trainingseinheit sollte i.allg. nicht länger als zwei Stunden dauern, ein Trainingstag nicht mehr als zwei zweistündige Trainingseinheiten umfassen. Trainieren Sie regelmäßig und reservieren Sie sich dazu einen festen, täglich wiederkehrenden Zeitraum - Stetigkeit ist eine Voraussetzung für spätere Erfolge!
- Trainieren Sie nach Möglichkeit nicht zwischen 13.00 und 15.00 Uhr - die körperliche und geistige Leistungsfähigkeit erreicht i.allg. in diesem Zeitraum ihr Tagesminimum. Unter Berücksichtigung dieser Ratschläge sollten Sie für die Bearbeitung des ersten Teils etwa zwei

Wochen ansetzen, für die Bearbeitung der drei anderen Teile insgesamt weitere zwei Wochen. Dabei sollten Sie die Inhalte der drei Trainingsphasen gleichmäßig über diesen Zeitraum verteilen (z.B. alle drei Tage einen Test bearbeiten und die Zwischenzeiten zum Durcharbeiten der jeweiligen Lösungskommentare und als Ruhephasen nutzen, in denen sich das Neugelernte setzen kann).

Bedenken Sie bei Ihrer Arbeit immer: Die in diesen Lehrgang und auch die ganz allgemein in das Training für den TMS investierte Zeit sollte keinesfalls als verlorene Zeit betrachtet werden! Die Fähigkeiten und Fertigkeiten, die Sie hier erlangen, werden Ihnen im Gegenteil auch das spätere Studium erleichtern!

1) Theoretische Grundlagen zu „Diagrammen und Tabellen“

1.1) Basiswissen für eine erfolgreiche Testbearbeitung

1.1.1) Allgemeine Übersicht

Der Untertest “Diagramme und Tabellen” gehört zu den vier einstündigen Untertests im TMS und setzt sich aus 24 Aufgaben zusammen, die gemäß ihrem statistisch ermittelten Schwierigkeitsgrad (= Prozentanteil der korrekten Aufgabenbearbeitungen an allen Bearbeitungsversuchen) geordnet sind. Aufgaben mit einem niedrigen statistischen Schwierigkeitsgrad werden Ihnen zu Beginn des Untertests vorgelegt, Aufgaben mit einem hohen statistischen Schwierigkeitsgrad gegen Ende präsentiert. Aus statistischen Gründen (= Einhaltung der sog. „Trennschärfe“ einer Aufgabe) ist dabei zu erwarten, dass „leichte“ Aufgaben von nicht mehr als ca. 75% der Testteilnehmer, „schwere“ Aufgaben aber mindestens von etwa 25% der Teilnehmer korrekt gelöst werden (eine Aufgabe, die von niemandem gelöst wird, erlaubt ebensowenig eine Differenzierung zwischen den verschiedenen Teilnehmern wie eine Aufgabe, die von allen gelöst wird; diesen Aufgaben mangelt es somit an ausreichender Trennschärfe!). Aus den gleichen Gründen wird der Testkonstrukteur - also das ITB Consulting - anstreben, dass die mittlere Schwierigkeit des Untertests insgesamt bei einem Wert zwischen .40 und .60 liegt, d.h. dass ein Testteilnehmer im Mittel nur etwa 40% bis 60% der Aufgaben korrekt lösen wird! Vier der Ihnen präsentierten 24 Aufgaben werden - unabhängig vom Ergebnis Ihrer Bearbeitung - nicht gewertet; hierbei handelt es sich um sog. Blind- bzw. Einstreuaufgaben, die sich in der statistischen Erprobung vor einem Einsatz im TMS des nächsten Jahres befinden.

Jede Aufgabe im Untertest “Diagramme und Tabellen” des TMS baut sich aus einer oder mehreren Grafiken und/oder Tabellen und einem mehr oder weniger langen, mehr oder weniger informativen Begleittext auf. Form und Inhalt der Aufgaben sind Ihnen mit Sicherheit aus dem naturwissenschaftlichen oder sozialwissenschaftlichen Unterricht bekannt. Wie in den anderen einstündigen Untertests üblich, kommen auch bei dem Untertest „Diagramme und Tabellen“ hinsichtlich der Aufgabenstellung zwei verschiedene Strickmuster vor: Bei der ersten Form wird von Ihnen verlangt, aus fünf vorgestellten Aussagen die gemäß der Aufgabenstellung einzig richtige oder einzig falsche Aussage herauszusuchen. Bei Aufgaben der zweiten Art wird erwartet, dass Sie aus drei oder vier Aussagen die Kombination der Aussagen herausfinden, die richtig oder die falsch ist (vgl. hierzu Kap. 1.2.5, S. 50ff).

Bereits der Name des Untertests “Diagramme und Tabellen” weist auf seine Inhalte hin - es geht um verschiedene, in der Statistik gebräuchliche Darstellungsformen. Damit klar ist, um was es sich hierbei eigentlich handelt, ist es sinnvoll, an dieser Stelle zunächst einmal diese Darstellungsformen zu definieren:

a) Unter einer Tabelle versteht man ganz allgemein eine nach bestimmten Merkmalen gegliederte Übersicht zur Darstellung statistischer Ergebnisse.

b) Ein Diagramm wiederum ist die zeichnerische Wiedergabe zahlenmäßiger Verhältnisse zum Zwecke ihrer Veranschaulichung (daher auch grafische Darstellung oder Grafik genannt), also von Funktionsverläufen, Mess- oder Beobachtungsreihen sowie von statistischen Angaben. Im allgemeinen liegt einem Diagramm immer eine Tabelle zugrunde, deren Inhalt es bildhaft zusammenfasst.

In den Aufgaben des TMS-Untertests "Diagramme und Tabellen" können neben den Tabellen Kreis-, Kuchen- bzw. Tortendiagramme, Säulen-, Balken- oder Streifendiagramme, Kurvendiagramme bzw. Kurvenzüge und sog. Sonderformen vorkommen. Alle hier aufgeführten Darstellungsformen werden eingesetzt zur Verdeutlichung von Zusammenhängen zwischen verschiedenen - meist zwei - Variablen (= veränderliche Größen). In der Fachliteratur wird dabei gelegentlich zwischen abhängigen und unabhängigen Variablen unterschieden (vereinbarungsgemäß werden abhängige Variablen immer an der y-Achse - Ordinate - angetragen, unabhängige Größen an der x-Achse - Abszisse): diese Unterscheidung ist allerdings für unsere Zwecke in den seltensten Fällen notwendig und bleibt daher im folgenden auch unberücksichtigt.

Für Sie interessanter ist hingegen, dass alle oben aufgeführten Formen von Grafiken auch zur Veranschaulichung von Abhängigkeiten zwischen drei Variablen eingesetzt werden können. Im Untertest „Diagramme und Tabellen" können Ihnen daher sowohl zweidimensionale als auch dreidimensionale Diagramme begegnen. Insbesondere bei Kurvenzügen erhöht sich beim Übergang von einer zweidimensionalen zu einer dreidimensionalen Darstellung der Schwierigkeitsgrad der betreffenden Aufgabe beträchtlich. Im Untertest „Diagramme und Tabellen" werden daher dreidimensionale Kurvenzüge - wenn überhaupt - nur in wenigen Aufgaben auftauchen.

Wie bereits gesagt, sollen alle oben genannten Darstellungsformen Zusammenhänge zwischen verschiedenen Variablen verdeutlichen. Hierbei kann es sich sowohl um absolute Größen als auch um relative Größen handeln. Eine absolute Größe ist eine physikalisch fassbare Größe, deren Ausprägungsgrad zahlenmäßig direkt gemessen werden kann, z.B. ein bestimmtes Volumen (in m^3) oder eine bestimmte Geschwindigkeit (in m/s). Eine relative Größe ist im Gegensatz dazu direkt nicht messbar, sie bezieht sich vielmehr immer auf eine - nicht immer bekannte - absolute Basis, mit der sie verglichen wird, z.B. durch die Angabe von Prozenten, Promille o.a. Absolute Größen geben somit Häufigkeiten wieder, relative Größen dagegen Anteile. Dieser Unterschied hat eine wichtige Konsequenz für die Bearbeitung dieses Untertests: Es ist grundsätzlich nicht möglich, allein aus relativen Angaben Rückschlüsse auf die diesen Angaben zugrundeliegende absolute Basis zu ziehen! Die Missachtung dieser Merkregel stellt eine der bedeutendsten Fehlerquellen in diesem Untertest dar! Hierzu daher später mehr (vgl. Kap. 1.2.3, S. 43ff).

Im folgenden möchte ich Ihnen zunächst einige Anhaltspunkte zur Konstruktion und zur Bearbeitung der verschiedenen Aufgabentypen geben. In dieser Übersicht werden einzelnen Sachverhalten erläuternde Beispiele zugeordnet, die im fortlaufenden Text kommentiert werden. Am Ende eines jeden Abschnitts finden Sie Übungsaufgaben zu den jeweils behandelten Inhalten, die Sie sorgfältig bearbeiten sollten.

Zu diesen Übungsaufgaben bitte ich Sie, folgendes zu beachten:

a) Es gelten hier **nicht** die im TMS sonst üblichen Konventionen des Aufgabenaufbaus, daher können mehr als fünf Aussagen zu einer Aufgabe vorkommen und jede Aussage kann richtig oder falsch sein! Auf diesem Wege erhalten Sie mehr Übungsmöglichkeiten pro Aufgabe. Aus Trainingsgründen sollten Sie in den Übungsaufgaben die Korrektheit jeder (!) Aussage beurteilen, bevor Sie die betreffenden Lösungskommentare zu Rate ziehen.

b) Im ersten Teil des Lehrgangs - und nur hier! - sind zur Erleichterung der Bearbeitung hinsichtlich der Problemlösung bedeutsame Angaben in den Aufgabentexten kursiv gesetzt. Auch dies kommt in den Aufgaben des TMS-Untertests „Diagramme und Tabellen“ natürlich nicht vor!

c) Die in den Übungsaufgaben gesuchten Lösungen und die dazugehörigen Lösungskommentare finden Sie zusammengefasst in Kap. 1.4, S. 54ff.. Bitte arbeiten Sie die Lösungskommentare jeweils sorgfältig durch, bevor Sie mit einem neuen Kapitel beginnen!

1.1.2) Kreis-. Kuchen- oder Tortendiagramme

Zu den einfacheren Aufgaben gehören i.allg. die Kreis- oder Kuchendiagramme. Sie alle kennen diese Darstellungsform aus der Wahlberichterstattung im Fernsehen. Sie ersehen daraus auch das wichtigste Anwendungsgebiet dieser Darstellungsform: Kreis-. Kuchen- oder Tortendiagramme dienen i.allg. zur Darstellung der relativen Anteile verschiedener Größen an einer Gesamtmenge, in unserem Beispiel zur Darstellung der prozentualen Anteile verschiedener Parteien an allen Wählerstimmen einer Region (**Abb.l**). Durch Herausrücken eines Kreissegmentes kann der Anteil einer Größe besonders hervorgehoben werden (**Abb.2**). Auch eine dreidimensionale Darstellung in Form eines sog. Tortendiagramms (**Abb.3**) ändert kaum etwas an dem vergleichsweise geringen Schwierigkeitsgrad von Aufgaben mit dieser Darstellungsform. Dies hängt natürlich damit zusammen, dass auch bei Tortendiagrammen weiterhin nur eine einzige Variable vorliegt!

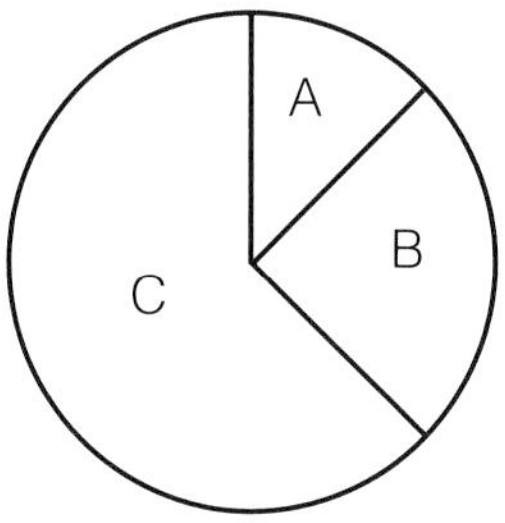

Abb. 1

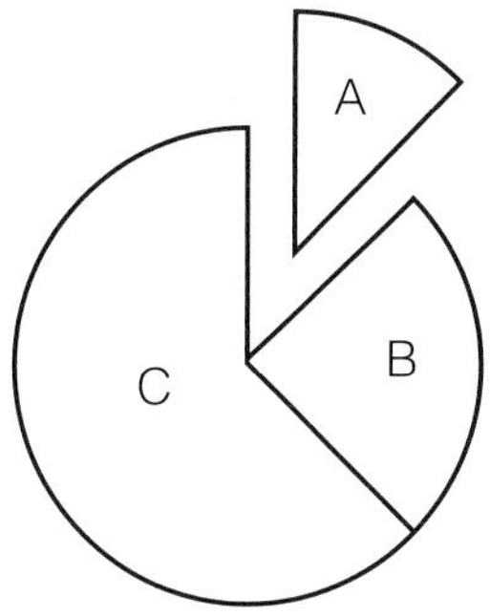

Abb. 2

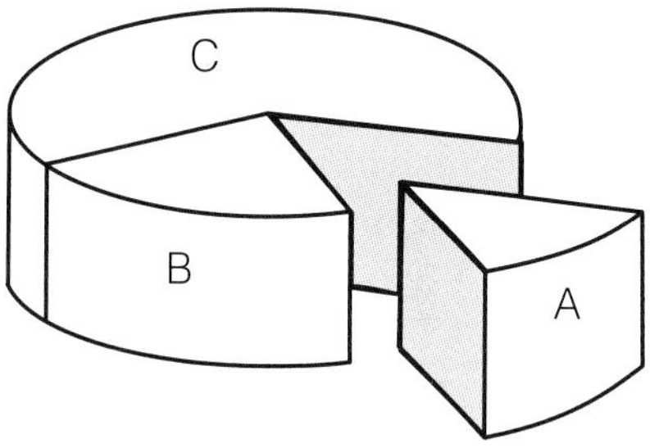

Abb. 3

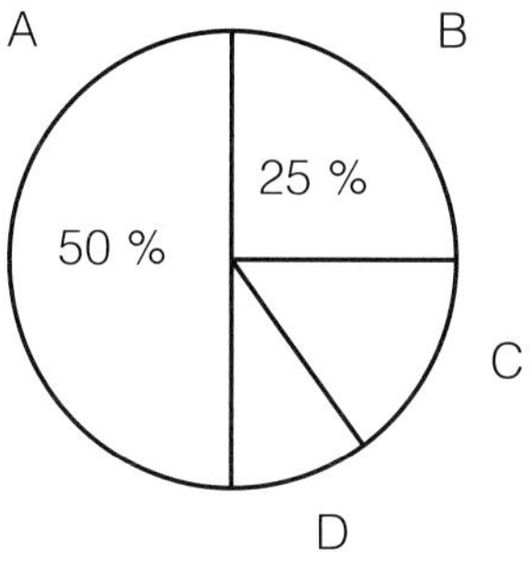

Abb. 4

Spätestens aus den Wahlberichterstattungen im Fernsehen kennen Sie auch die Unterscheidung von Prozenten und Prozentpunkten bei der Diskussion dieser Grafiken. Diese Unterscheidung ist durchaus keine belanglose Wortklauberei, wie das nächste Beispiel (**Abb.4**) zeigt. Die Aussage "A ist 25% größer als B" ist hier eindeutig falsch, da sich die Angabe von Prozenten immer auf eine Basis beziehen muss, die dann als 100% in die Rechnung eingeht (hier wäre B diese Basis!). Will man daher den Begriff "Prozent" verwenden, muss korrekterweise gesagt werden, dass A 100% größer als B ist, d.h. doppelt so groß wie B ist. Durch die Verwendung des Begriffes "Prozentpunkte" wird dagegen deutlich gemacht, dass die Prozentangaben der Grafik in der betreffenden Aussage nicht relativ sondern absolut betrachtet werden sollen. Man interessiert sich dann nicht für die relative Größe der Anteile, sondern für die Zahlenwerte! Nur dann sind Rechenoperationen, wie sie die obige Aussage impliziert, möglich. Korrekt wäre somit auch die Aussage, dass A um 25 Prozentpunkte größer ist als B!

Übungsaufgaben zu Kreis-, Kuchen- und Tortendiagrammen

Bei den nachfolgenden Aufgaben sollen Sie nun versuchen, das soeben Gelernte anzuwenden. Zur Erinnerung: Überprüfen Sie jede präsentierte Aussage auf ihre Korrektheit und überprüfen Sie erst zum Schluss Ihre Antworten mit den Lösungskommentaren (vgl. Kap. 1.4, S. 54f).

Ü1)

Autismus ist eine seltene Erkrankung, die vermutlich in strukturellen Anomalien des Gehirns ihre Ursache hat; nur 1-2 Fälle kommen auf 1000 Geburten vor. Jungen sind i.allg. zwei- bis viermal so häufig von Autismus betroffen wie Mädchen. Die nebenstehenden Grafiken dokumentieren die kürzlich an Kindern untersuchten Zusammenhänge zwischen Autismus und dem Vorliegen einer geistigen Behinderung. Das jeweilige Intelligenzniveau wurde mit Tests gemessen, bei denen Intelligenzquotienten (IQ) unter 70 als subnormal gelten.

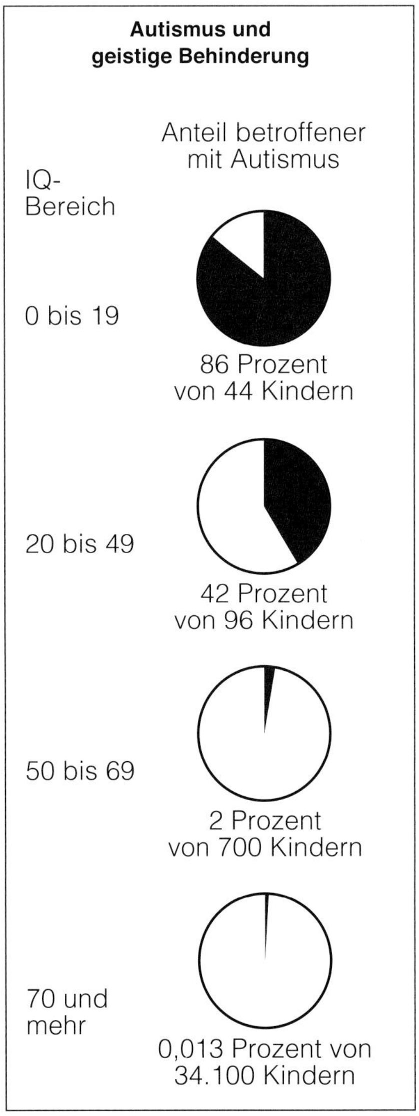

Welche der nachstehenden Aussagen lässt/lassen sich aus den hier gegebenen Informationen nicht ableiten?

I. Die Untersuchung erfasste *fast 35.000* Kinder.
II. Mit niedriger werdendem Intelligenzniveau wuchs der Anteil der Kinder mit Autismus.
III. Bezogen auf die gesamte Testgruppe lag der Anteil der Kinder im IQ-Bereich 50-69 bei *ca. 2%*.
IV. Die Häufigkeit des Vorkommens von Autismus in einer der dargestellten Gruppen ist dem durchschnittlichen Intelligenzniveau dieser Gruppe *umgekehrt proportional*.
V. Der Anteil der von Autismus Betroffenen war im IQ-Bereich 0-19 um *44% größer* als der im IQ-Bereich 20-49.
VI. Von den untersuchten Kindern im IQ-Bereich 50-69 waren *14 autistisch*.
VII. In den dargestellten Testgruppen stieg mit dem Ausmaß der geistigen Behinderung auch der *Grad der autistischen Erkrankung*.

Ü2)

In einer bestimmten Stadt praktizieren fünf Ärzte. Das nachstehende Diagramm zeigt die letztjährigen *prozentualen Anteile* der einzelnen Praxen am Patientenaufkommen in dieser Stadt.

Welche der folgenden Aussagen ist/sind aus den vorstehenden Informationen nicht ableitbar?

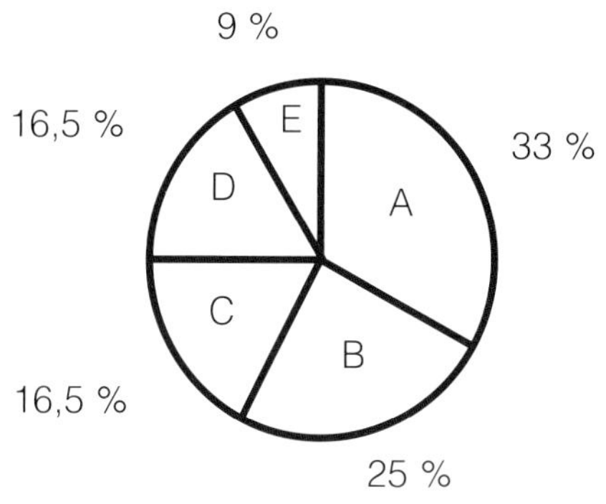

I. Die Praxen C und D hatten im dokumentierten Jahr *den gleichen Anteil* am Patientenaufkommen dieser Stadt.
II. Die Praxis A hatte im dokumentierten Jahr *etwa genauso viele* Patienten wie die Praxen C und D zusammen.
III. Die jeweiligen Anteile der Praxen A, B und C verhalten sich hier in etwa wie *4:3:2*.
IV. In der Praxis E wurden im dokumentierten Jahr *7,5% weniger* Patienten behandelt als in der Praxis D.
V. In der Praxis A wurden im dokumentierten Jahr *etwa doppelt so viele* Patienten behandelt wie in der Praxis C.
VI. Der Anteil von Praxis B war im dokumentierten Jahr um *etwa 33%* größer als der von Praxis D.
VII. Der Anteil von Praxis D war im dokumentierten Jahr *um 16,5 Prozentpunkte kleiner* als der Anteil von Praxis A.

Ü3)

Durch menschliche Aktivitäten reichern sich auch gasförmige chemische Verbindungen in der Atmosphäre an, die in der öffentlichen Diskussion über eine mögliche Verstärkung des Treibhauseffektes und die Ausdünnung der Ozonschicht bislang kaum berücksichtigt worden sind. Wegen ihrer geringen Konzentration in der Atmosphäre werden sie zwar als Spurengase bezeichnet, dennoch sind sie für das Klima durchaus relevant. Ausser Kohlendioxid, das u.a. bei der Verbrennung fossiler Energieträger frei wird, gehören dazu Methan, Distickstoff(mon)oxid (Lachgas) und Fluorchlorkohlenwasserstoffe (FCKWs). Das nachstehende Diagramm zeigt den prozentualen *Anteil* dieser *durch menschliche Aktivitäten freigesetzten* Spurengase *am zusätzlichen Treibhauseffekt* in den 1980er Jahren.

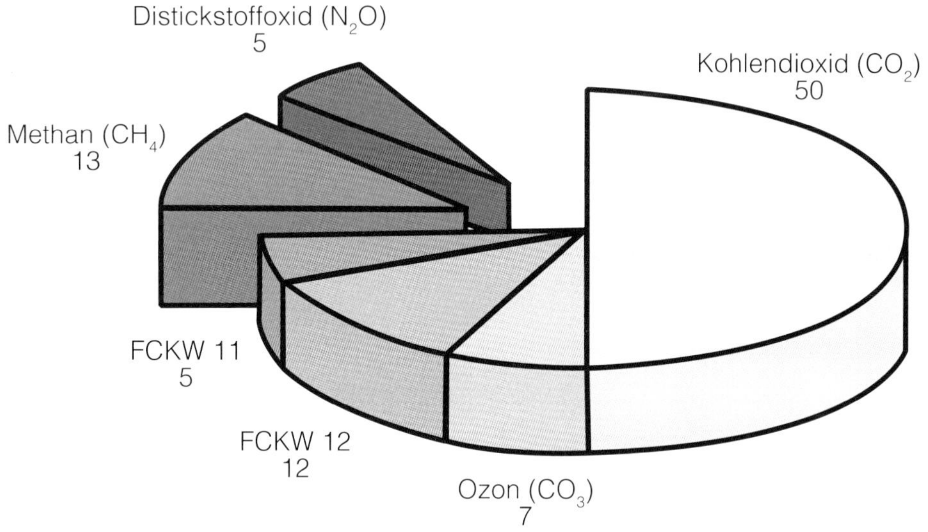

Welche der nachfolgenden Aussagen zur Entwicklung des Treibhauseffektes in den 1980er Jahren ist/sind gemäß den vorstehenden Informationen korrekt?

I. *50% des Treibhauseffektes* wird allein durch das bei der Verbrennung fossiler Energieträger freigesetzte Kohlendioxid verursacht.
II. FCKWs stellen nach Kohlendioxid *den größten Teil der durch menschliche Aktivitäten freigesetzten* Spurengase.
III. *13%* des zusätzlichen, von durch menschliche Aktivitäten freigesetzten Spurengasen verursachten Treibhauseffektes gingen in den 1980er Jahren auf das Konto von *Methan*.
IV. Kohlendioxid wird *vor allem* als Folge der Verbrennung fossiler Energieträger in die Atmosphäre freigesetzt.
V. Ozon kommt häufiger in der Atmosphäre vor als FCKW-11, ist aber seltener als FCKW-12.

1.1.3) Säulen-, Balken- und Streifendiagramme

Ähnlich unkompliziert wie die Bearbeitung von Kreisdiagrammen gestaltet sich i.allg. diejenige von Säulen-, Balken- und Streifendiagrammen. Auch bei diesen Darstellungsformen erhöht sich der Schwierigkeitsgrad der Aufgabe bei einem Übergang von einer zweidimensionalen zu einer dreidimensionalen Darstellung nur unwesentlich. Wie die Kreisdiagramme dürften Ihnen auch diese Darstellungsformen aus der Wahlberichterstattung im Fernsehen bekannt sein.

Säulen-, Balken- und Streifendiagramme veranschaulichen i.allg. absolute oder relative Häufigkeiten. So stellt man mit Säulen- oder Streifendiagrammen z.B. die Zahl (absolute Häufigkeit) oder den prozentualen Anteil (relative Häufigkeit) der Wählerstimmen dar, die auf einzelne Parteien entfallen sind. Bei Säulendiagrammen stellt man dazu die auf die betreffenden Parteien entfallenden Wählerstimmen (absolute Häufigkeiten) oder Stimmanteile (relative Häufigkeiten) in Form maßstabgerechter Säulen nebeneinander auf und erleichtert so den direkten Vergleich der Wahlergebnisse **(Abb.5)**. Streifendiagramme benutzt man dagegen, um z.B. die Ergebnisse dieser Wahl mit den Ergebnissen früherer Wahlen zu vergleichen. Dazu werden die Stimmanteile der einzelnen Parteien in verschiedenen Wahlen jeweils innerhalb einer Säule

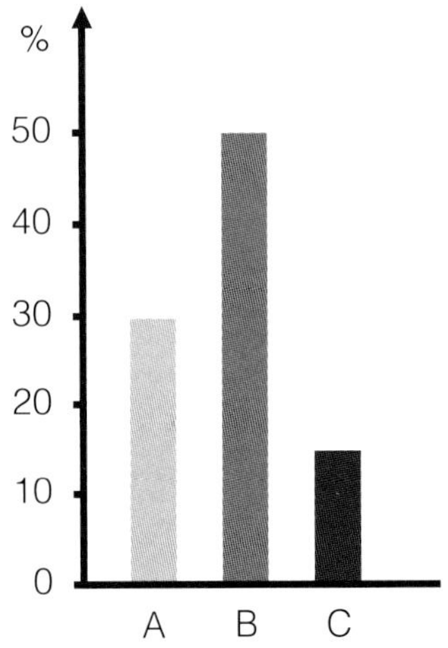

Abb. 5

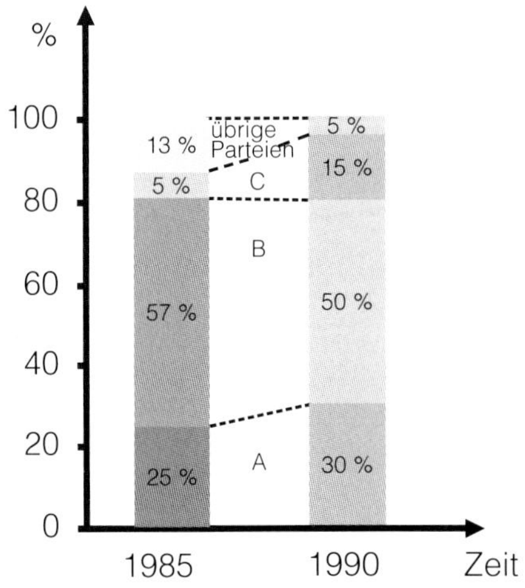

Abb. 6

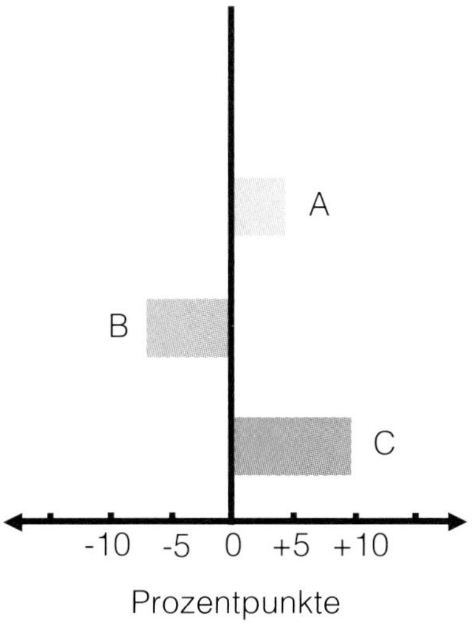

Abb. 7

übereinander notiert und können so in ihrer Entwicklung beurteilt werden. Häufig - aber nicht immer - wird das Diagramm durch die Einführung eines weiteren Streifens - in unserem Beipiel "übrige Parteien" - auf 100 Prozent ergänzt **(Abb.6)**. Mit Balkendiagrammen werden in der Regel absolute oder relative Veränderungen bestimmter Variablen in bestimmten Zeiträumen dargestellt, z.B. die Zu- oder Abnahme der Zahl oder der Anteile der Wähler bestimmter Parteien beim Vergleich aufeinanderfolgender Wahltermine **(Abb.7)**. Die Angabe von Veränderungen bei relativen Häufigkeiten erfolgt dabei i.allg. in Form von Prozentpunkten (vgl. ggf. hierzu noch einmal die Ausführungen auf S. 13)!

Bei zweien der drei hier präsentierten Beispiele **(Abb.5** und **Abb.7)** handelt es sich um sogenannte eindimensionale Diagramme. Bei diesen Diagrammen existiert nur eine einzige Variable, die auf einer der beiden Achsen des Koordinatensystems angetragen wird; die zweite Achse dient praktisch nur als Aufstellinie und ist daher auch nicht weiter eingeteilt. Das Einsatzgebiet dieser Diagramme entspricht - unter der Berücksichtigung, dass mit ihnen sowohl relative als auch absolute Werte abgebildet werden können - in etwa dem der Kuchen- bzw. Kreisdiagramme. Bei dem hier gezeigten Streifendiagramm **(Abb.6)** liegt dagegen eine zweidimensionale Grafik vor, mit der der Ausprägungsgrad einer Variablen in Abhängigkeit von einer zweiten Variablen gezeigt wird. In unserem Beispiel wurden an der y-Achse (relative) Häufigkeiten abgetragen, an der x-Achse dagegen die Zeit; gezeigt wird hier also die relative Häufigkeit einer Variablen (= die Stimmenanteile der verschiedenen Parteien) in Abhängigkeit von der Zeit (= dem Wahljahr). Auch das nächste Beispiel **(Abb.8)** zeigt ein Diagramm, in diesem Fall ein Säulendiagramm, in dem - ähnlich wie bei den noch zu besprechenden Kurvendiagrammen - voneinander abhängige Größen dargestellt werden; auch hier wird die relative Veränderung des Ausprägungsgrades einer Größe A im Verlauf der Zeit t gezeigt. Vergleichsweise selten, da mit zunehmender Komplexität rasch unanschaulich werdend, sind dagegen dreidimensionale Säulendiagramme, mit denen die gegenseitige Abhängigkeit von drei Variablen dargestellt werden kann.

Anders als bei Kurvendiagrammen wird in Säulen-, Balken- und Streifendiagrammen die Abhängigkeit zwischen den präsentierten Größen nur selten kontinuierlich dargestellt; stattdessen werden meist punktuelle Ausschnitte aus den tatsächlich zugrundeliegenden Verhältnissen gezeigt. Allgemeine Aussagen über die Beziehungen zwischen den aufgeführten Größen können aus Säulen-, Balken-und Streifendiagrammen daher nur unter bestimmten Bedingungen gemacht werden.

In dem in **Abb.8** gezeigten Beispiel kann man daher allein aus den hier angebotenen Informationen nicht den Schluss ziehen, Schluss ziehen, dass der relative Anteil der dargestellten Größe im Jahre 1975 sein Maximum erreicht hat, da keine Informationen über die undokumentierten Zwischenjahre vorliegen (vgl. hierzu Kap. 1.2.4, S. 46ff)!

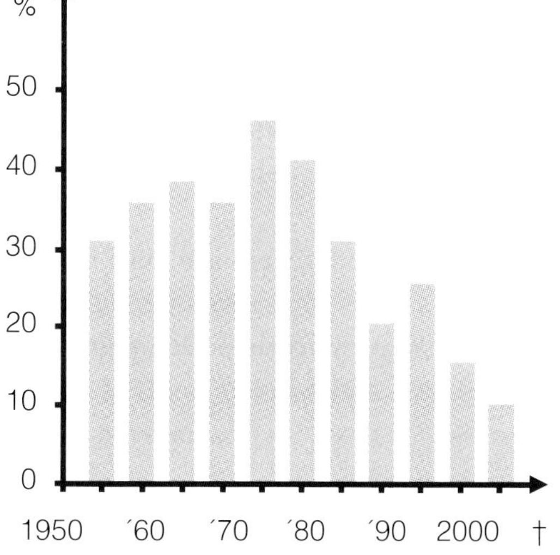

Abb. 8

Wichtige Problemstellungen bei diesen Darstellungsformen sind der Vergleich verschiedener Werte untereinander, die Bestimmung von Extremwerten (relative und/oder absolute Maxima bzw. Minima; (vgl. hierzu Kap. 1.2.2, S. 42f) und die Beurteilung von Gesetzmäßigkeiten. Sie können sich die Bearbeitung dieser Aufgaben daher bedeutend erleichtern, indem Sie - aus optischen Gründen am besten mit einem Buntstift - in die Diagramme Hilfslinien parallel zur Grundlinie bzw. - bei dreidimensionalen Darstellungen - parallel zur Grundfläche des Säulen oder Balkendiagramms

Ü6)

Zur Behandlung einer bestimmten Krankheit werden in einer Klinik alternativ fünf verschiedene Medikamente eingesetzt. Die nebenstehende Grafik veranschaulicht die 1990 im Vergleich zu 1980 eingetretenen Veränderungen hinsichtlich der *relativen Anwendungshäufigkeit* der jeweiligen Medikamente, also des jeweiligen *Anteils an der Medikation* der Krankheit in dieser Klinik.

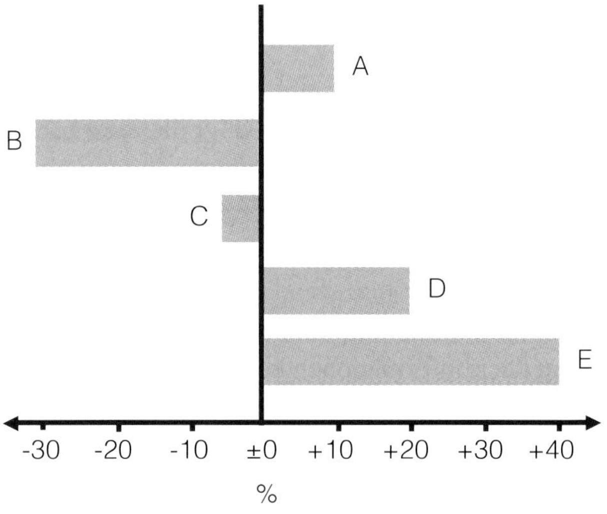

Welche der nachstehenden Aussagen zur Behandlung der o.g. Krankheit ist/sind hier <u>nicht</u> ableitbar?

I. 1990 wurde Medikament B *etwa ein Drittel weniger häufig*, Medikament D dagegen *20% häufiger* eingesetzt als 1980.
II. 1990 wurde Medikament E unter den vorgestellten Medikamenten *am häufigsten* eingesetzt.
III. Der *Anteil* des Medikaments D wuchs zwischen 1980 und 1990 *nur halb so stark* wie der von Medikament E.
IV. Zwischen 1980 und 1990 nahm der *Anteil* des Medikaments E unter den dargestellten Medikamenten *am stärksten* zu.
V. 1980-1990 nahmen die Anteile der Medikamente A, D und E *insgesamt um 70%* zu.
VI. Im Vergleich zu 1980 wurde die angesprochene Krankheit 1990 viel *häufiger* mit den aufgeführten Medikamenten behandelt.
VII. 1990 wurde an Stelle der Medikamente B und C *relativ öfter* auf die Medikamente A, D und E zurückgegriffen als 1980.

Ü7)

Im nebenstehenden Diagramm sind die Stimmenanteile der Parteien A, B und C bei zwei aufeinanderfolgenden Wahlen in den Jahren 1985 und 1990 dargestellt.

Welche der nachfolgenden Aussagen ist/sind aus den hier präsentierten Informationen ableitbar?

I. Von 1985 auf 1990 ist der Stimmenanteil der Partei B zurückgegangen.
II. Von 1985 auf 1990 verlor die Partei B 7 Prozent ihres Stimmenanteils.
III. Von 1985 auf 1990 hat sich die Zahl der Stimmen, die auf die übrigen Parteien entfielen, mehr als halbiert.
IV. Von 1985 auf 1990 nahm der Stimmenanteil der Partei C um 200% zu.

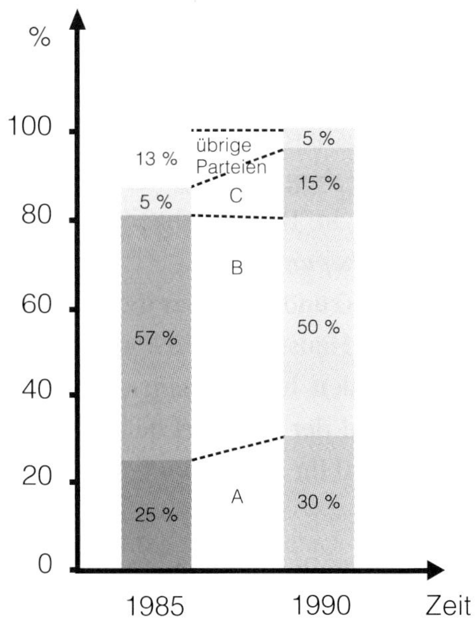

V. Von 1985 auf 1990 nahm der Stimmenanteil der Partei A um 5 *Prozentpunkte* zu.
VI. Von 1985 auf 1990 blieb die *Zahl* der Wählerstimmen gleich.
VII. Von 1985 auf 1990 konnte *nur* die Partei C ihren Stimmenanteil vergrößern.
VIII. Von 1985 auf 1990 nahm der Stimmenanteil der Partei A um *ein Fünftel* zu

Ü8)

Eine aus sechs Elementen mit unterschiedlichem Ansprechverhalten bestehende Sensoranordnung zeigt je nach Art und Konzentration des anwesenden Gases charakteristische Anzeigen - hier für Kohlenmonoxid (oben), Wasserstoff (Mitte) und Methan (unten) an Zinndioxid-Sensoren dargestellt. Mit Mustererkennungsverfahren lassen sich daraus Gase und Gasmischungen identifizieren.

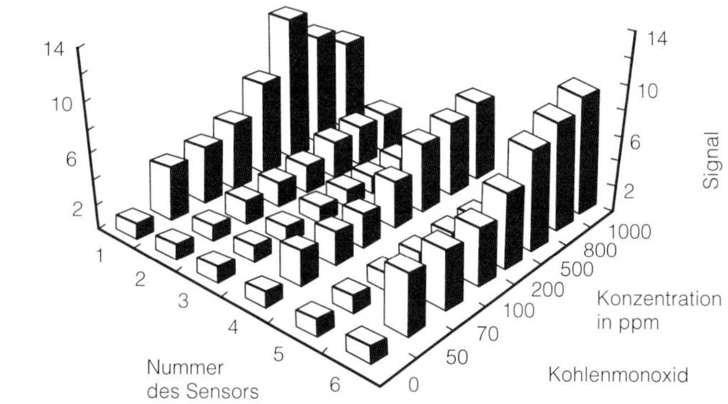

Welche der nachfolgenden Aussagen ist/sind aus den hier präsentierten Informationen <u>nicht</u> ableitbar?

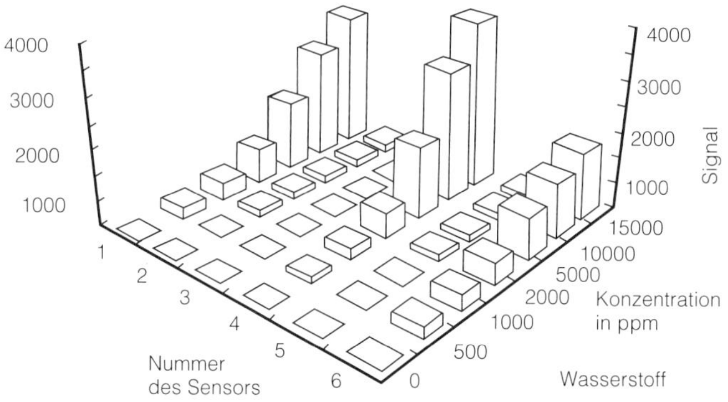

I. Von allen aufgeführten Sensoren reagiert Sensor Nr. 5 im dokumentierten Konzentrationsbereich *am wenigsten empfindlich* auf die drei hier untersuchten Gase.
II. Im *gesamten* hier aufgeführten Konzentrationsbereich liefert Sensor Nr.6 in Gegenwart von Kohlenmonoxid *immer stärkere Signale* als die anderen fünf Sensoren.
III. Im hier dokumentierten Konzentrationsbereich reagieren *v.a* die Sensoren Nr. 1, 4 und 6 auf Wasserstoff.
IV. Von den aufgeführten Sensoren weist hier *nur* Sensor Nr. 1 bei *allen drei Gasen* vergleichsweise hohe Signalstärken auf.
V. In den hier dokumentierten Bereiche *nimmt die Signalstärke aller sechs Sensoren mit wachsender Konzentration des jeweiligen Gases zu.*
VI. In den hier dokumentierten Versuchen reagierte Sensor Nr. 6 auf Kohlenmonoxid *stärker* als auf Wasserstoff. Auf Methan reagierte er dagegen *kaum*.
VII. Sensor Nr. 5 ist zur Identifikation von *Gasen und Gasmischungen* vergleichsweise ungeeignet.

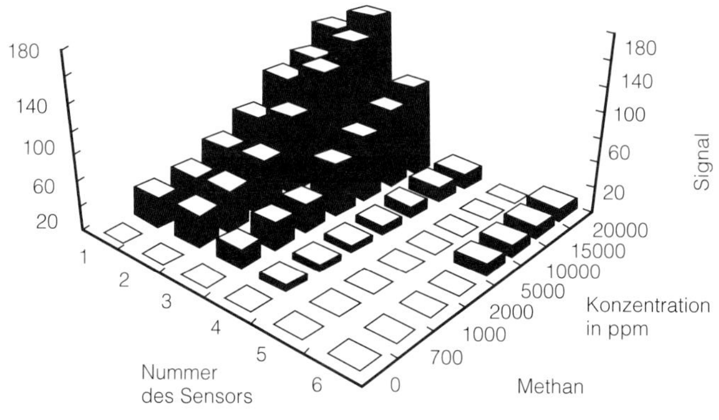

1.1.4) Kurvendiagramme bzw. Kurvenzüge

Erheblich höhere Schwierigkeitsgrade als die beiden zuvor genannten Darstellungsformen können Kurvenzüge aufweisen. Kurvenzüge beschreiben im allgemeinen den Ausprägungsgrad einer Variablen y in Abhängigkeit von einer Variablen x. Dieser Abhängigkeit kann eine mathematische Gesetzmäßigkeit zugrundeliegen (also eine Funktion $y = f(x)$, z.B. eine Geradengleichung wie $y = a \bullet x + c$ oder eine Exponentialgleichung wie $y = a \bullet x^{b} + c$). Die Analyse dieser Gesetzmäßigkeiten gehört zu den bedeutendsten Problemstellungen im Untertest „Diagramme und Tabellen"! Auch hier gilt - wie bereits zu den Säulen- bzw. Balkendiagrammen ausgeführt -, dass Sie sich die Problemlösung häufig beträchtlich erleichtern können, indem Sie für die jeweils angegebenen und von Ihnen zu beurteilenden Werte x- oder y-achsenparallele Hilfslinien in die Grafiken einzeichnen! Denken Sie aber daran, dass die Verwendung von Linealen im TMS nicht gestattet ist! Üben Sie ggf. das Markieren aus der Hand!

Zum Training der Bearbeitung von Kurvendiagrammen ist es wichtig, sich wieder mit der zur Kurvendiskussion benötigten mathematischen Begrifflichkeit vertraut zu machen. Das gilt besonders für die Bedeutung der verwendeten Begriffe, da ansonsten Fehlinterpretationen Tür und Tor geöffnet sind. In den folgenden Abschnitten werden daher die wichtigsten Begriffe, die Ihnen bei diesem Aufgabentyp begegnen können, kurz vorgestellt und erläutert. Dazu muss auch ein wenig auf die mathematische Fachsprache zurückgegriffen werden. Diese Abschnitte können Sie natürlich überschlagen, wenn Sie noch über ausreichende Vorkenntnisse aus Ihrem Mathematikunterricht verfügen und die im folgenden angesprochenen Begriffe - lineare bzw. logarithmische Achseneinteilungen, lineare bzw. exponentielle Zusammenhänge, Kontinuität, Stetigkeit, Monotonie und Proportionalität - kennen. Beachten Sie aber trotzdem die hier präsentierten Beispiele.

Beginnen wir zunächst mit dem rechtwinkligen Koordinatensystem, in das man Kurvenzüge i.allg. einträgt. Schon hier müssen Sie bei der Bearbeitung von Aufgaben Vorsicht walten lassen, da man hinsichtlich der Einteilung der x- bzw. y-Achse lineare Darstellungen von einfach logarithmischen und doppelt logarithmischen Darstellungen unterscheiden kann. Auf der folgenden Seite ist je ein Beispiel für die einem Diagramm mit linearer Achseneinteilung (**Abb.9**) und einem Diagramm mit einer einfach logarithmischen Achseneinteilung (**Abb.10**) zugrundeliegenden Gitter aufgeführt. Bei letzterem ist die x-Achse logarithmisch, die y-Achse linear eingeteilt.

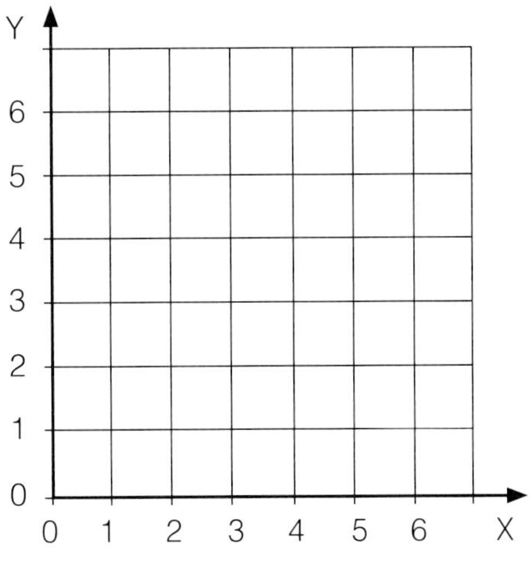

Abb. 9

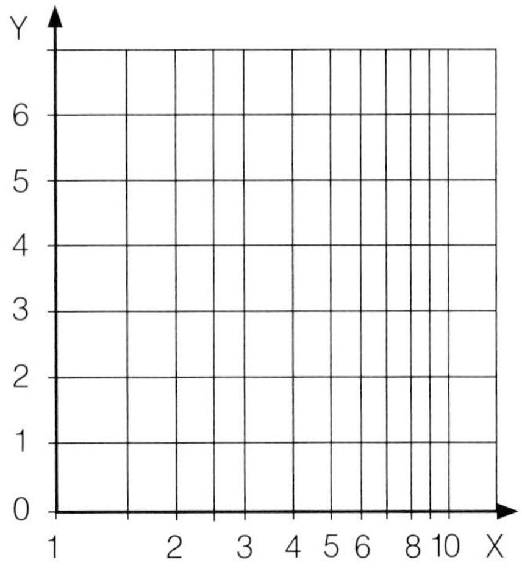

Abb. 10

Die Unterschiede zwischen diesen Darstellungsformen zeigt das nächste Beispiel (**Abb.11**): Zwischen den Punkten A, B und C bestehen in dieser Darstellung augenscheinlich jeweils gleich große Abstände, da sowohl die dazugehörigen x-Achsenabschnitte (x_1, x_2, x_3) als auch die dazugehörigen y-Achsenabschnitte (y_1, y_2, y_3) jeweils gleich lang sind. Als Graph erscheint in diesem Diagramm daher auch eine Gerade. An den an den Achsen abgetragenen Zahlenwerten können Sie allerdings erkennen, dass nur die x-Achsenabschnitte auch wertmäßig gleich sind, denn es gilt $x_1 = x_2$ sowie $x_2 = x_3$ und damit auch $x_1 = x_3$. Die augenscheinlich gleichlangen y-Achsenabschnitte sind dagegen wertmäßig höchst unterschiedlich groß: y_3 ist zehnmal so groß wie y_2, das wiederum zehnmal größer als y_1 ist! Hier gilt also $y_1 = 0{,}1\ y_2$ sowie $y_2 = 0{,}1\ y_3$ und damit $y_1 = 0{,}01\ y_3$!

Zusammenfassend kann man sagen, dass nur in einem Diagramm mit linearer Achseneinteilung zwischen verschiedenen, gleich weit voneinander entfernten Punkten auch vom Betrag her gleiche Abstände vorliegen. Liegen dagegen in einem Diagramm mit logarithmischer Achseneinteilung zwischen verschiedenen Punkten gleiche Abstände vor, dann unterscheiden sich die dazugehörigen x- bzw. y-Werte durch einen bestimmten Faktor! Im gewählten Beispiel (**Abb.11**) liegt ein Diagramm mit einer einfach logarithmischen Achseneinteilung (x-Achse linear, y-Achse logarithmisch) vor, in dem sich die y-Werte der eingezeichneten Punkte immer durch den Faktor 10 unterscheiden.

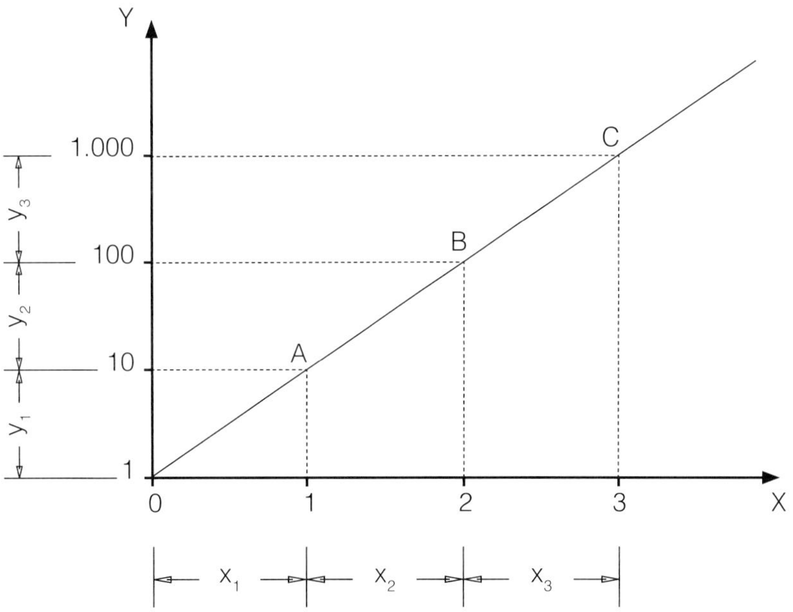

Es gilt:

$x_1 = x_2$

$x_2 = x_3$

$x_1 = x_3$

$y_1 = 0{,}1\ y_2$

$y_2 = 0{,}1\ y_3$

$y_1 = 0{,}01\ y_3$

Abb. 11

Insbesondere zur Beurteilung der einem Diagramm zugrundeliegenden gesetzmäßigen Zusammenhänge zwischen den Variablen x und y - diese können z.B. linearer oder exponentieller Art sein - müssen Sie unbedingt berücksichtigen, ob hier ein Diagramm mit linearer oder aber mit logarithmischer Achseneinteilung vorliegt.

Lineare Zusammenhänge zwischen den Variablen x und y liegen immer dann vor, wenn die Steigung des Graphen im angegebenen Bereich konstant bleibt. In Diagrammen mit linearer Achseneinteilung ist dies bei Geraden der Fall, da sich nur hier die Koordinaten gleich weit voneinander entfernter Punkte immer durch gleichgroße x- bzw. y-Achsenabschnitte unterscheiden. Das bedeutet, dass der y-Wert jeweils um einen festen Betrag zunimmt, wenn der x-Wert um einen bestimmten Betrag vergrößert wird. Ein Beispiel: Bei einer Leiter sind die Sprossen i.allg. immer gleichweit voneinander entfernt angebracht. Wenn Sie daher eine an eine Mauer gelehnte Leiter besteigen, kommen Sie mit jeder Sprosse, die sie emporklettern, immer wieder ein gleichgroßes Stückchen nach oben, gleichzeitig aber auch immer wieder ein gleichgroßes Stückchen näher an die Wand heran!

Bei Diagrammen mit einer einfach oder doppelt logarithmischen Achseneinteilung sind die Zusammenhänge weniger einfach zu durchschauen. Hier weist das Vorliegen einer Geraden auf exponentielle Zusammenhänge zwischen den Variablen x und y hin! Vergleichen Sie dazu noch einmal den Graphen in **Abb.11**. Obgleich in diesem Beispiel eine Gerade vorliegt, unterscheiden sich die y-Werte der Punkte A, B und C nicht durch konstante Beträge, sondern durch einen konstanten Faktor - der y-Wert verzehnfacht sich, wenn der x-Wert um Eins erhöht wird! Aus den Koordinaten der vier hier angegebenen Punkte (x/y: 0/1, 1/10, 2/100, 3/1000) lässt sich leicht die für diesen Graphen geltende Funktionsgleichung ermitteln; sie lautet y = 10x! In einem Diagramm mit linearer Achseneinteilung ergäbe diese Funktion somit eine Parabel.

Merken Sie sich also, dass das Vorliegen einer Geraden nur in einem Diagramm mit linearer Achseneinteilung auch auf lineare Zusammenhänge zwischen den Variablen x und y hinweist, in einem Diagramm mit logarithmischer Achseneinteilung dagegen auf exponentielle Zusammenhänge! Achten Sie in Zukunft genau auf die Beschriftung der Achsen (und nicht nur - wie bereits erwähnt, (vgl. Kap. 1.1.3, S. 16) auf die hier angegebenen Einheiten)!

Etwas kompliziert gestaltet sich im TMS-Untertest "Diagramme und Tabellen" die Verwendung des Begriffes „kontinuierlich", da dieser sowohl zur Beschreibung der Kurve selbst als auch zur Beschreibung einer Eigenschaft der Kurve verwendet wird. Eine kontinuierliche Kurve liegt vor, wenn der Graph in jedem Punkt definiert ist, also zu jedem x-Wert auch ein y-Wert existiert. Da der Graph dann keine Unstetigkeitsstelle enthält, muss der Begriff „kontinuierlich" in diesem Fall mit „stetig" übersetzt werden!

Ein kontinuierlicher Anstieg bzw. ein kontinuierlicher Abfall des Graphen liegt dagegen vor, wenn die Steigung der Kurve (für „Fachleute": die 1.Ableitung der Kurve) im zu diskutierenden Bereich in keinem einzigen Punkt vom Betrag her Null wird; Maxima, Minima und Sattelpunkte dürfen in diesem Bereich der Kurve somit nicht vorliegen! In diesem Fall muss der Begriff „kontinuierlich" also mit „streng monoton" übersetzt werden! In der Kurvendiskussion nennt man einen Graphen bekanntlich streng monoton steigend, wenn im zu diskutierenden Bereich mit zunehmenden x-Werten stets auch die dazugehörigen Funktionswerte y anwachsen.

Analog dazu bezeichnet man eine Kurve als streng monoton fallend, wenn bei wachsenden x-Werten die dazugehörigen y-Werte stets kleiner werden. Wenn dagegen in einer Kurve für $x_n < x_{n+1}$ stets $y_n \leq y_{n+1}$ gilt, bezeichnet man diesen Graphen nur noch als monoton steigend, ebenso wie man eine Kurve, in der für $x_n < x_{n+1}$ stets $y_n \geq y_{n+1}$ resultiert, nur noch monoton fallend nennen kann; in beiden Fällen können die so bezeichneten Graphen Sattelpunkte enthalten (zur Erinnerung: Sattelpunkte sind Punkte, an denen sich sowohl die erste als auch die zweite Ableitung zu Null ergeben)!

Beachten Sie zu den genannten Ausführungen nun die auf der nächsten Seite aufgeführten Beispiele, die Ihnen die angesprochenen Begriffe näher erläutern sollen. Arbeiten Sie diese daher gut durch, bevor Sie mit den Übungsaufgaben beginnen. Da die Achsen nicht unterteilt sind, können Sie davon ausgehen, dass es sich hierbei um lineare Achseneinteilungen handelt!

Der Graph Nr. 1 (**Abb.12**) weist im Bereich zwischen x=A und x=C einen konstanten Anstieg auf ($x_{AB} = x_{BC}$ und $y_{A1B1} = y_{B1C1}$!) das heißt er ist linear. Er ist zugleich im angegebenen Bereich stetig (kontinuierlich) und steigt sowohl kontinuierlich als auch streng monoton an. Kurve 2 (**Abb.12**) weist im Bereich zwischen x = A und x = C dagegen keinen konstanten Anstieg auf ($x_{AB} = x_{BC}$, aber $y_{A2B2} \neq y_{B2C2}$!); wie Graph 1 ist sie jedoch im angegebenen Bereich stetig (kontinuierlich) und steigt sowohl kontinuierlich als auch streng monoton an. Kurve 4 (**Abb.13**) ist zwar im Bereich zwischen x=A und X=D stetig (kontinuierlich), zeigt jedoch in diesem Bereich insgesamt weder einen kontinuierlichen Anstieg noch einen kontinuierlichen Abfall, noch eine Monotonie.Nur für den Bereich zwischen x = A und x = B kann von einem kontinuierlichen Anstieg bzw. von einem streng monotonen Wachstum der Kurve gesprochen werden, entsprechend liegt ein kontinuierlicher bzw. ein streng monotoner Abfall nur im Bereich zwischen x = C und x = D vor. Kurve 3 (**Abb.13**) ist im Bereich zwischen x = B und x = C nicht definiert, sie ist somit insgesamt nicht stetig (bzw. kontinuierlich)! Stetig ist sie nur in den Bereichen x = A bis x = B und x = C bis x = D. In beiden Teilbereichen kann weder von einem kontinuierlichen oder streng monotonen Wachstum noch von einem kontinuierlichen oder streng monotonen Abfall der Kurve gesprochen werden.

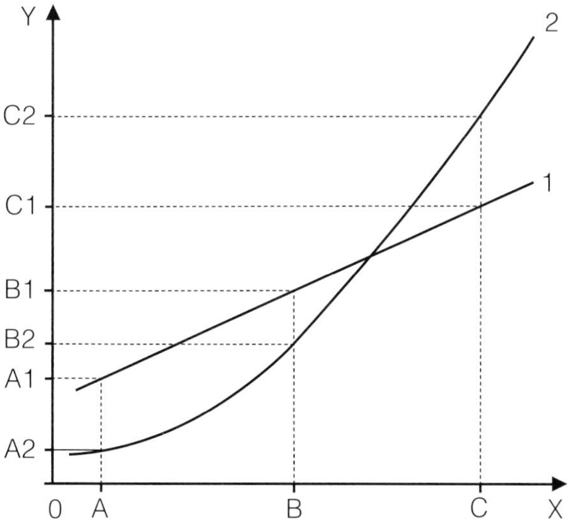

Abb. 12

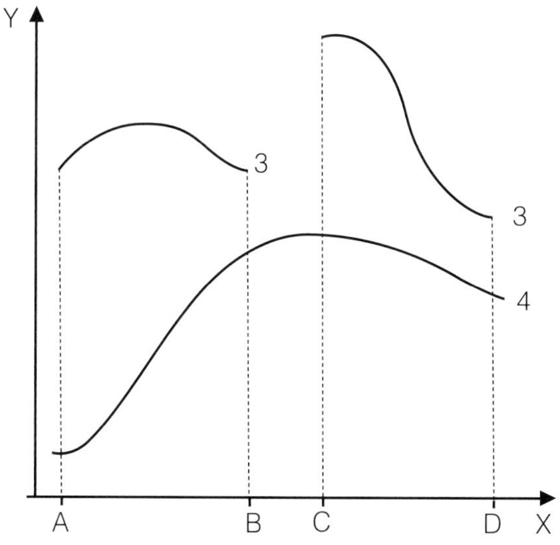

Abb. 13

Kurve 5 (**Abb. 14**) ist zwar im Bereich zwischen x = A und x = C stetig (kontinuierlich), zeigt aber weder einen kontinuierlichen Anstieg noch ein streng monotones Wachstum, da bei x = B ein Sattelpunkt vorliegt. Da die Steigung andererseits nie negativ wird, kann Kurve 5 als monoton steigend bezeichnet werden! Kurve 6 (**Abb.14**) wiederum ist im genannten Bereich stetig (kontinuierlich) und zeigt hier sowohl einen kontinuierlichen Anstieg als auch ein streng monotones Wachstum.

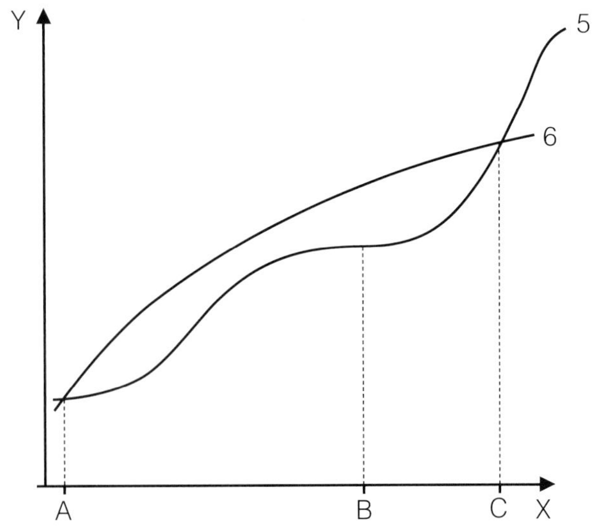

Abb. 14

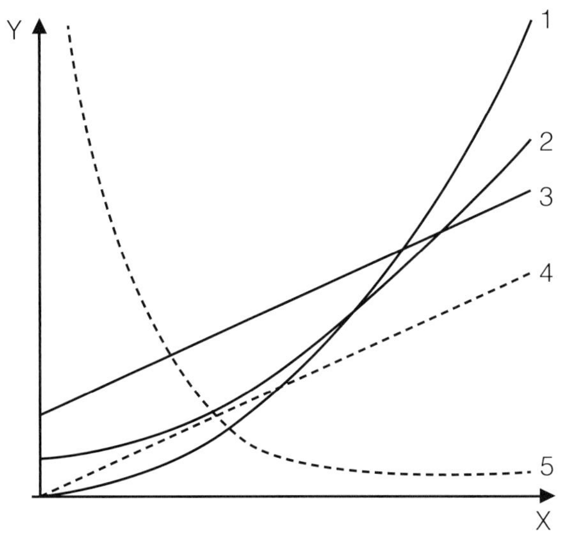

Abb. 15

Zu Fehlern bei der Einschätzung von Kurvendiagrammen führt gelegentlich auch der Begriff der Proportionalität, da man zwischen einer direkten und einer indirekten Proportionalität unterscheiden muss. Zwei Variablen sind einander direkt proportional, wenn ihr Quotient ein konstanter Wert ist (der sog. Proportionalitätsfaktor), wenn also gilt:

$$x_1 : y_1 = x_2 : y_2 = k$$

Direkt proportionale Abhängigkeiten zwischen zwei Variablen sind Ihnen aus dem Alltag sicherlich bekannt. Hier zwei Beispiele: a) Je schneller ein Auto fährt, desto größer ist die in einem konstanten Zeitraum zurückgelegte Strecke; b) Je höher die Temperatur eines Gegenstandes ist, desto stärker dehnt er sich aus. Häufig macht man den Fehler, jeder ansteigenden Kurve diese Eigenschaft zuzuschreiben. Dabei wird vergessen, dass für den Fall, dass eine Variable den Wert Null hat, auch die andere Variable den Wert Null annehmen muss! Dies wird verständlich, wenn wir noch einmal auf die beiden gewählten Beispiele zurückgreifen: a) Wenn das Auto steht, seine Geschwindigkeit also Null ist, ist natürlich auch die in dem konstanten Zeitraum zurückgelegte Strecke gleich Null; b) Wenn keine weitere Temperaturerhöhung eintritt, unterbleibt auch eine weitere Ausdehnung des Gegenstandes. Eine direkte Proportionalität zwischen den Variablen x und y liegt somit nur dann vor, wenn die betreffende Kurve durch den Nullpunkt geht! Im nebenstehenden Beispiel (**Abb. 15**) trifft dies nur auf die Kurven 1 und 4, nicht aber auf die Kurven 2 und 3 zu.

Zwei Variablen sind einander indirekt proportional (auch antiproportional, umgekehrt proportional oder reziprok proportional genannt), wenn ihr Produkt ein konstanter Wert ist, wenn also gilt:

$$x_1 \bullet y_1 = x_2 \bullet y_2 = k$$

Eine indirekte Proportionalität der Variablen x und y liegt somit nur dann vor, wenn bei der betreffenden Kurve für x = 0 der Wert von y unendlich und für y = 0 der Wert von x unendlich wird! Dies trifft in dem obigen Beispiel (**Abb.15**) nur auf die Kurve 5 zu! Auch diese Abhängigkeiten sind Ihnen aus Ihrem Alltag sicherlich bekannt; daher möchte ich hier nur ein Beispiel anführen: Je schneller ein Auto fährt, desto weniger Zeit braucht es, um eine konstante Strecke zurückzulegen - ein stehender Wagen wird also unendlich lange für die genannte Entfernung benötigen, während ein unendlich schnelles Fahrzeug die Strecke in nahezu „Null-komma-nichts“ hinter sich bringen wird.

Zum Abschluss dieses Kapitels sei noch kurz auf dreidimensionale Diagramme eingegangen, d.h. auf Diagramme, die die Abhängigkeiten zwischen drei Variablen (x, y, z) dokumentieren. Ähnlich wie die gesetzmäßige Abhängigkeit zwischen zwei Variablen bei der hier behandelten Darstellungsform zu Kurven führt, ergeben sich bei Berücksichtigung von drei Variablen Flächen im dreidimensionalen Raum. Seit einigen Jahren muss damit gerechnet werden, dass auch diese Flächendiagramme im TMS-Untertest „Diagramme und Tabellen“ auftauchen - bisher allerdings recht selten. Dies ist die gute Nachricht, nun die schlechte: Die Bearbeitung von Flächendiagrammen gehört i.allg. zu den schwierigsten Aufgaben dieses Untertests überhaupt. Sie sollten diese Aufgaben daher in jedem Fall erst gegen Ende der Ihnen zur Verfügung stehenden Bearbeitungszeit angehen - wenn Sie überhaupt dazu kommen, d.h. wenn Ihnen noch ausreichend Zeit für ihre Bearbeitung zur Verfügung steht.

Grundsätzlich muss Ihre Lösungsstrategie darauf abzielen, die dreidimensionale Problematik auf eine zweidimensionale zurückzustufen und damit entsprechend zu vereinfachen. Zu diesem Zweck empfiehlt es sich, gemäß der jeweiligen Aufgabenstellung Schnittebenen in die Grafik einzuzeichnen, bei denen zwei Werte (z.B. x und y) variabel bleiben, einer der Werte (z.B. z) jedoch konstant gehalten wird.

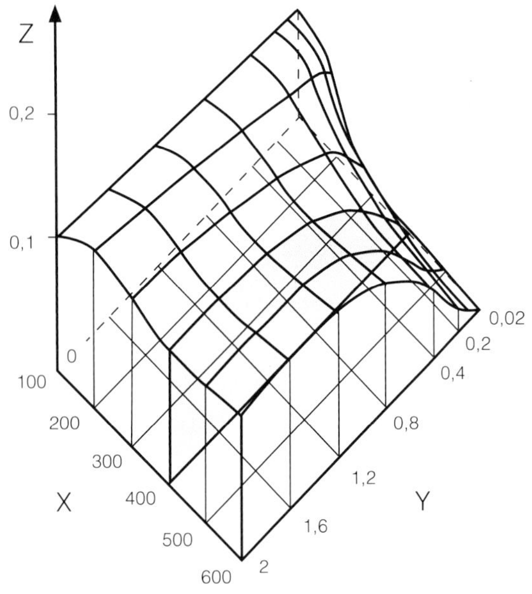

Abb.16

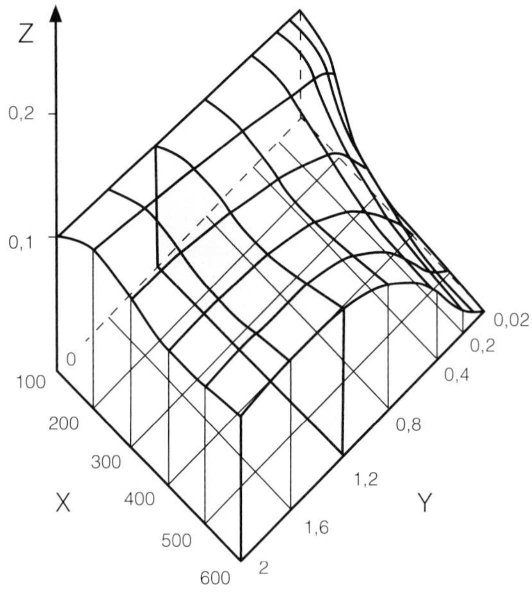

Abb.17

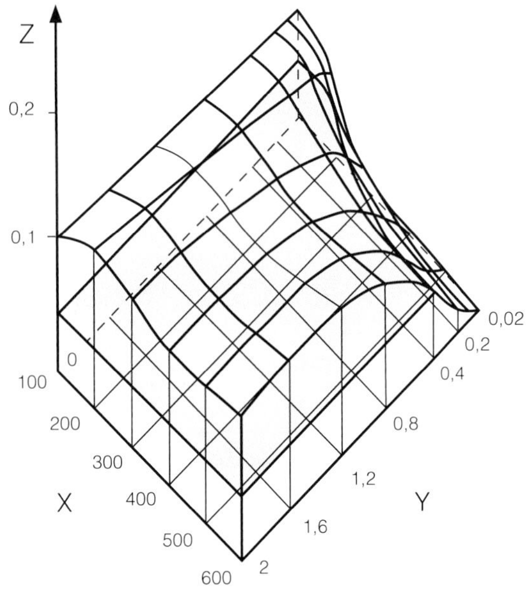

Abb.18

Die auf diesen Schnittebenen liegenden zweidimensionalen Schnittlinien durch die zu diskutierende Fläche können dann wie normale Kurven betrachtet werden. In der hier vorgestellten Beispielgrafik sind entsprechende Schnittebenen zum Teil bereits durch die Rasterung des Originals angedeutet, dennoch seien hier zum besseren Verständnis nacheinander Schnittebenen für x = 400 (**Abb.16**), y = 1,2 (**Abb.17**) und z = 0,05 (**Abb. 18**) angegeben. Die jeweils resultierenden Schnittlinien mit der zu diskutierenden Fläche sind dabei besonders hervorgehoben.

Bereits diesen Beispielen können Sie entnehmen, dass - wie oben bereits angesprochen - ein erheblicher Arbeitsaufwand zur Lösung derartiger Aufgaben erforderlich ist und von Ihnen eine Menge Übung im Einzeichnen von Hilfslinien bzw. Hilfsflächen verlangt wird. Dazu kommt, dass Ihnen dabei die Verwendung der üblichen Hilfsmittel wie Lineal oder Geodreieck verboten ist. Daher sei an dieser Stelle noch einmal gesagt: Stellen Sie diese Aufgaben zunächst zurück und versuchen Sie sie erst dann zu lösen, wenn Sie alle übrigen Aufgaben bearbeitet haben! Sollte Ihre verbleibende Arbeitszeit dazu nicht mehr ausreichen, dann begnügen Sie sich damit, unter der entsprechenden Aufgabennummer im Antwortbogen einen beliebigen Lösungsbuchstaben zu markieren.

Übungsaufgaben zu Kurvendiagrammen bzw. Kurvenzügen

Ü9)

In der orthopädischen Diagnostik einer Klinik stehen für verschiedene Anwendungsgebiete mehrere bildgebende Verfahren zur Verfügung. Da sich die Anwendungsgebiete dieser Verfahren i.allg. jedoch überschneiden, ist es in vielen Fällen möglich, mittels *Paralleluntersuchungen* die Schwächen des einen Verfahrens durch die Stärken des anderen Verfahrens zu kompensieren. Die folgende Grafik dokumentiert für die Zeit von 1980 bis 1994 den relativen Anteil der Behandlungen, bei denen *einige* dieser Verfahren - Sonographie (S), Magnet-Resonanz-Tomographie (MRT) und Computertomographie (CT) - zum Einsatz kamen.

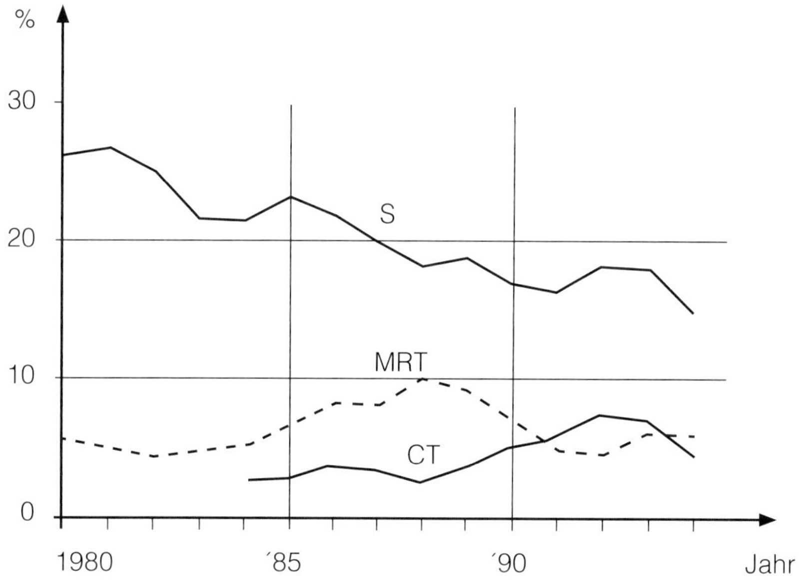

Welche der nachstehenden Aussagen zur orthopädischen Diagnostik in dieser Klinik ist/sind gemäß dem Vorstehenden korrekt?

I. *Vor 1984* wurde hier die Computertomographie nicht eingesetzt.
II. In den hier dokumentierten Jahren war die Sonographie das *am häufigsten* eingesetzte Verfahren.
III. In den Jahren 1984-1994 hat die Sonographie *insgesamt* an Bedeutung verloren, die Computertomographie dagegen *ständig* an Bedeutung gewonnen.
IV. In den hier dargestellten Jahren wurde die Sonographie *immer* häufiger eingesetzt als die Magnet-Resonanz-Tomographie.
V. 1990 wurde die Magnet-Resonanz-Tomographie *genauso oft* eingesetzt wie 1985.
VI. Im hier dargestellten Zeitraum nahm der relative Anteil der Sonographie *kontinuierlich* ab.
VII. 1987 kam hier in einem *Viertel* aller Fälle die Sonographie zum Einsatz.
VIII. 1988 wurden bei 10% aller Behandlungen *nur* die Magnet-Resonanz-Tomographie eingesetzt.

Ü10)

In der nachstehenden Grafik ist die Wirksamkeit verschiedener medikamentöser Behandlungen der bakteriellen Meningitis, d.h. ihren Einfluss auf die *relative Überlebensrate* der infizierten Personen (in Prozent) dargestellt. Zum Vergleich ist auch der durchschnittliche Verlauf einer nichtbehandelten Erkrankung angegeben.

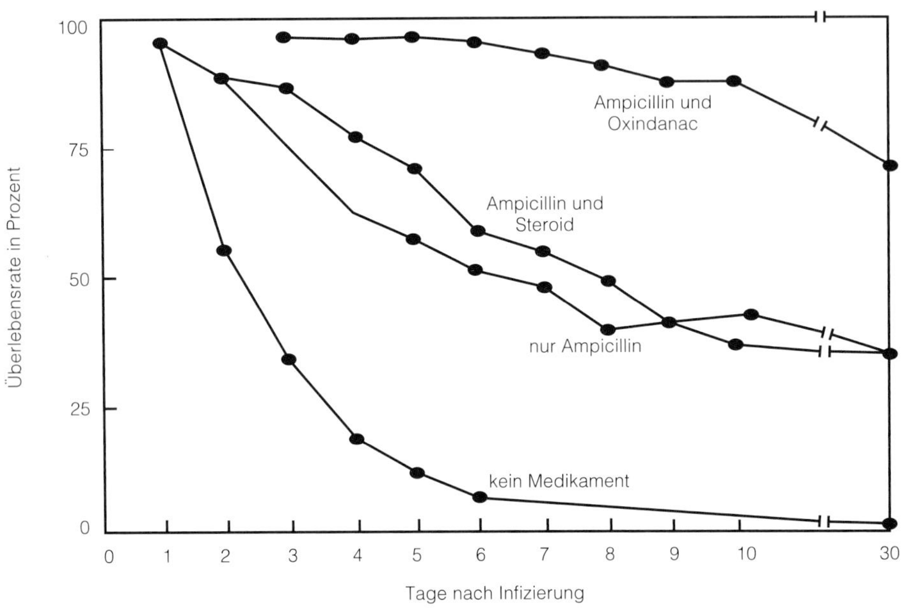

Welche der nachstehenden Aussagen zur Behandlung der bakteriellen Meningitis ist/sind gemäß den vorstehenden Informationen <u>nicht</u> korrekt?

I. Wird *kein Medikament* zur Behandlung eingesetzt, nimmt die Überlebensrate mit zunehmender Zeit ab.

II. Bei der Behandlung mit *Ampicillin allein* sinkt die Überlebensrate nach der Infektion binnen *sechs Tagen* auf etwa *50%* ab.

III. *Unbehandelt* sind 30 Tage nach der Infektion *alle* Patienten verstorben.

IV. *Sieben Tage* nach der Infektion ist die Überlebensrate bei einer Behandlung mit *Ampicillin und Oxindanac* etwa *doppelt so hoch* wie bei einer Behandlung mit *Ampicillin allein*.

V. Eine Behandlung mit *Ampicillin und Oxindanac* zeigt unter *allen bekannten* Medikamenten die größte Wirksamkeit.

VI. Die Behandlung mit *Ampicillin und Oxindanac* kann erst am *dritten Tag* nach der Infektion begonnen werden.

Ü11)

Die auf der folgenden Seite aufgeführte Grafik zeigt eine Abschätzung des möglichen Lebenszeitrisikos von Lungenkrebs bei Männern und Frauen in Abhängigkeit von dem langzeitigen Mittelwert der Radon-Konzentration in der Wohnung (Angaben in *Promille*). Der *Ausgangswert* R_0 charakterisiert jeweils das mittlere Lebenszeitrisiko der Bevölkerung, das ohne Radon in den Häusern zu erwarten ist.

Welche der folgenden Aussagen ist/sind gemäß dem Vorstehenden <u>nicht</u> korrekt?

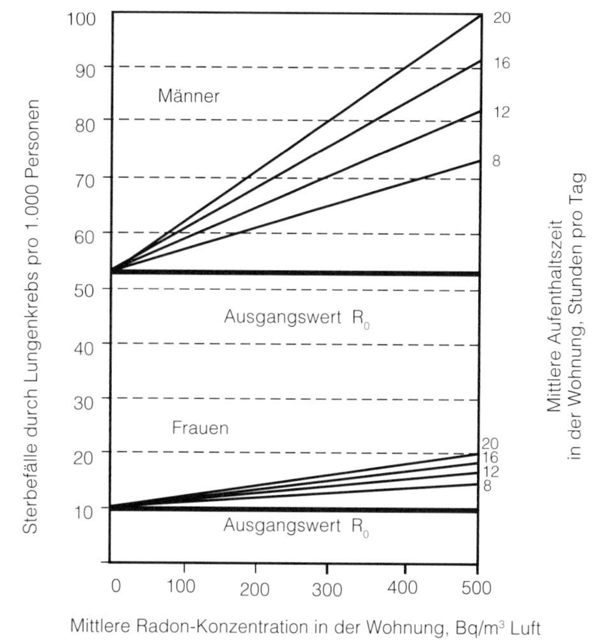

I. Bei einer mittleren Radon-Konzentration in der Wohnung von 500 Bq/m³ und einer mittleren Aufenthaltsdauer von 20 Stunden pro Tag werden *etwa 10% der Männer*, aber *weniger als 2%* der Frauen durch Lungenkrebs sterben.

II. Im dokumentierten Bereich steigt das mögliche Lebenszeitrisiko von Lungenkrebs in Abhängigkeit von der mittleren Radon-Konzentration in der Wohnung *linear* an.

III. Im angegebenen Bereich ist das mögliche Lebenszeitrisiko von Lungenkrebs der mittleren Radon-Konzentration in der Wohnung *direkt proportional*.

IV. Im dargestellten Bereich ist ein Anstieg des möglichen Lebenszeitrisikos von Lungenkrebs *nur* von der mittleren Radon-Konzentration in der Wohnung abhängig.

V. Alle hier dargestellten, von R_0 verschiedenen Graphen sind *stetig* und weisen einen *kontinuierlichen* Anstieg auf.

VI. *Nach Abzug des Ausgangswertes R_0* ist im dokumentierten Bereich das zusätzliche, auf die Radon-Belastung zurückzuführende Lebenszeitrisiko von Lungenkrebs der mittleren Radon- Konzentration in der Wohnung *direkt proportional*.

Ü12)

Das folgende Diagramm zeigt das Stressniveau (Aktivierungsniveau) dreier Versuchspersonen in verschiedenen Situationen in Abhängigkeit von der Zeit. Eingezeichnet ist auch das als *Angstschwelle* bezeichnete Niveau; wird es in einer stressauslösenden Situation überschritten, liegt eine sog. *Situationsangst* vor, wird es dagegen bereits vor dem Eintritt der eigentlich stressauslösenden Situation überschritten, spricht man von der *Erwartungsangst*. Alle Probanden sollten während des Experiments

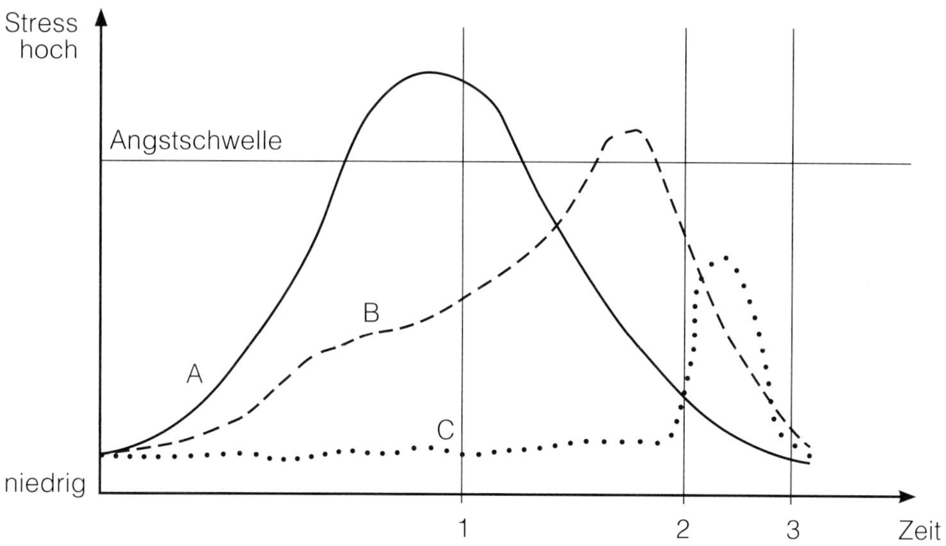

einen nur mäßig ausgeleuchteten Gang passieren (im Diagramm der Bereich zwischen den Punkten 1 und 3). An jedem Ende des Gangs befand sich eine Tür (die Punkte 1 und 3). Allen Versuchspersonen waren die örtlichen Bedingungen bereits vor Beginn des Experiments bekannt. Die Person A öffnete zwar die Tür zum Gang, weigerte sich aber, ihn zu betreten, sondern wandte sich wieder ab. Person B passierte den Gang ohne Komplikationen; nur bei dem dritten Probanden C fiel unterwegs (bei Punkt 2) das Licht aus, während gleichzeitig die Eingangstür zuschlug.

Welche der nachstehenden Aussagen ist/sind aus den vorstehenden Informationen ableitbar?

I. Bei dem Probanden A lag bereits eine so *hohe Erwartungsangst* vor, dass er die Passage durch den Gang lieber vermied.

II. Person B litt zwar bereits vor dem Betreten des Gangs unter einem verstärkten Stress, die *Angstschwelle* wurde aber erst nach Beginn der Passage erreicht bzw. überschritten.

III. Proband C zeigte weder eine Erwartungs- noch eine Situationsangst. Sein Aktivierungsniveau erhöhte sich erst, als das Licht ausfiel.

IV. Bereits während der Passage durch den Gang legte sich die *Situationsangst* des Probanden B wieder.

V. Die Erwartungsangst führt *immer* zu einem höheren Aktivierungsniveau als die Situationsangst.

Ü13)

Das nebenstehende Diagramm zeigt den dichtespezifischen Extinktionskoeffizienten von totalreflektierenden und somit schlecht wärmeleitenden, aus kleinen zylindrischen Teilchen aufgebauten Silberfasern in Abhängigkeit von der Temperatur und dem Teilchendurchmesser.

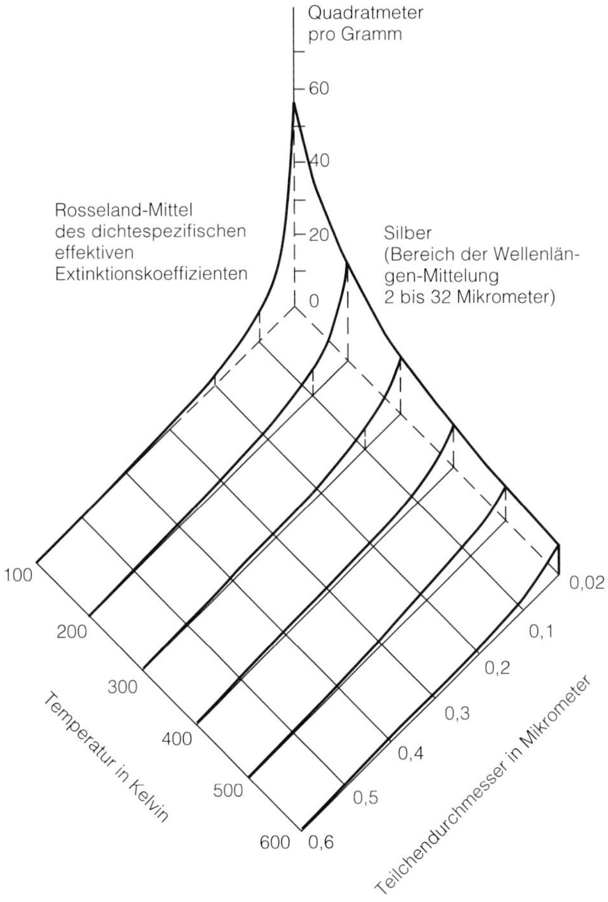

Welche der nachstehenden Aussagen ist/sind aus den vorstehenden Informationen nicht ableitbar?

I. Bei einem *Teilchendurchmesser von 0,1µm* nimmt im hier dokumentierten Bereich der dichtespezifische Extinktionskoeffizient der Silberfasern mit fallender Temperatur zu.

II. Im hier dargestellten Bereich nimmt der dichtespezifische Extinktionskoeffizient *unabhängig von der Temperatur* um mindestens 100% zu, wenn der *Teilchendurchmesser von 0,1 µm auf 0,02 µm* sinkt.

III. Bei einer *Temperatur* von 250 K und einem *Teilchendurchmesser von 0,02 µm* beträgt der dichtespezifische Extinktionskoeffizient der Silberfasern ungefähr *20 m^2/g*.

IV. Bei tiefen Temperaturen und Teilchendurchmessern unter 0,1 µm ist der dichtespezifische Extinktionskoeffizient der Silberfasern im Vergleich zu dem herkömmlicher Glasfasern etwa um den *Faktor 500* größer.

V. Der dichtespezifische Extinktionskoeffizient ist im dargestellten Bereich *in erster Linie* abhängig vom Teilchendurchmesser und *erst in zweiter Linie* abhängig von der Temperatur.

VI. Bei einer *Temperatur* von 100 K und einem *Teilchendurchmesser von 20 nm* erreicht der dichtespezifische Extinktionskoeffizient einen Wert von etwa *57m^2/g*.

1.1.5) Andere Arten von Grafiken

Im TMS-Untertest "Diagramme und Tabellen" können in Ausnahmefällen auch andere Arten von Grafiken auftauchen. So wird in der Test-Info der ZVS im Kapitel zur Bearbeitung dieses Untertests regelmäßig (in den letzten Jahren jeweils in Aufgabe 61) auf sog. <u>Phasen- bzw. Mischungsdiagramme</u> hingewiesen, die der eine oder andere unter Ihnen vielleicht aus dem fortgeschrittenen Chemieunterricht kennen wird. Bei diesen Diagrammen können zu einem x-Wert mehrere y-Werte und umgekehrt existieren. Aus diesem Grunde kann hier auch keine - mehr oder weniger - einfache mathematische Beziehung zwischen den x- und y-Werten formuliert werden. Bei diesen Phasen- oder Mischungsdiagrammen werden an der y-Achse (Ordinate) meist die Temperatur und an der x-Achse (Abszisse) Gewichts- oder Molprozente angetragen. Die zur <u>Kombination dieser beiden Werte</u> abhängige Größe ist dann der jeweilige Phasenzustand (bei Reinstoffen z.B. einphasig fest, flüssig oder gasförmig; bei Mischungen z.B. zweiphasig fest/fest, fest/flüssig oder flüssig/flüssig).

Darüber hinaus ist noch eine Vielzahl anderer "irregulärer" Diagramme denkbar, die im einzelnen an dieser Stelle gar nicht alle aufgeführt werden können. Ihre Behandlung würde den Rahmen dieses Bandes sprengen. Die im folgenden aufgeführten Übungsaufgaben können und sollen daher nur als Einstieg in diesen Bereich dienen.

Ein Training dieser "irregulären" Diagramme ist auch deshalb nur schwer möglich, da letztlich niemand im voraus wissen kann, was die Testautoren des Instituts für Test- und Begabungsforschung für den nächsten TMS aushecken. Bei diesen speziellen Darstellungsformen kommt es daher ganz entscheidend auf den sie erläuternden <u>Begleittext</u> an. Lesen Sie sich den Text zu diesen Aufgaben daher besonders gut durch, bevor Sie mit der Bearbeitung der Aufgabe beginnen! Zu Ihrer Beruhigung: Je trainierter Sie in der Bearbeitung der "normalen" Darstellungsformen sind, desto weniger Probleme werden Sie auch mit diesen Aufgabentypen haben!

Übungsaufgaben zu anderen Arten von Grafiken

Ü14)

Gemäß der Evolutionstheorie Darwins kann die Entwicklung der Arten auf den Einfluss der Selektion im Verlauf von Jahrmillionen zurückgeführt werden. Mikroevolutionsereignisse - winzige Schritte in der evolutiven Entwicklung -können sich dagegen aufsummieren und bereits innerhalb relativ weniger Generationen zur Entstehung neuer Formen führen. Für eine Schnabelveränderung und eine Größenzunahme um 50% brauchte eine Spezies der auf den Galapagos-Inseln beheimateten Darwinfinken z.B. nur zwischen 200 und 2000 Jahre! In den hier präsentierten Diagrammen ist der *Verlauf eines Mikroevolutionsereignisses* (z.B. eine extreme Trockenzeit) am Beispiel der *Verteilung eines Merkmals in der Population* - hier der Schnabelgröße - schematisch dargestellt. Drei bestimmte Schnabelgrößen sind durch die dunklen Linien gekennzeichnet; der Pfeil gibt jeweils die durchschnittliche Schnabelgröße in der betreffenden Population an.

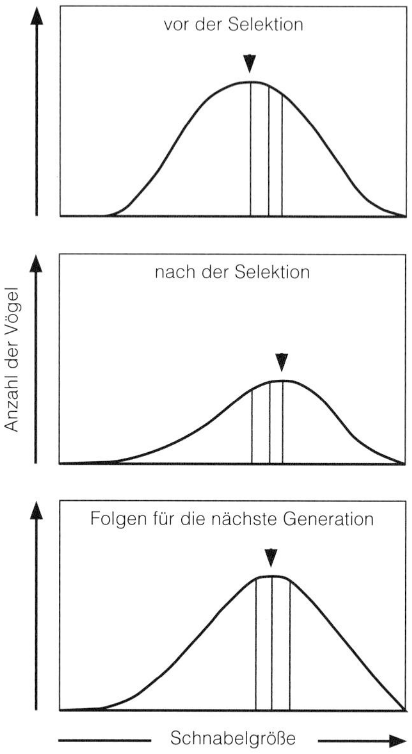

Welche der folgenden Aussagen zur Mikroevolution der genannten Finkenart ist/sind gemäß dem Vorstehenden <u>nicht</u> korrekt?

I. Direkt nach dem Selektionsereignis hat sich die *Gesamtgröße* der Vogelpopulation beträchtlich verringert.
II. Bei der Folgegeneration ist die *durchschnittliche Schnabelgröße* geringer als bei der Restpopulation nach der Selektion.
III. Vor der Selektion entspricht die *Verteilung der Schnabelgröße* der Kurve im ersten Diagramm.
IV. Nach der Selektion haben von den übriggebliebenen Vögeln *relativ mehr* größere Schnäbel als in der ursprünglichen Population.
V. Extreme Trockenzeiten führen zur Entstehung neuer Finkenarten.
VI. Als Folge des Selektionsereignisses hat sich die *durchschnittliche Schnabelgröße* der Restpopulation vergrößert.
VII. Bei der Folgegeneration ist die *durchschnittliche Schnabelgröße* größer als bei der ursprünglichen Population vor dem Eintritt des Selektionsereignisses.

Ü15)

Die nachstehende Grafik setzt die relativen Anteile von sieben Kliniken an ihren Gesamtausgaben für medizinische Versorgung und medizinische Forschung in Beziehung zu ihren jeweiligen Anteilen am gemeinsamen Patientenaufkommen. Entsprechend den jeweiligen Anteilen dieser Kliniken wurde die Kurve unterteilt. Erfasst wurden drei Kliniken mit ausgedehnten Forschungsaktivitäten, die Universitätsklinik (1), ein Krebsforschungsinstitut (2) und eine Fachklinik für Orthopädie (3), sowie drei allgemein ausgerichtete Krankenhäuser unterschiedlicher Trägerschaft (4 - städtisch, 6 - protestantisch, 7 - katholisch) und eine Frauenklinik (5).

Welche der nachstehenden Aussagen ist/sind aus den vorstehenden Informationen <u>nicht</u> ableitbar?

I. Der Anteil der Universitätsklinik an den gesamten Ausgaben ist *fast dreimal so groß* wie ihr Anteil am Patientenaufkommen.
II. Die drei forschenden Kliniken betreuen *nur 30%* des gesamten Patientenaufkommens, verursachen jedoch *55%* der Ausgaben.
III. Von den hier dokumentierten Kliniken versorgte das katholische Allgemeinkrankenhaus *die meisten Patienten.*
IV. Nur bei der Fachklinik für Orthopädie sind die Anteile am Patientenaufkommen und an den Ausgaben *gleich groß.*
V. Von den hier vorgestellten Kliniken hat die Frauenklinik *die wenigsten Patienten.*
VI. Der Anteil des protestantischen Allgemeinkrankenhauses am Patientenaufkommen ist *doppelt so groß* wie der der Frauenklinik.

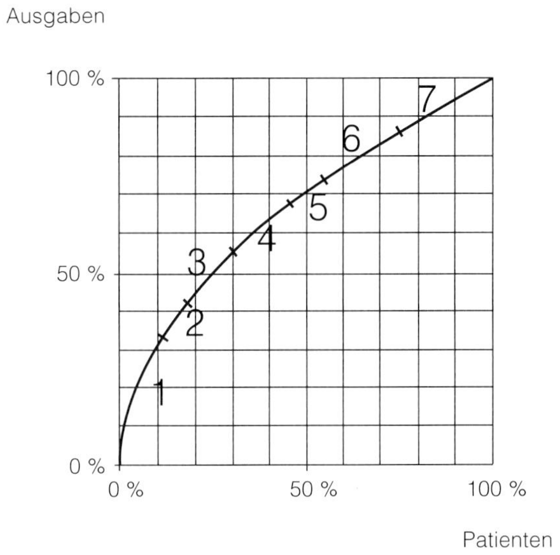

Ü16)

Der Albatros legt im Segelflug weite Strecken über dem offenen Meer zurück. Er nutzt dabei den Windgang an der Meeresoberfläche geschickt aus: Nachdem er aufgestiegen ist, lässt er sich auf einem Achterbahnkurs treiben, ohne Energie zu vergeuden. In der folgenden Grafik wird ein *kleiner Ausschnitt* aus der Flugbahn des Albatros dargestellt.

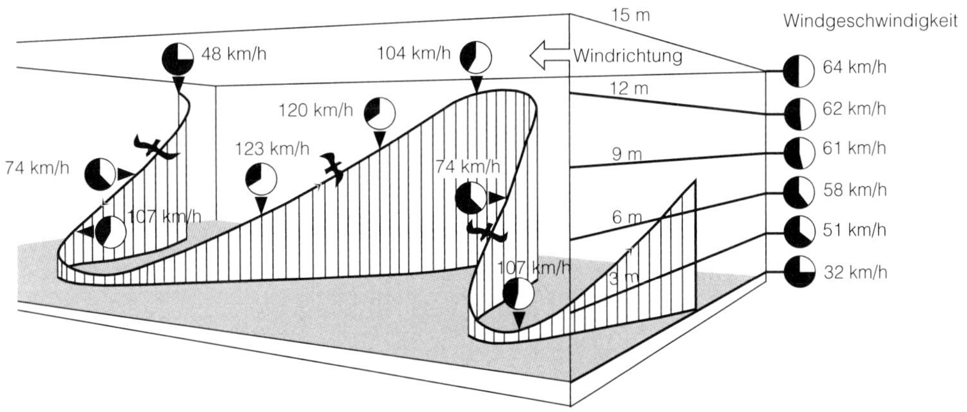

Welche der folgenden Aussagen ist/sind gemäß dem Vorstehenden korrekt?

I. Bei einem Flug über dem Meer bleibt der Albatros *immer* unterhalb einer Höhe von 15 m über dem Meeresspiegel.
II. Auf der dargestellten Flugbahn durchläuft der Albatros seine *langsamste Geschwindigkeit* jeweils kurz nach dem Beginn eines Abschwungs.
III. Flughöhe und Geschwindigkeit des Albatros sind hier einander *nicht* proportional.
IV. Seine *höchste Geschwindigkeit* erreicht der Albatros auf den ersten zwei Dritteln eines Aufschwungs.
V. Im angegebenen Bereich ist die *Windgeschwindigkeit abhängig von der Höhe* über der Meeresoberfläche.

Ü17)

Während der gesamten embryonalen Entwicklung treten in der sich entwickelnden Netzhaut sog. spontane retinale Wellen auf, Salven elektrischer Aktivität, die spontan an einer zufälligen Stelle der Netzhaut entstehen und sich wellenförmig über die Netzhaut ausbreiten. Diese spontanen retinalen Wellen sind in den nachstehenden Abbildungen dokumentiert. Sie zeigen die Ergebnisse von Messungen mit einer hexagonalen Anordnung von Mikroelektroden (kleine Punkte), die in Abständen von 0,5 s vorgenommen wurden. In jedem Diagramm sind Verteilung und Intensität der Aktionspotential-Salven einzelner Ganglienzellen eingetragen (Kreise; die gemessene Intensität ist dem Durchmesser der Kreise proportional). Der Durchmesser des hier wiedergegebenen Beobachtungsfeldes beträgt etwa 400 μm.

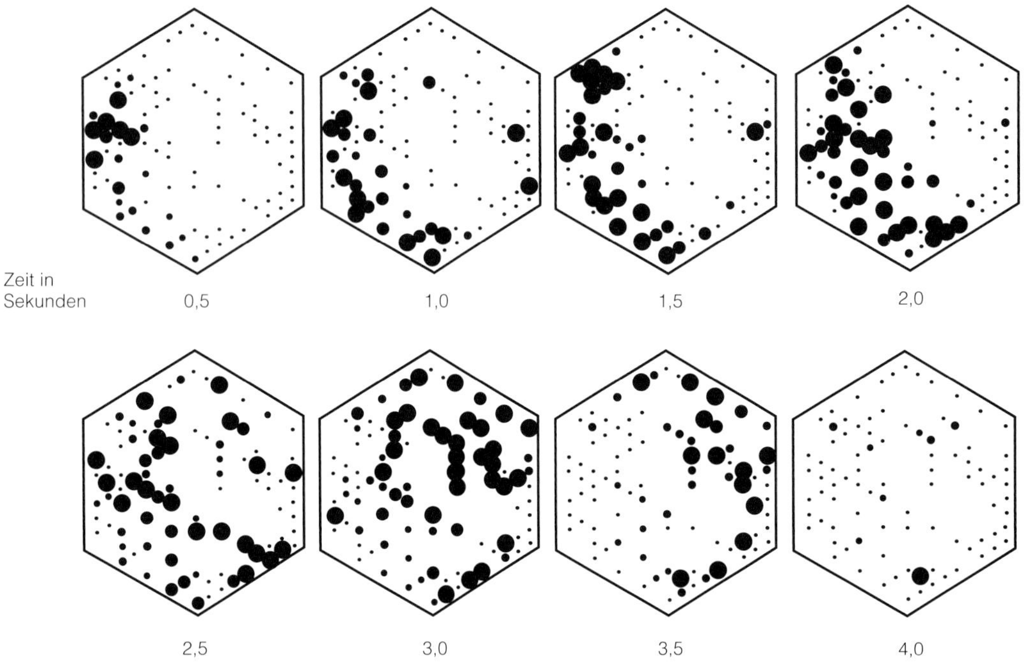

Welche der folgenden Aussagen ist/sind gemäß dem Vorstehenden <u>nicht</u> korrekt?

I. Die spontane elektrische Aktivität in der sich entwickelnden Netzhaut war hier vier Sekunden nach ihrer Entstehung praktisch wieder erloschen.

II. In diesem Beispiel breitete sich die Aktivitätswelle von links unten nach rechts oben über die Netzhaut aus.

III. Die bei der hier dokumentierten Messung eingesetzten Mikroelektroden waren gleichmäßig über die Netzhaut verteilt.

IV. Im dokumentierten Beispiel breitete sich die Aktivitätswelle mit einer Geschwindigkeit von ca. 100 μm/s über die Netzhaut aus.

V. Spontane retinale Wellen treten in der sich entwickelnden Netzhaut etwa alle 4 s auf.

1.1.6) Tabellen

Tabellen bauen sich aus (waagerechten) Zeilen und (senkrechten) Spalten auf. In Abhängigkeit von ihrem jeweiligen Aufbau weisen sie ein sehr weites Anwendungsspektrum auf. Im einfachsten Fall stellen Tabellen nach beliebigen Gesichtspunkten geordnete Sammlungen unabhängiger Daten dar, zwischen denen keine direkt fassbaren Beziehungen bestehen. Vom Schwierigkeitsgrad her gesehen entsprechen sie dann in etwa den bereits behandelten Säulen- oder Balkendiagrammen. Ähnlich wie Kurvenzüge können Tabellen jedoch auch den Ausprägungsgrad einer Variablen in Abhängigkeit von einer anderen Variablen zeigen; in dem schon mehrfach beanspruchten Beispiel etwa die relativen Anteile verschiedener Parteien an den Wählerstimmen in den verschiedenen Wahljahren (= eine Abhängigkeit von der Zeit).

Tabellen können - ähnlich wie Kurvendiagramme - den Ausprägungsgrad der hier zusammengestellten Größen kontinuierlich zeigen, z.B. indem sie die jährliche Anzahl verschiedener Infektionserkrankungen in einem bestimmten Zeitraum auflisten. Anhand derartiger Tabellen können dann auch allgemeine Aussagen über Beziehungen zwischen den aufgeführten Größen gemacht werden. Tabellen können jedoch auch - ähnlich wie Säulen- bzw. Balkendiagramme - punktuelle Angaben zum Ausprägungsgrad einer Größe machen, z.B. indem sie die Anzahl der von den verschiedenen Infektionskrankheiten Betroffenen nur alle fünf Jahre angeben. In diesem Fall gilt, dass allgemeine Aussagen zu den dargestellten Zusammenhängen nur möglich sind, wenn im Begleittext weitere Informationen präsentiert werden. Es wäre daher z.B. ein Fehler, aus den Angaben in der Beispieltabelle (**Abb.19**) den Schluss zu ziehen, die Zahl der westdeutschen Krankenkassen sei 1970-1993 ständig zurückgegangen, da nicht für alle Jahre zwischen 1970 und 1990 entsprechende Daten vorliegen (vgl. hierzu Kap. 1.2.4, S. 46ff).

Jahr	Krankenkassen	Mitglieder Insges.	Mitglieder Pflichtmitglieder	Beitragsbemessungsgrenze	Durchschnittlicher Beitragssatz	Leistungsausgaben je Mitglied	Beitragseinnahmen je Mitglied
	Zahl	in Mill.		€/Monat	in %	€/Jahr	€/Jahr
West							
1970	1.827	30,6	17,8	1.200	8,2	778	820
1980	1.319	35,4	20,6	3.150	11,4	2.422	2.360
1985	1.218	36,2	21,1	4.050	11,8	3.004	2.952
1990	1.153	37,9	22,5	4.725	12,5	3.527	3.739
1991	1.138	38,7	23,0	4.875	12,2	3.923	3.816
1992	1.133	39,2	23,2	5.100	12,7	4.263	4.109
1993	1.100	39,5	23,2	5.400	13,4	4.205	4.512
Ost							
1991	199	11,6	8,0	2.550	12,8	1.926	2.235
1992	234	11,6	8,0	3.600	12,6	2.735	2.817
1993	217	11,3	7,6	3.975	12,7	3.039	3.262

Abb. 19

Der Schwierigkeitsgrad von Tabellen ist weniger leicht zu durchschauen als der von Diagrammen; man kann ihn nur in etwa anhand der Gesamtmenge des Datenangebotes und der jeweiligen Präsentation der Daten einschätzen. Zur Erhöhung des Schwierigkeitsgrades trägt auch ihr - im Vergleich zu den verschiedenen Formen von Diagrammen - größter Nachteil bei, nämlich ihre geringe Anschaulichkeit. Gerade aus diesem Grund sollten Sie zur Bearbeitung entsprechender Aufgaben die in der betreffenden Tabelle präsentierten Daten spalten- und/oder zeilenweise auf Höchst- und Tiefstwerte, „Ausreisser"-Werte und mathematische Gesetzmäßigkeiten hin vergleichen.

Ü19)

In der nachstehenden Tabelle sind die Ausgaben für Medikamente in Deutschland in den Jahren 1992 bis 1995 aufgeführt. Dazu wurden sie aufgeschlüsselt nach verschreibungspflichtigen und erstattungsfähigen Medikamenten sowie Selbstmedikationsmitteln.

	Ausgabe in Mrd. €			
Jahr	1992	1993	1994	1995
Verschreibungspflichtige Medikamente	21	20	19	18
Erstattungsfähige Medikamente	7	8	7	5
Selbstmedikation	6	8	10	12

Welche der nachstehenden Aussagen ist/sind aus den vorstehenden Informationen <u>nicht</u> ableitbar?

I. Im angegebenen Zeitraum nehmen die Ausgaben verschreibungspflichtiger Medikamente *kontinuierlich* ab.

II. Im angegebenen Zeitraum nehmen die Ausgaben für Selbstmedikationsmittel *linear* zu.

III. Die Ausgaben für erstattungsfähige Medikamente haben 1993 *ihren Höhepunkt* überschritten.

IV. Wenn die Ausgaben für verschreibungspflichtige Medikamente und die für Selbstmedikatiosmittel sich auch in Zukunft so verhalten wie in den hier dokumentierten Jahren, werden sie im Jahre 1997 etwa *gleich groß* sein.

V. Ungefähr 14% der 1995 anfallenden Ausgaben für Medikamente werden nach dieser Tabelle auf erstattungsfähige Medikamente entfallen.

VI. Über den gesamten, hier dokumentierten Zeitraum betrachtet, variieren die *Gesamtausgaben für Medikamente* von Jahr zu Jahr nur unwesentlich, d.h. *immer nur* um *maximal* +5%.

VII. Über den gesamten, hier dokumentierten Zeitraum betrachtet nehmen die Ausgaben für Medikamente um *weniger als 5%* zu.

1.2) Allgemeine Hinweise zur Bearbeitung des Untertests

In diesem Kapitel werden die wichtigsten Fehlerquellen, die sich aus der Problemstellung bzw. den jeweiligen Formulierungen in den Aussagen und im Begleittext der Aufgaben dieses Untertests ergeben können und auf die bereits an unterschiedlichen Stellen im vorigen Kapitel aufmerksam gemacht worden ist, noch einmal zusammengefasst. Dies soll Ihnen ermöglichen, einen besseren Überblick über die jeweiligen Problemkreise zu gewinnen. Die Übungsaufgaben zu den folgenden Kapiteln sind nicht mehr am Aufgabentyp orientiert, sondern passend zum jeweils angesprochenen Problemkreis gestaltet. Die in den vorherigen Kapiteln vermittelten Inhalte werden für die Bearbeitung dieser Aufgaben vorausgesetzt und können hier noch einmal eingeübt werden. Darüber hinaus finden Sie auf den folgenden Seiten noch einige Hinweise allgemeinerer Art zur Bearbeitung der Aufgaben im Untertest "Diagramme und Tabellen".

1.2.1) Schwierigkeitsgrad und Aufgabenteilung

In allen Untertests des TMS - mit Ausnahme der beiden Lerntests und des Konzentrationstests - sind die Aufgaben nach zunehmendem Schwierigkeitsgrad geordnet. Daher wird Ihnen in den Bearbeitungshinweisen, die Ihnen zu Beginn des Testtages ausgehändigt werden, geraten, die Aufgaben in der präsentierten Reihenfolge zu bearbeiten. Sie sollten dabei allerdings berücksichtigen, dass es sich bei dem genannten Schwierigkeitsgrad um eine statistische Größe handelt, ermittelt aus den während der Erprobungsphase angefallenen Ergebnissen (vgl. Kap. 1.1.1, S. 10). Wie schwierig Sie selbst eine Aufgabe empfinden, hängt dagegen stark von Ihrer individuellen "Vorgeschichte", Ihren Interessen, Vorkenntnissen und Vorlieben ab. Der statistische (objektive) Schwierigkeitsgrad und das individuelle (subjektive) Schwierigkeitsempfinden können daher beträchtlich differieren. Darüber hinaus sollten Sie bedenken, dass Sie, wenn Sie am Testtag endlich mit der Bearbeitung des Untertests "Diagramme und Tabellen" beginnen können, bereits etliche Stunden intensivster Arbeit hinter sich haben werden. Die wenigsten sind es gewohnt, so lange konzentriert zu arbeiten und dabei immer wieder auf ständig anders gelagerte Problemstellungen zu reagieren.

Aus dem zuvor Gesagten sollten Sie konsequenterweise die Schlussfolgerung ziehen, <u>am Testtag die Aufgaben nicht in jedem Fall in der präsentierten Reihenfolge zu bearbeiten</u>! Wenn Sie mit einer Aufgabe nicht zurechtkommen, oder wenn Sie wissen, dass Ihnen bestimmte Aufgaben im Untertest "Diagramme und Tabellen" überhaupt nicht liegen, dann <u>stellen Sie deren Bearbeitung zurück</u>! Versuchen Sie, erst (die) andere(n) Aufgaben zu lösen! Achten Sie dann aber auch unbedingt darauf, die Lösungen dieser Aufgaben an die jeweils richtigen Stellen des Antwortbogens zu übertragen. Beachten Sie, dass die Antwortnummer immer mit der jeweiligen Aufgabennummer übereinstimmen muss! Unter Berücksichtigung dieser Überlegungen sollten Sie <u>nicht versuchen, den gesamten Untertest "Diagramme und Tabellen" in der Ihnen zur Verfügung stehenden Zeit zu bearbeiten</u>. Begnügen Sie sich stattdessen mit einer wohlüberlegten - je nach Ihrem Kenntnis- bzw. Trainingsstand mehr oder weniger großen - Auswahl der Ihnen vorgelegten Aufgaben. Ihr Vorteil: Pro Aufgabe steht Ihnen mehr Zeit zur Verfügung. Sie können sich auf diese Weise länger auf die Lösung der von Ihnen ausgewählten Aufgaben konzentrieren, setzen sich nicht unter Zeitdruck und vermeiden so zusätzlichen Stress.

Wenn Sie sich z.B. vornehmen, innerhalb der Ihnen zugestandenen Bearbeitungszeit von 60 Minuten nur 15 Aufgaben zu bearbeiten, den Rest hingegen kurz vor dem Ende der Bearbeitungszeit einfach blind zu markieren, dann haben Sie für jede Aufgabe im Durchschnitt vier Minuten Zeit, die korrekte Lösung zu finden! Stellen Sie dann während der Testabnahme fest, dass Sie Ihre Leistungsfähigkeit unterschätzt und noch Zeit zur Bearbeitung weiterer Aufgaben haben - um so besser! Aber vermeiden Sie unbedingt das frustrierende und demotivierende Erlebnis, am Ende der zur Verfügung stehenden Bearbeitungszeit feststellen zu müssen, Ihre Leistungsfähigkeit überschätzt zu haben!

Kriterium für Ihre Auswahl sollte der vermutliche Schwierigkeitsgrad der zu bearbeitenden Aufgaben sein. Berücksichtigen Sie bei Ihrer Auswahlentscheidung auch die Inhalte der ersten Kapitel dieses Buches. Unter Umständen fällt Ihnen die Bearbeitung dieses Untertests leichter, wenn Sie zunächst die - vergleichsweise einfachen - Kreis-, Kuchen- oder Tortendiagramme sowie Säulen- oder Balkendiagramme angehen, bevor Sie sich den Tabellen und Kurvenzügen zuwenden. Die Bearbeitung von Flächendiagrammen, aber auch die von Phasendiagrammen sollten Sie auf jeden Fall zurückstellen, bis Sie die einfacheren Aufgaben erledigt haben - oder aber ganz weglassen.

Noch eine Anmerkung zur Markierung der von Ihnen nicht bearbeiteten Aufgaben: Nehmen Sie im Lösungsbogen unbedingt bei jeder Aufgabe eine Markierung vor, ganz gleich, ob sie bearbeitet wurde oder nicht. Die statistische Wahrscheinlichkeit, durch Raten den richtigen Lösungsbuchstaben zu treffen, beträgt 20% (1 : 5), d.h. auf fünf Rateversuche kommt ein Treffer! Da für falsche Antworten keine Punkte abgezogen werden, sollten Sie diese Chance, weitere Punkte zu gewinnen, unbedingt wahrnehmen. Entscheiden Sie sich bei dieser Ratestrategie jedoch zwingend für einen einzigen Lösungsbuchstaben - ganz gleich, ob für A, B, C, D oder E (!) - und markieren Sie ihn bei allen unbearbeiteten Aufgaben. Es ist völlig belanglos, für welchen Lösungsbuchstaben Sie sich entscheiden. Die statistische Wahrscheinlichkeit, durch blindes Markieren eine richtige Lösung zu treffen, ist für alle Lösungen gleich groß!

1.2.2) Maximal- und Minimalwerte

Zum Auffinden der jeweils gesuchten Lösung müssen Sie bei allen hier genannten Darstellungsformen die einzelnen Werte vergleichen und auf grundlegende Gesetzmäßigkeiten und Zusammenhänge hin überprüfen. Achten Sie auch auf die jeweiligen Tiefst- und Höchstwerte, also auf Minima und Maxima. Berücksichtigen Sie dabei immer den Unterschied zwischen relativen und absoluten Maxima bzw. zwischen relativen und absoluten Minima. Maximal- bzw. Minimalwerte werden "absolut" genannt, wenn sie die extremsten Ausprägungsgrade im gesamten Ausprägungsbereich der betreffenden Variablen aufweisen. Dieser Ausprägungsbereich ist häufig nicht identisch mit dem in einer bestimmten Aufgabe dokumentierten Datenbereich; Sie müssen dann auf entsprechende Informationen im Begleittext zurückgreifen, um entscheiden zu können, ob tatsächlich absolute oder nur relative Maxima bzw. Minima vorliegen. Maximal bzw. Minimalwerte werden "relativ"genannt, wenn sie nur in einem begrenzten Ausprägungsbereich der betreffenden Variable Extremwerte darstellen. Man spricht daher auch von lokalen Maxima bzw. lokalen Minima. Wenn Sie also in einer Aufgabe vor ein derartig gelagertes Unterscheidungsproblem gestellt werden, müssen Sie auf alle Fälle die Grafik oder die Tabelle und den dazugehörigen Begleittext auf Informationen zum Ausprägungsbereich der betreffenden Variablen hin überprüfen. Berücksichtigen Sie dabei, dass im üblichen Sprachgebrauch die Begriffe "Maximum" und "Minimum" häufig ohne das notwendige Attribut verwendet werden, wenn eigentlich ein "absolutes Maximum" bzw. ein "absolutes Minimum" gemeint ist!

Übungsaufgabe zum Problemkreis "Maximal- und Minimalwerte"

Ü20)

Die nebenstehende Grafik zeigt die *Zahl* der Hauskatzen im Stadtgebiet von Adorf im 20. Jahrhundert.

Welche der nachstehenden Aussagen ist/sind gemäß den vorstehenden Informationen korrekt?

I. Die Zahl der Hauskatzen in Adorf nahm seit 1950 *insgesamt* ab.
II. Die Zahl der Hauskatzen in Adorf erreichte 1910 *einen* Höhepunkt.
III. Die Zahl der Hauskatzen in Adorf erreichte 1910 ihr *Maximum*.
IV. *Im 20.Jh.* erreichte die Zahl der Hauskatzen in Adorf 1910 *ihren Höhepunkt*.
V. *In den zahlenmäßig erfassten Jahren* erreichte die Zahl der Hauskatzen in Adorf 1910 ihr *Maximum*.

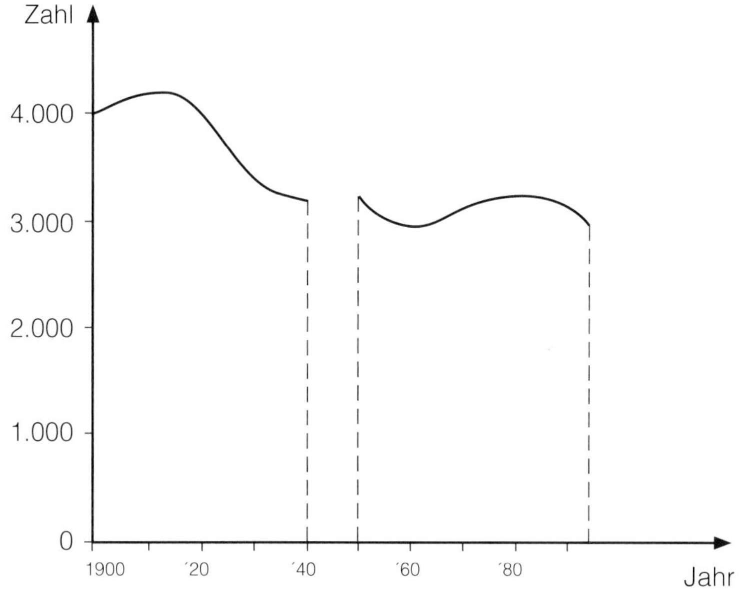

1.2.3) Relative Angaben und absolute Aussagen

Den Beschreibungen der verschiedenen Aufgabentypen im ersten Kapitel konnten Sie entnehmen, dass in allen Aufgaben grundsätzlich sowohl absolute als auch relative Werte präsentiert werden können. Es wurde bereits darauf hingewiesen, dass Prozentsätze und andere relative Angaben ohne weitere Informationen keinen Rückschluss auf die ihnen zugrundeliegenden absoluten Werte zulassen, aus relativen Angaben also keine absoluten Aussagen gefolgert werden können (vgl. Kap. 1.1.1, S. 11). Achten Sie daher bei jeder Grafik oder Tabelle darauf, ob hier relative oder absolute Werte präsentiert werden. Im allgemeinen stellt dieser Sachverhalt eine der bedeutendsten Fehlerquellen in diesem Untertest dar.

Falls der Begleittext in einer Aufgabe zusätzliche, d.h. über die eigentlichen Inhalte der vorgestellten Grafik bzw. Tabelle hinausgehende Informationen enthält, sollten Sie daher Zahlenangaben, Fakten, Informationen zum Ausprägungsbereich bestimmter Variablen sowie - ganz wichtig! - Definitionen markieren und gegebenenfalls sogar herausschreiben. Gelegentlich empfiehlt es sich, die Achsen der Diagramme zu beschriften bzw. die dort angegebenen Einheiten zu markieren; letzteres insbesondere dann, wenn relative Werte vorliegen oder zu einer Variablen unterschiedliche Einheiten angegeben werden, die Sie verwirren könnten.

Übungsaufgaben zum Problemkreis "Relative Angaben und absolute Aussagen"

Ü21)

Die nebenstehende Grafik zeigt den *prozentualen Anteil* der Hauskatzen an allen Haustieren im Stadtgebiet von Adorf im 20. Jahrhundert.

Welche der nachstehenden Aussagen ist/sind gemäß den vorstehenden Informationen korrekt?

I. Die *Zahl* der Hauskatzen in Adorf nahm seit 1950 *insgesamt* ab.
II. Die *Zahl* der Hauskatzen in Adorf erreichte 1910 *einen Höhepunkt.*
III. Der prozentuale *Anteil* der Hauskatzen an allen Haustieren in Adorf erreichte 1910 *einen* Höhepunkt.
IV. 1910 stellten Hauskatzen einen *größeren Anteil* an den Haustieren in Adorf als 1970.
V. Im Jahre 1920 lebten in Adorf *mehr* Hauskatzen als im Jahre 1980.
VI. Im Jahre 1920 lebten in Adorf *prozentual mehr* Hauskatzen als im Jahre 1980.

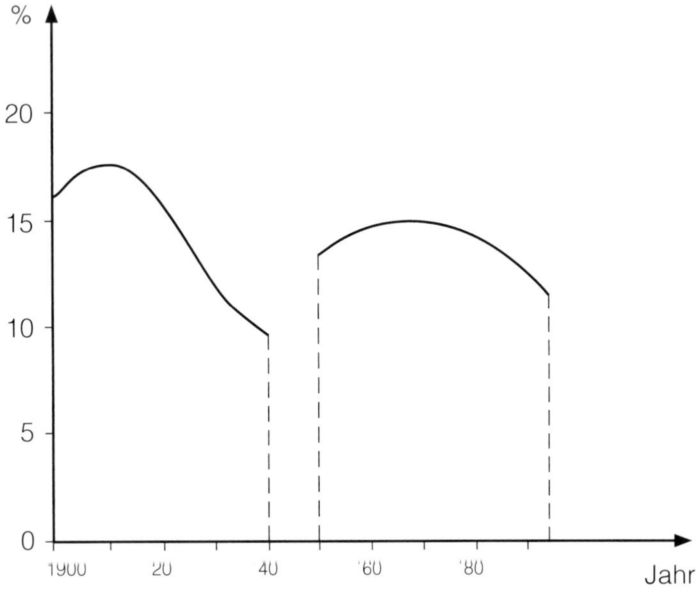

Ü22)

In einer wissenschaftlichen Untersuchung wurden die inflationsbereinigten Umsatzzahlen von drei, in einer bestimmten Kleinstadt seit langem ansässigen Arztpraxen (A, B und C) festgehalten. Da man sich insbesondere für die Entwicklung der Umsätze interessierte, wurden die Ergebnisse in der folgenden Grafik in Prozent der jeweiligen Umsätze des Jahres 1950 angegeben.

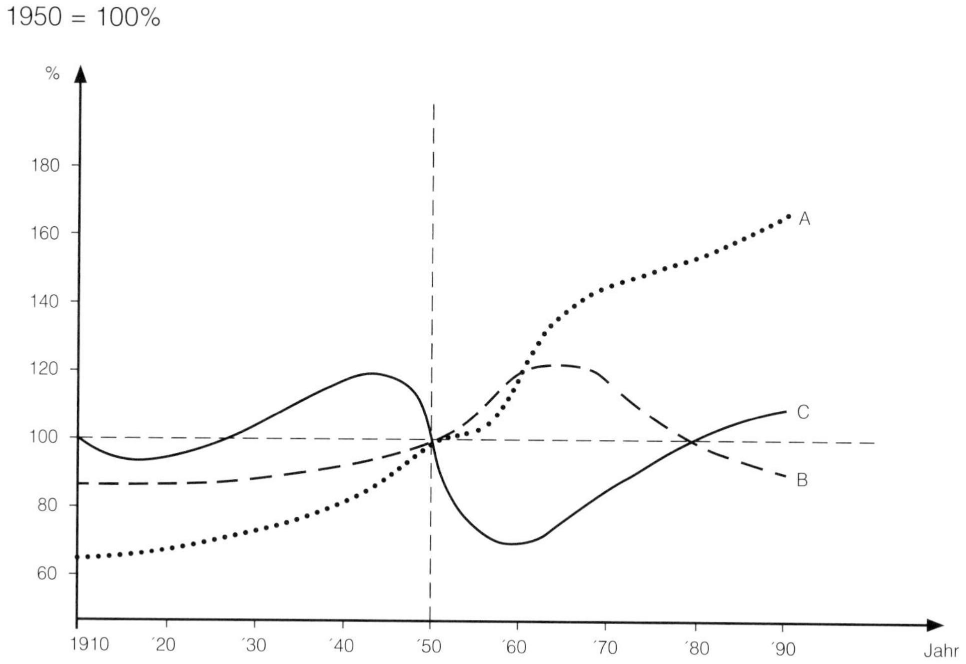

Welche der nachstehenden Aussagen ist/sind gemäß den vorstehenden Informationen korrekt?

I. Nach 1960 erzielte die Praxis A *im Vergleich* zu den beiden anderen hier untersuchten Praxen *die höchsten Umsätze*.
II. In den 1960er Jahren und Anfang der 1970er Jahre machte die Praxis B *die höchsten Umsätze ihrer Geschichte*.
III. Die Praxis A konnte im Vergleich zu den beiden anderen Praxen im hier dokumentierten Zeitraum *den relativ größten Zuwachs* bei den Umsatzzahlen erzielen.
IV. Vor 1950 lag die Praxis C *umsatzmäßig an der Spitze* der drei hier untersuchten medizinischen Einrichtungen.
V. Erst 1980 *übertrafen die Umsätze* der Praxis C wieder die der Praxis B.

Ü23)

Zur Bekämpfung einer bestimmten Infektionskrankheit sind nur fünf Medikamente auf dem Markt. In der nebenstehenden Grafik sind für die Jahre 1980 (links) und 1990 (rechts) jeweils die verkaufte Menge insgesamt (*in Tausend Einheiten*) und die Anteile der verschiedenen Medikamente am Gesamtverkauf (*in Prozent*) angegeben.

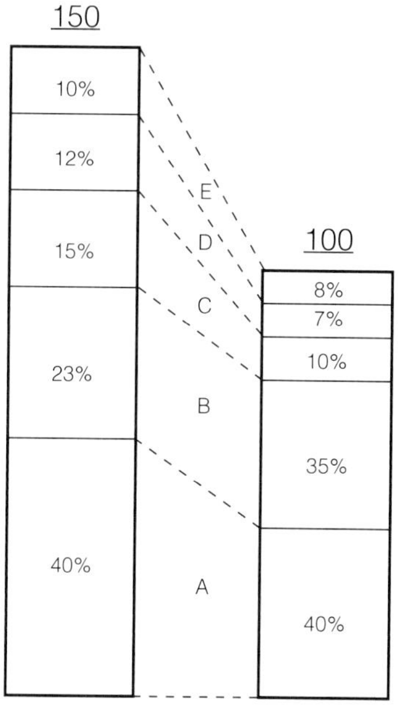

Welche der folgenden Aussagen ist/sind gemäß dem Vorstehenden korrekt?

I. Zwischen 1980 und 1990 nahm der Verkauf der fünf Medikamente insgesamt *um 50% ab*.
II. 1990 wurde von Medikament A *ein Drittel weniger* verkauft als 1980.
III. Der *Anteil* von Medikament A am Gesamtverkauf blieb 1990 gegenüber 1980 unverändert.

IV. 1990 wurde von Medikament B etwas *mehr* verkauft als 1980.
V. *Bis auf Medikament B* haben die Verkäufe aller Medikamente *sowohl absolut als auch relativ abgenommen*.
VI. 1990 wurde Medikament C genauso oft verkauft wie 1980.
VII. Von 1980 auf 1990 sind die *Verkaufszahlen* aller fünf Medikamente zurückgegangen.

Ü24)

Eine Untersuchungsgruppe erforschte kürzlich die Ursachen für den Ausfall verschiedener Maschinentypen. Hinsichtlich der Fehlerquellen wurde dabei unterschieden in Produktfehler (PF), Betriebsfehler (BF) und Fehler aufgrund von Fremdeinflüssen (FE). Die folgenden Ergebnisse, angegeben in *Prozent* aller Ausfälle, wurden festgehalten:

Maschinentypen	PF	BF	FE
Pressen	57	28	15
Turbogeneratoren	45	51	4
Pumpen	37	32	31
Kräne	32	68	-
Gattersägen	23	62	15
Erdbaumaschinen	20	70	10
Druckmaschinen	6	76	18

Welche der nachstehenden Aussagen ist/sind gemäß den vorstehenden Informationen korrekt?

I. Unter den angegebenen Maschinentypen werden bei Druckmaschinen *die meisten* Betriebsfehler gemacht.
II. Würde bei einem der angegebenen Maschinentypen infolge einer verbesserten Schulung des Bedienungspersonals die Zahl der Betriebsfehler sinken, die Zahl der durch Produktfehler und durch Fremdeinflüsse bedingten Fehler jedoch konstant bleiben, hätte das einen *Anstieg der relativen Häufigkeit* der beiden letzteren Fehlerquellen zur Folge.
III. Die Wahrscheinlichkeit, dass Kräne *im Verlauf ihrer Funktionsdauer* Schäden aufgrund von Betriebsfehlern erleiden werden, beträgt 68%.
IV. Die Angaben in der Tabelle geben Auskunft sowohl über die *relative Fehlerhäufigkeit* bei einem Maschinentyp als auch über die *absolute Fehlerhäufigkeit*.
V. Unter den von der Untersuchung erfassten Schadensereignissen, die sich auf Schäden aufgrund von Produktfehlern zurückführen ließen, befanden sich *mehr als doppelt so viele* Turbogeneratoren wie Erdbaumaschinen.

1.2.4) Verallgemeinernde Aussagen und spezielle Ableitungen

Liegt Ihre Aufgabe darin verallgemeinernde Aussagen zu beurteilen, sollten Sie berücksichtigen, dass diese Aussagen nur dann korrekt sind, wenn sie für den gesamten angesprochenen Datenbereich bzw. für alle betroffenen Fälle zutreffen. Genauso vorsichtig sollten Sie sein, wenn von Ihnen verlangt wird, auf der Grundlage allgemeiner Daten Folgerungen spezieller Art abzuleiten. Achten Sie daher im Begleittext zu einem Diagramm bzw. einer Tabelle und in den dazugehörigen Aussagen immer auf Wörter, die sich auf den Gültigkeitsbereich bzw. den Allgemeinheitsgrad der betreffenden Aussage beziehen, v.a. wenn diese der Aussage einen grundsätzlichen Charakter geben (z.B. *alle, einige, immer, nie, im allgemeinen, in der Regel, meistens, ausschließlich, grundsätzlich, nur* etc.). Sie sollten diese Wörter immer markieren. Der Allgemeinheitsgrad einer Aussage muss mit dem des Diagramms bzw. der Tabelle und des dazugehörigen Begleittextes übereinstimmen! Finden Sie nur eine einzige Ausnahme, ist die betreffende Aussage nicht ableitbar. In diesen Fällen können Sie auch ein Einzelbeispiel aufgreifen und versuchen, von diesem Beispiel auf die allgemeine Gültigkeit der betreffenden Aussage zu schließen. Hüten Sie sich aber davor, ungeprüft Vorkenntnisse in die Bearbeitung der Aussagen einfließen zu lassen. Sie dürfen eine Aussage nur auf der Grundlage der Ihnen jeweils im Diagramm bzw. im Begleittext dargebotenen Informationen beurteilen!

Übungsaufgaben zu "Verallgemeinernden Aussagen und speziellen Ableitungen"

Ü25)

Zwischen verschiedenen Ländern bestehen deutliche Unterschiede im Zigarettenkonsum seiner Einwohner. Die Zahl der pro Kopf der Bevölkerung jährlich gerauchten Zigaretten korreliert deutlich mit der Zahl der Todesfälle an Lungenkrebs pro Million Einwohner - wie sich am Verlauf der eingezeichneten Ausgleichsgerade erkennen lässt. Welche der nachstehenden Aussagen ist/sind demgemäß nicht korrekt?

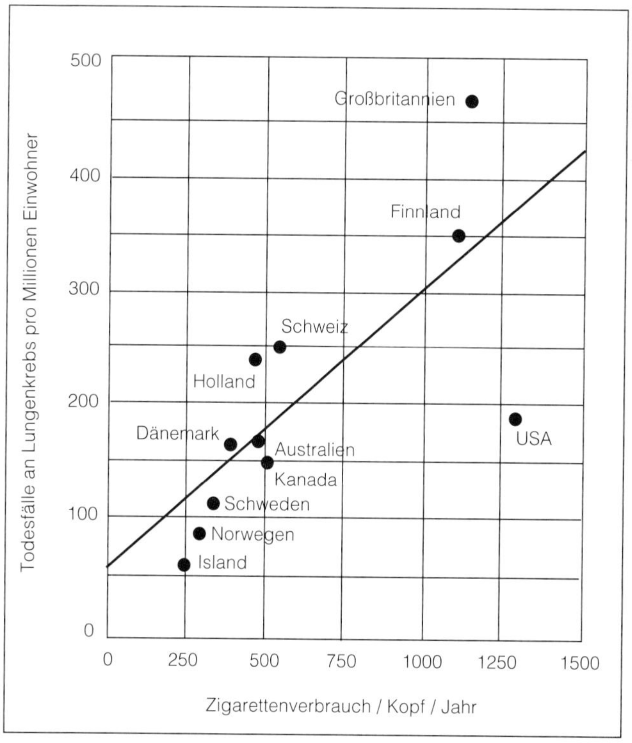

I. US-Bürger rauchen *weltweit die meisten* Zigaretten pro Kopf und Jahr.

II. *Nur* Island verzeichnet *weniger* Todesfälle an Lungenkrebs pro Million Einwohner als Norwegen.

III. Die Zahl der Todesfälle an Lungenkrebs pro Million Einwohner hängt *nicht allein* vom Zigarettenkonsum pro Kopf und Jahr ab.

IV. Australien und Dänemark verzeichnen *nahezu die gleiche Zahl* von Todesfällen Lungenkrebs pro Million Einwohner.

V. In Großbritannien sterben pro Million Einwohner *mehr* Menschen an Lungenkrebs als in *allen anderen* Ländern.

VI. Werden in einem Land etwa 1000 Zigaretten pro Kopf und Jahr geraucht, wird dieses Land ungefähr 300 Todesfälle an Lungenkrebs pro Million Einwohner verzeichnen.

VII. Gelingt es einem Land, den Zigarettenverbrauch pro Kopf und Jahr zu halbieren, wird sich *i.allg.* auch die Zahl der Todesfälle pro Million Einwohner halbieren.

Ü26)

Der *deutsche Markt* für *bestimmte* mikrobizide Therapeutika hatte 1994 ein Volumen von *6,5 Milliarden €*. 78,6% des Marktes wurde von deutschen Unternehmen bedient, 80% des deutschen Marktanteils lagen dabei in der Hand von *nur vier* pharmazeutisch-chemischen Unternehmen. 21,4% der oben genannten, auf dem deutschen Markt verkauften Medikamente wurden von ausländischen Unternehmen geliefert. US-amerikanische Firmen wären am erfolgreichsten, auf sie entfielen 49% des ausländischen Marktanteils; weitere 28% deckten schweizerische Unternehmen, 12% französische und 7% britische Firmen (CH = Schweiz, F = Frankreich, GB = Großbritannien).

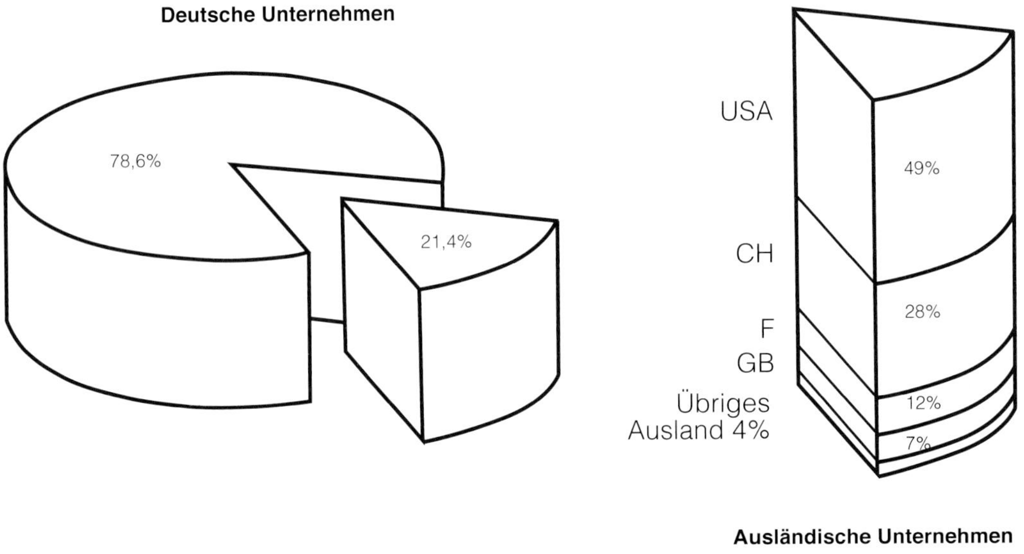

Welche der folgenden Aussagen ist/sind gemäß dem Vorstehenden korrekt?

I. Auf dem deutschen Markt für die genannten Therapeutika haben 1994 *nur* vier deutsche Unternehmen *über 5 Milliarden €* umgesetzt.

II. Schweizerische Unternehmen verkauften 1994 wertmäßig *insgesamt viermal so viel* von den angesprochenen mikrobiziden Therapeutika wie britische Firmen.

III. *Genau* 28% des *deutschen Marktes* für die angesprochenen Medikamente lagen 1994 in der Hand schweizerischer Unternehmen.

IV. US-amerikanische Firmen deckten 1994 *über 10%* des deutschen Marktes für die genannten Therapeutika.

V. 1994 hatte der deutsche *Markt für mikrobizide Therapeutika* ein Volumen von *insgesamt* 6,5 Milliarden €.

VI. Vier deutsche pharmazeutisch-chemische Unternehmen verkauften 1994 auf dem deutschen Markt *wertmäßig mehr* von den angesprochenen Medikamenten als alle ausländischen Unternehmen zusammen.

Ü27)

Heuschnupfen (Pollinosis) ist eine Allergie, die durch eingeatmete Pollen von Gräsern, Sträuchern und Bäumen verursacht wird. Die Monate *Februar bis September* gelten i.allg. als *Heuschnupfenzeit*, da in diesem Zeitraum die Blüteperioden der meisten allergieauslösenden Pflanzen liegen. *Mehr als 100 Pollenarten* sind inzwischen als *Allergene* (Allergieauslöser) identifiziert worden. Die folgende Tabelle dokumentiert die Zeiten der Vor- (V), Haupt- (H) und Nachblüte (N) *der häufigsten allergenen Pollenarten* in den jeweiligen Monaten.

Pollenart	Feb	Mrz	Apr	Mai	Jun	Jul	Aug	Sep
Erle	H	H	-	-	-	-	-	-
Haselnuss	H	H	H	-	-	-	-	-
Pappel	-	H	H	-	-	-	-	-
Ulme	-	H	H	-	-	-	-	-
Weide	-	H	H	-	-	-	-	-
Rauchgras	-	-	H	H	H	H	N	-
Birke	-	-	V	H	-	-	-	-
Buche	-	-	V	H	-	-	-	-
Esche	-	-	V	H	-	-	-	-
Löwenzahn	-	-	-	H	-	-	-	-
Roggen	-	-	-	H	H	-	-	-
Knäuelgras	-	-	-	H	H	-	N	-
Wiesenrispengras	-	-	-	H	H	N	N	-
Goldhafer	-	-	-	H	H	-	N	N
Wiesenfuchsschwanz	-	-	-	H	H	H	-	-
Schwingel	-	-	-	H	H	H	N	N
Spitzwegerich	-	-	-	H	H	H	H	N
Eiche	-	-	-	V	H	-	-	-
Lieschgras	-	-	-	V	H	H	N	N
Gerste	-	-	-	-	H	-	-	-
Weizen	-	-	-	-	H	-	-	-
Glatthafer	-	-	-	-	H	H	-	-
Holunder	-	-	-	-	H	H	-	-
Honiggras	-	-	-	-	H	H	N	-
Linde	-	-	-	-	H	H	N	-
Straußgras	-	-	-	-	H	H	N	-
Kammgras	-	-	-	-	H	H	N	N
Hafer	-	-	-	-	V	H	-	-
Mais	-	-	-	-	-	H	N	-
Beifuß	-	-	-	-	-	V	H	-
Goldrute	-	-	-	-	-	-	H	H

Welche der nachstehenden Aussagen ist/sind gemäß den vorstehenden Informationen korrekt?

I. Im *Juni* besteht für Pollenallergiker das *höchste Risiko*, Heuschnupfen zu bekommen.
II. Von den hier dokumentierten allergenen Pflanzen blüht *der größte Teil* im *Juni*.
III. Von den hier dokumentierten allergenen Pflanzen blühen *die wenigsten* im *Februar*.
IV. *Alle Gräser* gehören zu den Pflanzen, die Heuschnupfen auslösen können.
V. Unter den *allergieauslösenden* Pflanzen dauert die Hauptblüte des Spitzwegerichs und die des Rauchgrases am *längsten*.
VI. Rauchgras und Spitzwegerich produzieren unter den hier dokumentierten Pflanzen die *meisten* Pollen.
VII. Von Oktober bis Januar ist die Luft *frei von allergieauslösenden Pollen*.
VIII. *Alle* allergenen Pflanzen lösen Heuschnupfen aus.

1.2.5) Aufgaben mit Kombinationsantworten

Bei einigen Aufgaben des Untertests "Diagramme und Tabellen" wird von Ihnen erwartet, dass Sie aus drei oder vier vorgestellten Aussagen die Kombination jener Aussagen herausfinden, die gemäß der Aufgabenstellung richtig oder falsch sind. Bei diesen Aufgaben empfiehlt es sich, noch vor ihrer Bearbeitung einen Blick auf die vorgeschlagenen Lösungskombinationen zu werfen und diese dann auch während der anschließenden Bearbeitung der einzelnen Aussagen entsprechend zu berücksichtigen. Nicht selten kann man feststellen, dass es zum Auffinden der gesuchten Lösungskombination ausreicht, nur zwei der Aussagen zu bearbeiten. Im allgemeinen sollten Sie zunächst eine Aussage bearbeiten, deren Ziffer in den Kombinationsantworten mit mittlerer Häufigkeit, also zwei- oder dreimal, aufgeführt wird, da in diesem Fall - unabhängig davon, ob sich die betreffende Aussage als richtig oder falsch erweist - immer zwei oder drei der Antwortalternativen ausgeschlossen werden können. In der Regel werden Sie die Aufgabenlösung am schnellsten erhalten, wenn Sie zunächst Aussagen bearbeiten, die in den Antwortalternativen dreimal auftauchen. Beachten Sie dazu folgendes ...

Beispiel:

In einer Aufgabe wird eine Kombination richtiger Aussagen gesucht, vier Aussagen (I-IV) werden dazu vorgestellt. Folgende Antwortalternativen stehen zur Auswahl:

(A) Keine Aussage ist ableitbar.
(B) Nur Aussage II ist ableitbar.
(C) Nur Aussage III ist ableitbar.
(D) Die Aussagen I, III und IV sind ableitbar.
(E) Die Aussagen II, III und IV sind ableitbar.

In den hier vorliegenden Antwortalternativen kommt Aussage I nur einmal, Aussage II zweimal, Aussage III dreimal und Aussage IV zweimal vor. Bei dieser Konstellation ist es am günstigsten, die Bearbeitung mit der Überprüfung der Aussage III zu beginnen (mittlere Häufigkeit!). Wenn diese Aussage sich als ableitbar herausstellt, fallen die Lösungen A und B, die die Aussage III ja nicht enthalten, weg. Als nächstes sollte dann Aussage IV bearbeitet werden. Stellt diese sich als nicht ableitbar heraus, muss C die gesuchte Antwortalternative sein! Wenn Aussage IV dagegen auch ableitbar sein sollte, muss die Kontrolle der Aussagen I oder II die Lösung - nämlich D oder E - liefern! Nach dem dritten Schritt hätten Sie somit bereits die gesuchte Antwortalternative gefunden und eine der vier Aussagen überhaupt nicht überprüfen müssen. Falls sich bereits die Aussage III als nicht ableitbar herausgestellt haben sollte, erhält man die gesuchte Lösung sogar schon nach dem zweiten Schritt, denn im Anschluss an die Bearbeitung der Aussage II muss sich entweder A oder B als gesuchte Lösung herausstellen!

Mit der hier demonstrierten Lösungsstrategie können Sie bei allen Kombinationsaufgaben dieser Art ein Viertel bis ein Drittel des sonst üblichen Bearbeitungsaufwandes einsparen! Üben Sie deshalb unbedingt diese Vorgehensweise! Trainieren Sie v.a. die Auswahlentscheidung zu Beginn dieses Lösungsweges, um nicht an dieser Stelle zuviel Zeit zu verlieren!

Übungsaufgaben mit Kombinationsantworten

Ü28)

Eine bestimmte, in den Tropen beheimatete Infektionskrankheit findet schon seit Jahren zahlreiche Opfer unter der dort lebenden Bevölkerung. Im nachstehenden Diagramm sind die relativen *Zu- bzw. Abnahmen der Sterberate aller infizierten Personen* des Jahres 1993 gegenüber der von 1984, getrennt nach Altersklassen und Geschlecht, aufgeführt.

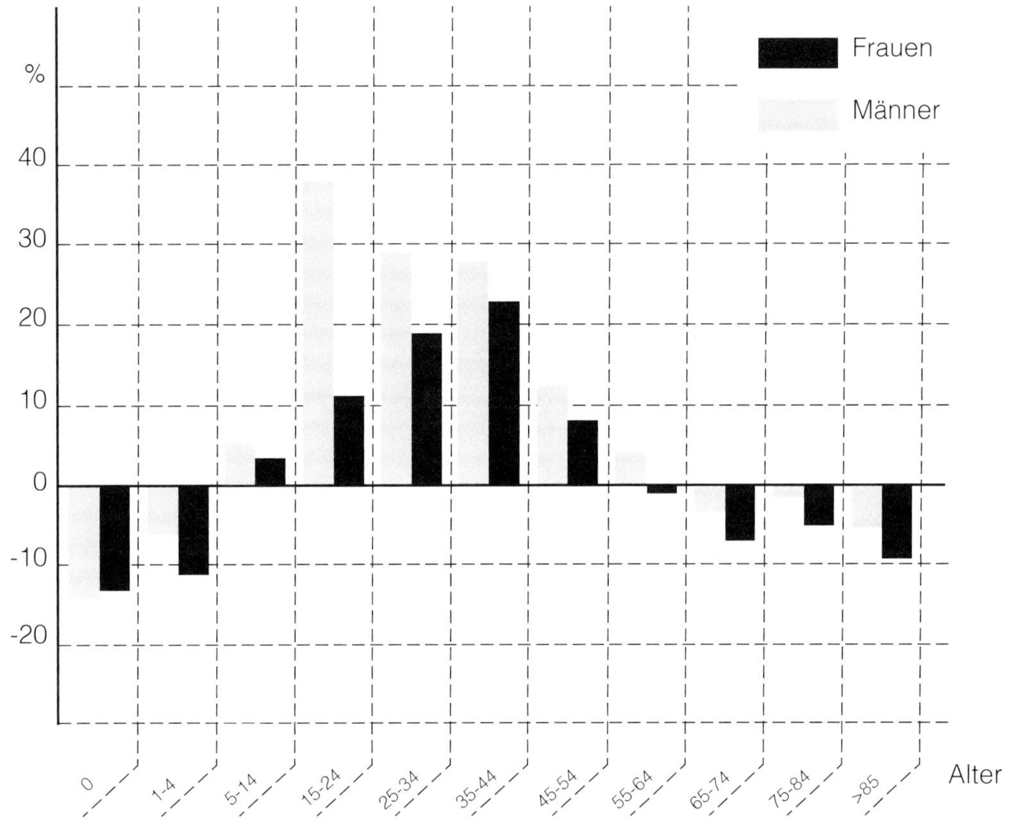

Welche der folgenden Aussagen ist/sind aus den vorstehenden Informationen <u>nicht</u> ableitbar?

I. 1993 starben *mehr* infizierte Männer als Frauen an dieser Krankheit.

II. 1993 starben *über ein Drittel mehr* infizierte Männer im Alter von 15-24 Jahren an dieser Krankheit als 1984.

III. Säuglinge und Kleinkinder unter fünf Jahren fielen der Krankheit 1984 *häufiger* zum Opfer als 1993.

IV. Die *größten Veränderungen* in der Sterberate der von dieser Infektionskrankheit betroffenen Personen erfolgten hier bei den Männern im Alter von 15-24 Jahren, bei den Frauen dagegen in der Altersklasse der 35-44jährigen.

(A) Nur Aussage II ist nicht ableitbar.
(B) Nur Aussage III ist nicht ableitbar.
(C) Die Aussagen I und III sind nicht ableitbar.
(D) Die Aussagen I und IV sind nicht ableitbar.
(E) Die Aussagen III und IV sind nicht ableitbar.

Ü29)

In der nebenstehenden Tabelle sind für *einige Wirtschaftsbereiche* Deutschlands - Land- und Forstwirtschaft, produzierendes Gewerbe, Handel und Verkehr - die *Anzahl* der hier Erwerbstätigen (in 1000) und ihr jeweiliger Anteil an allen Erwerbstätigen (in Prozent (= vH)) *für die Jahre 1976-1987* zusammengestellt worden.

	Land- und Forstwirtsch.		Produzierendes Gewerbe		Handel und Verkehr	
Jahr	in 1000	Anteil in vH	in 1000	Anteil in vH	in 1000	Anteil in vH
1976	1 682	6,6	11 459	44,8	4 719	18,4
1977	1 589	6,2	11 395	44,6	4 742	18,6
1978	1 536	6,0	11 421	44,4	4 765	18,5
1979	1 481	5,7	11 540	44,3	4 819	18,5
1980	1 437	5,5	11 622	44,1	4 869	18,5
1981	1 408	5,4	11 367	43,5	4 831	18,5
1982	1 395	5,4	10 953	42,6	4 733	18,4
1983	1 391	5,5	10 569	41,7	4 657	18,4
1984	1 376	5,4	10 471	41,3	4 676	18,4
1985	1 360	5,3	10 473	41,0	4 679	18,3
1986	1 344	5,2	10 554	40,9	4 679	18,1
1987	1 327	5,1	10 523	40,5	4 702	18,1

Welche der nachstehenden Aussagen ist/sind aus der Tabelle allein nicht abzuleiten?

I. Im dokumentierten Bereich bildete das produzierende Gewerbe immer den größten Wirtschaftsbereich.

II. Im dokumentierten Zeitraum nahm die Zahl der Erwerbstätigen in der Land- und Forstwirtschaft kontinuierlich ab.

III. 1977-1987 sind die Anteile der Erwerbstätigen an der Gesamtzahl der Erwerbstätigen sowohl im produzierenden Gewerbe als auch in Handel und Verkehr ständig zurückgegangen.

IV. 1980 erreichte die Zahl der Erwerbstätigen im Handel und im Verkehr ein Maximum.

(A) Nur Aussage I ist nicht ableitbar.
(B) Nur Aussage III ist nicht ableitbar.
(C) Nur Aussage IV ist nicht ableitbar.
(D) Die Aussagen I und III sind nicht ableitbar.
(E) Die Aussagen II und IV sind nicht ableitbar.

Ü30)

Die folgende Grafik zeigt eine Abschätzung des möglichen *Lebenszeitrisikos von Lungenkrebs* bei Männern und Frauen in Abhängigkeit von dem langzeitigen Mittelwert der Radon-Konzentration in der Wohnung. Der *Ausgangswert* R_0 charakterisiert jeweils das mittlere Lebenszeitrisiko der Bevölkerung, das Radon in den Häusern zu erwarten ist.

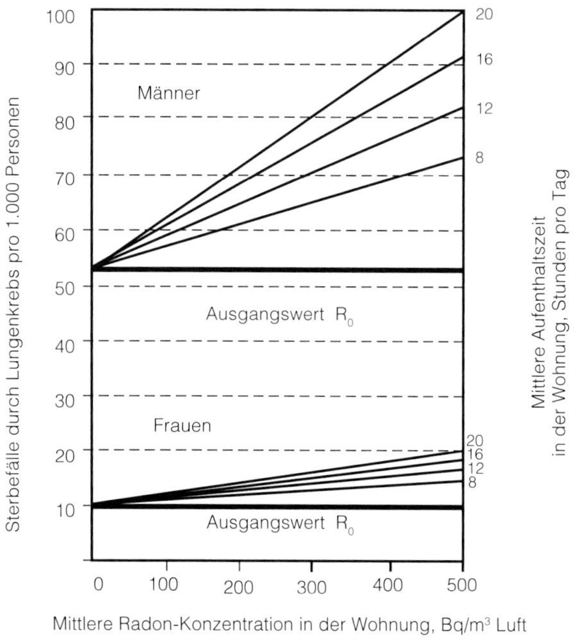

Welche der folgenden Aussagen ist/sind gemäß dem Vorstehenden korrekt?

I. Je höher die mittlere Aufenthaltszeit in Radonbelasteten Wohnungen ist, desto größer wird bei *konstanter Radon-Konzentration* das Risiko, an Lungenkrebs zu sterben.

II. Bei *Männern* besteht ein höheres Risiko an Lungenkrebs zu sterben, als bei *Frauen*.

III. Die *Erhöhung der Sterberate gegenüber dem Ausgangswert R_0* kennzeichnet den zusätzlichen Beitrag durch die Radon-Belastung des Menschen in den Wohnungen.

IV. Sowohl bei Männern als auch bei Frauen ist das Risiko, an Lungenkrebs zu sterben, *bei einer mittleren Radon-Konzentration in den Wohnungen von 500 Bq/m³ Luft und einer mittleren Aufenthaltsdauer von 20 Std./Tag* fast doppelt so hoch wie das mittlere Lebenszeitrisiko der Bevölkerung in nicht mit Radon belasteten Wohnungen.

(A) Nur die Aussage III ist korrekt.
(B) Die Aussagen I und III sind korrekt.
(C) Die Aussagen II und IV sind korrekt.
(D) Die Aussagen I, III und IV sind korrekt.
(E) Alle Aussagen sind korrekt.

1.4) Kommentierte Lösungen der Übungsaufgaben

Aufgabe Ü1: Gesucht waren V und VII!

I. Ableitbar; ganz genau wurden 34.940 Kinder von der Untersuchung erfasst.

II. Ableitbar; vergleicht man die einzelnen Diagramme von unten nach oben, so nimmt der prozentuale *Anteil* der von Autismus Betroffenen innerhalb der jeweiligen Gruppe zu, während gleichzeitig das Intelligenzniveau - ablesbar am zugeordneten IQ-Bereich - abnimmt.

III. Ableitbar; von den 34.940 erfassten Kindern wurden 700 in den IQ-Bereich 50-69 eingeordnet. Dies sind fast genau 2%.

IV. Ableitbar; die umgekehrte Proportionalität (auch indirekte, reziproke oder Antiproportionalität genannt) wird aus dem Kommentar zur Aussage II, die ja denselben Sachverhalt beschreibt, deutlich. Während die eine Variable (der Anteil der von Autismus Betroffenen) zunimmt, nimmt die andere (das Intelligenzniveau der Gruppe) ab.
Tipp: Zur Problematik von Proportionaltität und Antiproportionalität vgl. Kap. 1.1.4, S. 22f.

V. Nicht ableitbar; der Anteil der Betroffenen im IQ-Bereich 0-19 war mit 86% um *44 Prozentpunkte* (oder um über *100 Prozent*) größer als der im IQ-Bereich 20-49 mit 42%.

VI. Ableitbar; 2% von 700 Kindern in dieser Gruppe waren autistisch; das sind genau 14 Personen.

VII. Nicht ableitbar; mit dem Ausmaß der geistigen Behinderung stieg nicht der - hier überhaupt nicht behandelte - *Grad der autistischen Erkrankung*, sondern der *Anteil der von Autismus Betroffenen* in den dargestellten Gruppen.
Tipp: Zur Problematik absoluter Aussagen bei relativen Angaben vgl. Kap. 1.2.3, S. 43ff.

Aufgabe Ü2: Gesucht war IV!

I. Ableitbar; die Praxen C und D weisen beide den gleichen prozentualen Anteil von 16,5% auf.

II. Ableitbar; zwar handelt es sich hierbei um ein *Diagramm mit relativen Werten*, dennoch kann diese *absolute Aussage* aus den angebotenen Informationen abgeleitet werden. Hintergrund: Die aufgeführten Werte sind nicht unabhängig voneinander, sondern bilden zusammen die Gesamtheit aller in diesem Jahr in dieser Stadt behandelten Personen. Da der prozentuale Anteil der Praxis A an dieser Personengruppe genauso groß ist wie die Anteile der Praxen C und D zusammen, kann die Aussage abgeleitet werden.
Hinweis: Zur Problematik absoluter Aussagen bei relativen Angaben vgl. Kap. 1.2.3, S. 43ff. Der Zusatz "etwa genauso viele" ist in dieser Aussage unbedingt nötig, da die angegebenen Prozentwerte durch Auf- und Abrunden entstanden sein können. Wenn z.B. die fünf Praxen 10.000 Patienten behandelt haben sollten, dann könnte der angegebene 33%-Anteil der Praxis A zwischen 3251 und 3350 Personen umfassen. Selbst eine Angabe von 33,0% würde noch nicht eindeutig sein, da dieser Anteil sowohl 3296 als auch 3305 Patienten umfassen könnte.

III. Ableitbar; 33% : 25% : 16,5% entsprechen etwa 1/3 : 1/4 : 1/6 bzw. 4/12 : 3/12 : 2/12 bzw. 4:3:2!
Tipp: Wie Sie sehen können, ist bei der Bearbeitung des Untertests "Diagramme und Tabellen" eine gewisse Vertrautheit mit einfachen mathematischen Problemstellungen gelegentlich durchaus von Vorteil!

IV. Nicht ableitbar; richtigerweise müsste es hier heißen, dass der Anteil von Praxis E an allen behandelten Patienten *um 7,5 Prozentpunkte kleiner* war als der von Praxis D!

V. Ableitbar; die Anteile der Praxen A und C verhalten sich wie 2:1. Die Notwendigkeit des Zusatzes "etwa" wurde bereits im Kommentar zur Aussage II begründet.

VI. Ableitbar; 33% (oder ein Drittel) des 25%-Anteils der Praxis B sind etwa 8,3 Prozentpunkte. Dies ist aber auch in etwa die Differenz zwischen den Anteilen der Praxen B und D.

VII. Ableitbar; die Differenz zwischen den Anteilen dieser beiden Praxen beträgt in der Tat genau 16,5 Prozentpunkte.

Aufgabe Ü3: Gesucht war III!

I. Diese Aussage ist sogar aus zwei Gründen falsch! Zum einen wird hier gar nicht der gesamte Treibhauseffekt angesprochen, sondern nur der durch menschliche Aktivitäten verursachte *zusätzliche Treibhauseffekt!* Zum anderen sagt der Text aus, dass die Kohlendioxidanreicherung in der Atmosphäre nur "unter anderem", also nur zum Teil(!), auf die Verbrennung fossiler Energieträger zurückzuführen ist. Es muss somit noch andere Quellen geben, über die hier keine Informationen vorliegen.

II. Falsch; das Diagramm dokumentiert die *Auswirkungen* (= Z. 8: "Anteil ... am zusätzlichen Treibhauseffekt") und *nicht die Mengen* der durch menschliche Aktivitäten freigesetzten Spurengase. Da weder der Begleittext noch das Diagramm selber Informationen zur *Wirksamkeit* der einzelnen Spurengase anbieten, kann man aus den relativen Anteilen der verschiedenen Spurengase am zusätzlichen Treibhauseffekt keine Rückschlüsse auf die tatsächlich vorliegenden Mengen der einzelnen Gase ziehen. Tatsächlich setzen menschliche Aktivitäten mengenmäßig sehr viel mehr Kohlendioxid als FCKWs frei; jedes FCKW-Molekül fördert den Treibhauseffekt jedoch sehr viel stärker als ein Kohlendioxid-Molekül. Die hohe Wirksamkeit der Fluorchlorkohlenwasserstoffe erklärt die großen Anteile der beiden hier dokumentierten FCKWs am gesamten zusätzlichen Treibhauseffekt.

III. Die einzige korrekte Antwort! Sie ist zudem dem Diagramm sofort zu entnehmen.

IV. Falsch; Kohlendioxid entsteht zwar gemäß dem Text *unter anderem* bei der Verbrennung fossiler Energieträger. Aus dem Text heraus kann aber nicht bewiesen werden, dass es *vor allem* im Verlauf dieser Prozesse entsteht.

V. Falsch; wie bereits zur Aussage II gesagt wurde, sind in diesem Diagramm nicht die *Mengen* sondern die *Auswirkungen* der Spurengase dokumentiert!

Aufgabe Ü4: Gesucht waren III und IV!

I. Falsch; nur 45% (und nicht mehr als 50%) der hier verkauften Medikamente entfielen auf die angegebene Preisgruppe, sie bildeten also keineswegs die Mehrheit *(meistens = mehrheitlich!)* Korrekterweise hätte die Aussage lauten müssen, dass - im Vergleich zu den anderen Preisgruppen - Medikamente der zweiten Preisgruppe am *häufigsten* verkauft worden sind.

II. Falsch; 80% der verkauften Medikamente kosteten nicht mehr als 20,- €, 20% waren somit teurer. Das Verhältnis 80% : 20% entspricht jedoch dem *Verhältnis 4 :1*, d.h. vier Fünftel der verkauften Medikamente kosteten nicht mehr als 20,- €.

III. Korrekt; der Anteil der dritten Preisgruppe ist in der Tat nur halb so groß wie der der vierten Preisgruppe.

IV. Korrekt; vgl. den Kommentar zur Aussage I.

V. Falsch; der Anteil der zweiten Preisgruppe ist 10 Prozentpunkte bzw. rund 28,6 Prozent größer als der der ersten Preisgruppe.

Aufgabe Ü5: Gesucht waren II und V!

I. Falsch; die Aussage ist in ihrer Allgemeinheit aus den präsentierten Informationen nicht ableitbar. Sowohl vor als auch zwischen den hier angegebenen Säulen könnte es höhere Werte gegeben haben. Vgl. auch die Kommentare zu den Aussagen III und V.

II. Korrekt; 1960 war die Zahl der behandelten Haustiere etwa doppelt so groß (= ca. 100% größer) wie 1980.

III. Falsch; die Aussage ist zwar im Vergleich zur Aussage I in ihrem Allgemeinheitsgrad auf den tatsächlich präsentierten Zeitraum beschränkt worden - Werte vor 1950 brauchen somit nicht mehr einkalkuliert zu werden -, aber immer noch zu allgemein gehalten. In einem Säulendiagramm wird - wie bereits erwähnt (vgl. S. 17f) - die Abhängigkeit zwischen den dargestellten Größen nur selten kontinuierlich und - wie hier auch - i.allg. punktuell präsentiert. Daher sind allgemeine Aussagen, die ja den tatsächlichen Verlauf dieser Abhängigkeiten wiedergeben, ohne weiteres nicht zu belegen. Im untenstehenden Beispiel (Abb.20) ist dem, Ihnen aus der Aufgabenstellung bekannten Säulendiagramm eine Kurve hinzugefügt worden, die einen möglichen Verlauf der Zahl der behandelten Haustiere pro Jahr darstellt.

IV. Falsch; die Säulen für 1950 und 1990 sind nicht gleich hoch, die betreffenden Zahlen somit auch nicht gleich groß.
Tipp: Zeichnen Sie zur Überprüfung von Aussagen, die einen Vergleich der Häufigkeiten erfordern, immer - ähnlich wie in **Abb.21** gezeigt - achsenparallele Hilfslinien in das Diagramm ein. Sie erleichtern sich so die Auswertung!

V. Korrekt; die Aussage ist nunmehr im Vergleich zu den Aussagen I und III so weit eingeschränkt worden, wie dies für ihre Bewertung notwendig ist, nämlich auf die tatsächlich präsentierten *Einzeljahre* und nicht mehr auf einen *Zeitraum*.

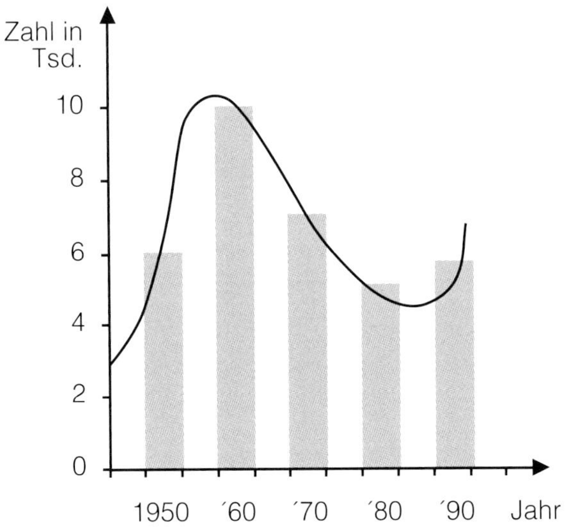

Abb. 20

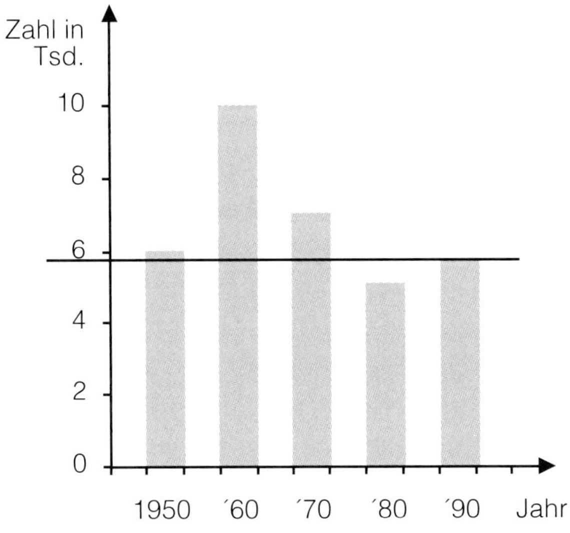

Abb. 21

Aufgabe Ü6: Gesucht waren I, II, V und VI!

I. Nicht ableitbar; das Diagramm zeigt nur die Veränderungen hinsichtlich der *relativen Anwendungshäufigkeit* der fünf Medikamente, d.h. die bzgl. der *Anteile an der Medikation* der Krankheit aufgetretenen Veränderungen. Die Aussage bezieht sich dagegen auf die *absolute Anzahl* der Fälle, in der die genannte Krankheit mit dem betreffenden Medikament behandelt wurde!
Tipp: Zum Problemkreis "Relative Angaben und absolute Aussagen" vgl. Kap. 1.2.3, S. 43ff!

II. Nicht ableitbar; auch in diesem Fall erhält man aus der Grafik nur die Information, dass der Anteil des Medikaments E an der Medikation der Krankheit insgesamt um 40% gestiegen ist *(relative Angabe!)*. Daraus kann aber nicht der Schluss gezogen werden, dass E am häufigsten eingesetzt wird *(absolute Aussage!)*; u.U., falls E bei der Behandlung der Krankheit 1980 vergleichsweise von untergeordneter Bedeutung gewesen ist, könnte das Medikament auch 1990 - trotz dieser 40% igen Steigerung seines Anteils an der Medikation - immer noch vergleichsweise selten eingesetzt werden.

III. Ableitbar; der Anteil des Medikaments D an der Medikation der Krankheit wuchs um 20%, der des Medikaments E dagegen um 40% (relative Angaben!).

IV. Ableitbar; anders als in Aussage II wird hier eindeutig der relative Anteil des Medikaments E an der Medikation der Krankheit angesprochen - und dieser nahm in der Tat am stärksten zu.

V. Nicht ableitbar; die Grafik enthält relative Angaben, die sich auf verschiedene, nicht direkt voneinander abhängige Größen beziehen. *Eine Aufsummierung der Prozentangaben ist daher nicht möglich.*
Tipp: Wenn Sie sich über die Gültigkeit einer derartigen Aussage einmal nicht ganz im klaren sind, sollten Sie sich immer ein Beispiel mit willkürlich zusammengestellten Zahlen- und Prozentwerten konstruieren. Trifft die zu beurteilende Aussage auf Ihr Beispiel zu, dann wird sie mit großer Wahrscheinlichkeit auch auf alle anderen Fälle zutreffen! In diesem Fall könnten Sie z.B. annehmen, dass A im Jahre 1980 100mal, D 200mal und E 300mal eingesetzt worden sind, also in insgesamt 600 Fällen. Gemäß den angegebenen Zuwachsraten würden sich die Einsätze auf 110, 240 bzw. 420, insgesamt also auf 770 Fälle erhöhen. Insgesamt würden die betreffenden Medikamente dann um 28,3% häufiger eingesetzt werden!

VI. Nicht ableitbar; nur die - nicht mögliche - Aufrechnung der jeweiligen Anteilsgewinne und -verluste *(relative Angaben!)* scheint diese Aussage zu bestätigen. Ohne Kenntnis der absoluten Basis, also der tatsächlichen Zahl der Behandlungen, ist dies jedoch nicht möglich!

VII. Ableitbar; hier werden eindeutig die Veränderungen hinsichtlich der jeweiligen Anteilsgewinne und -verluste angesprochen.

Aufgabe Ü7: Gesucht waren I, IV, V und VIII !

I. Diese Aussage ist direkt aus dem Diagramm ableitbar, der Stimmenanteil der Partei B war 1985 um 7 Prozentpunkte größer als 1990. Daher kann Aussage ...

II. ... nicht ableitbar sein; der Stimmenanteil der Partei B ging nicht um 7% - wie hier angegeben -, sondern um ca. 12,3% zurück! Rechnen Sie es einmal selbst mit Hilfe eines Dreisatzes aus.
Hinweis: Zur Verdeutlichung der notwendigen Unterscheidung zwischen Prozenten und Prozentpunkten vgl. ggf. noch einmal Kap. 1.1.2, S. 13.

III. Nicht ableitbar; da Text und Diagramm nur *relative Angaben* enthalten, kann diese *absolute Aussage* nicht abgeleitet werden. Sollten bei der 1990er Wahl sehr viel mehr Wähler ihre Stimmen abgegeben haben als bei der Wahl im Jahre 1985, könnten die übrigen Parteien trotz des starken Rückgangs ihres relativen Stimmenanteils 1990 durchaus mehr Stimmen auf sich vereint haben als 1985, zahlenmäßig also zugelegt haben!
Tipp: Zur Problematik relativer Angaben und absoluter Aussagen vgl. Kap. 1.2.3, S. 43ff.

IV. Ableitbar; 1985 hatte Partei C 5% der Stimmen auf sich vereinen können, 1990 dagegen 15%. Ihr Stimmenanteil hat sich also *verdreifacht*, was einem Anstieg um 200% entspricht.

V. Ableitbar; der Stimmenanteil der Partei A stieg von 25% auf 30%, also tatsächlich um 5 Prozentpunkte (oder um 20%!).

VI. Diese Aussage ist natürlich ebensowenig - und aus den gleichen Gründen - ableitbar wie Aussage III.

VII. Auch diese Aussage ist nicht ableitbar. Von den drei ausgezeichneten Parteien konnte nicht nur die Partei C, sondern auch die Partei A ihren Stimmenanteil vergrößern. Darüberhinaus könnte auch eine der "übrigen Parteien" ihren Stimmenanteil in der 1990er Wahl vergrößert haben, ohne dass dies hier deutlich wird.
Tipp: Zum Thema "verallgemeinernde Aussagen" vgl. Kap. 1.2.4, S. 46ff.

VIII. Ableitbar; wie bereits zur Aussage V ausgeführt worden ist, stieg der Stimmenanteil der Partei A von 25% auf 30%; ein Fünftel von 25% ergibt aber genau jene 5 Prozentpunkte, um die der Stimmenanteil der Partei angestiegen ist.

Aufgabe Ü8: Gesucht waren II, V, VI und VII!

I. Ableitbar; nur bei Wasserstoff in höheren Konzentrationen lässt sich bei Sensor Nr. 5 überhaupt eine Reaktion entdecken. Ansonsten bleibt die Signalstärke des Sensors nahezu unabhängig von der Konzentration des jeweils vorliegenden Gases.

II. Nicht ableitbar; bei einer Konzentration von 500 ppm Kohlenmonoxid liefert Sensor Nr. 1 ein deutlich stärkeres Signal als Sensor Nr. 6; auch bei einer Konzentration von 800 ppm scheint dies zuzutreffen.

III. Ableitbar; nur die drei genannten Sensoren liefern hier deutliche Signale.

IV. Ableitbar; im Vergleich zu Sensor Nr. 1 liefern alle anderen fünf Sensoren bei zumindest einem der hier untersuchten Gase relativ schwache Signale, Sensor Nr. 2 z.B. bei Wasserstoff, Sensor Nr. 3 bei bei Kohlenmonoxid und Wasserstoff, Sensor Nr. 4 und Sensor Nr.6 bei Methan und Sensor Nr. 5 bei allen dreien hier untersuchten Gasen.

V. Nicht ableitbar; so reagiert Sensor Nr. 1 z.B. auf Kohlenmonoxid im hier dokumentierten Bereich am stärksten bei einer Konzentration von 500 ppm. Auch Sensor Nr. 4 zeigt bei einer Kohlenmonoxidkonzentration von 50 ppm ein relatives Maximum, während Sensor Nr. 6 bei einer Methankonzentration von 10.000 ppm ein Maximum seiner Signalstärke durchläuft. Darüberhinaus zeigen die Sensoren Nr. 3 und Nr. 5 häufig keine Reaktion auf einen Konzentrationsanstieg des untersuchten Gases.

VI. Nicht ableitbar; das Diagramm weist zwar für Sensor Nr. 6 bei Kohlenmonoxid die höchsten Säulen auf, jedoch ist der für Wasserstoff gewählte *Maßstab* bzw. die hier getroffene *Achseneinteilung* bedeutend größer! Die stärksten Signale liefert Sensor Nr. 6 also in Gegenwart von Wasserstoff. Berücksichtigen Sie bitte, dass auch die hier angegebenen Konzentrationen infolge der unterschiedlichen Achseneinteilungen nicht ohne weiteres vergleichbar sind - allerdings wirkt sich das auf die Bearbeitung der vorliegenden Aussagen kaum aus.
Tipp: Passen Sie immer besonders gut auf, wenn in einer Aufgabe dieses Untertests Diagramme und/ oder Tabellen mit unterschiedlichen Achseneinteilungen (Maßstäben) oder Einheiten auftauchen! Es handelt sich hierbei - wie bereits erwähnt - um eine der beliebtesten Fallen im TMS-Untertest "Diagramme und Tabellen"!

VII. Nicht ableitbar; die Signalstärken von Sensor Nr. 5 bleiben zwar in den jeweils dokumentierten Konzentrationsbereichen der drei aufgeführten Gase im Vergleich zu den Reaktionen der anderen fünf Sensoren vergleichsweise mickrig und bei Kohlenmonoxid und Methan sogar praktisch unverändert, dies muss allerdings nicht für *andere Gase oder andere Gasmischungen* gelten! Denken Sie daran, dass von der Vielfalt der bekannten Gase in dieser Aufgabe nur drei behandelt werden (Sie alle kennen aus dem Chemieunterricht noch weitere Gase, z.B. Sauerstoff, Stickstoff und Argon, um nur die wichtigsten Bestandteile der Atmosphäre aufzuzählen!). Die Aussage ist somit eindeutig *zu allgemein* gehalten, d.h. der Inhalt der Aussage *kann aus den hier angebotenen Informationen nicht abgeleitet werden*!
Tipp: Zum Thema "verallgemeinernde Aussagen" vgl. Kap. 1.2.4, S. 46ff.

Aufgabe Ü9: Gesucht war IV!

I. Falsch; falls dieses Verfahren vor 1984 wirklich nicht eingesetzt worden wäre, hätte die betreffende Kurve im Jahre 1983 bei Null beginnen müssen! So muss man dagegen den Schluss ziehen, dass vor 1984 für die Computertomographie keine diesbezüglichen Daten existieren! Daher ist die Aussage nicht ableitbar!
Hinweis: Das Beispiel zeigt eine typische Fehlerquelle, die aus dem Vorliegen einer Unstetigkeitsstelle resultiert!

II. Falsch; gemäß dem Begleittext zu diesem Diagramm werden hier nur die Anteile *einiger* und nicht aller der der Klinik zur Verfügung stehenden bildgebenden Verfahren dokumentiert!
Tipp: Achten Sie im Begleittext zu einem Diagramm und in den dazugehörigen Aussagen immer auf Wörter, die sich auf den Allgemeinheitsgrad der betreffenden Aussage beziehen (z.B. *alle, einige, immer, nie, im allgemeinen, meistens, nur* etc.). Der Allgemeinheitsgrad einer Aussage muss mit dem des Diagramms und des dazugehörigen Begleittextes übereinstimmen!
Hinweis: Vgl. zu diesem Problemkreis Kap. 1.2.4, S. 46ff.

III. Falsch, da der zweite Teil der Aussage sich nicht ableiten lässt. Der erste Teil der Aussage lässt sich durch einen *Vergleich des Anfangs- und des Endwertes* bestätigen. Der zweite Teil der Aussage wäre jedoch nur bei einem *kontinuierlichen Anstieg* des für die Computertomographie dokumentierten Anteils gültig. 1993 und 1994 hat das Verfahren aber im Vergleich zu 1992 verloren!

IV. Korrekt; die für den Anteil der Sonographie stehende Kurve liegt immer oberhalb der für die MRT stehende. Da sich beide Kurven auf die gleiche Basis beziehen - die Gesamtzahl aller Behandlungen, bei denen in dieser Klinik zur orthopädischen Diagnostik auf bildgebende Verfahren zurückgegriffen wurde -, ist hier auch die Verwendung des Begriffes "häufiger" korrekt.

V. Falsch; zwar dokumentiert die Grafik für die MRT in den Jahren 1985 und 1990 denselben relativen Anteil, dieser bezieht sich aber jeweils auf eine andere, hier unbekannte absolute Basis. Die Aussage ist daher nicht ableitbar, da die *Gesamtzahl* der betreffenden Behandlungen 1985 größer gewesen sein könnte als 1990!
Tipp: Vgl. hierzu Kap. 1.2.3, S. 43ff.

VI. Falsch; der relative Anteil der Sonographie nahm zwar insgesamt ab (vgl. die Ausführungen zur Aussage III), aber nicht ohne zwischenzeitliche Anstiege! Die Kurve nimmt somit nicht kontinuierlich ab!

VII. Falsch; die Sonographie kam in einem *Fünftel* aller Fälle (= 20%) zum Einsatz.

VIII. Falsch; gemäß dem Text (Z. 3) kommt es in vielen Fällen auch zu *Paralleluntersuchungen*, d.h. mehrere bildgebende Verfahren werden nebeneinander bei der Untersuchung des gleichen Falles eingesetzt.
Hinweis: Haben Sie das Wörtchen "nur" entsprechend beachtet?

Aufgabe Ü10: Gesucht waren III, V und VI!

I. Korrekt; die untere Kurve gibt deutlich das umgekehrt proportionale Verhältnis zwischen den beiden Größen wieder.

II. Korrekt.
Tipp: Zur Überprüfung einer Aussage wie dieser sollten Sie - wie in der nachstehenden Abbildung **(Abb.22)** gezeigt - in das Diagramm eine Parallele zur y-Achse bei sechs Tagen einzeichnen und dann vom Schnittpunkt dieser Linie mit der Kurve "nur Ampicillin" eine x-achsenparallele Linie hin zur y-Achse ziehen. Bei einfachen Diagrammen können Sie die Hilfslinien auch durch rechtwinkliges Aneinanderlegen zweier Bleistifte simulieren. Jedoch sollten Sie dazu Bleistifte mit eckigigem Querschnitt, nicht runde Bleistifte verwenden! Entsprechende Bleistifte gehören somit unbedingt zu Ihrer Arbeitsplatzausstattung!

III. Falsch; bei 30 Tagen ist der Wert der untersten Kurve noch immer noch von Null verschieden; vgl. **Abb.22.** *Alle* Patienten können somit noch nicht verstorben sein, nur *die meisten*.

IV. Korrekt; sieben Tage nach der Infektion liegt die Kurve "nur Ampicillin" bei etwa 46-47%, die Kurve "Ampicillin und Oxindanac" bei etwa 92-93%; vgl. **Abb.22.**

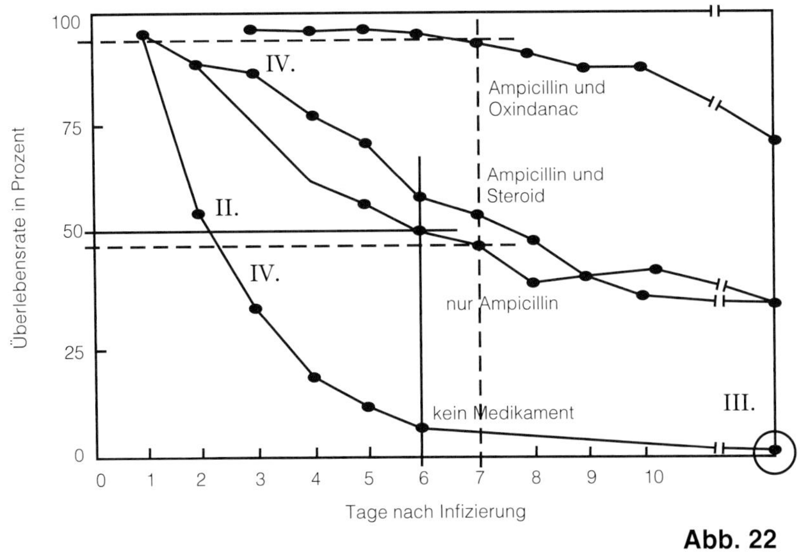

Abb. 22

Tipp: Auch in diesem Fall sollten Sie zur Überprüfung der Aussage in das Diagramm x-achsenparallele Linien durch die hier interessierenden Punkte zur y-Achse einzeichnen! Zur besseren Übersichtlichkeit sollten Sie hier jedoch einen Bleistift mit einer anderen Farbe, als dem bei der Bearbeitung der Aussage II benutzten, verwenden. Bringen Sie am Testtag also unbedingt ein paar Buntstifte mit! Wenn Sie keine Farbstifte dabei haben, dann versuchen Sie wenigstens - wie in Abb.22 - die Hilfslinien zu stricheln oder andere Merkmale zur Unterscheidung einzuführen! Häufig hilft jedoch schon - wie bereits erwähnt - das rechtwinklige Aneinanderlegen zweier Bleistifte.

V. Falsch, da nur *drei* Medikamente hier aufgeführt werden. Ob dies aber *alle* Medikamente sind, die zur Behandlung der bakteriellen Meningitis eingesetzt werden können, kann aus den vorliegenden Informationen nicht abgeleitet werden.

Tipp: Zur Problematik verallgemeinernder Aussagen vgl. Kap. 1.2.4, S. 46ff.

VI. Falsch; diese Aussage kann nicht abgeleitet werden. Zwar liegen erst am dritten Tag nach der Infektion erste Informationen zur Wirkung dieser Behandlungsmethode vor. Das bedeutet aber nicht, dass mit der Behandlung erst am dritten Tag begonnen worden ist bzw. begonnen werden kann!

Aufgabe Ü11: Gesucht waren III und IV!

I. Korrekt; zur Beurteilung dieser Aussage müssen Sie die Schnittpunkte der jeweiligen Kurven für eine mittlere Aufenthaltszeit von 20 h/d mit dem rechten Rand - er steht für eine mittlere Radon-Konzentration von 500 Bq/m^3 - betrachten. Am linken Rand können Sie dann die jeweils gesuchten Werte ablesen: Pro 1000 Männer sind demnach ca. 100 Sterbefälle durch Lungenkrebs zu erwarten (= 10%), pro 1000 Frauen dagegen weniger als 20 (= 2%).

Hinweis: Haben Sie rechtzeitig bemerkt, dass die Aussage *Prozentangaben* enthält, an der y-Achse des Diagramms jedoch *Promilleangaben* angetragen sind? Denken Sie immer daran, die im Text, im Diagramm und in den Aussagen genannten Einheiten diesbezüglich zu beachten und ggf. ineinander umzurechnen!

II. Korrekt; bei allen Graphen korrespondieren jeweils gleich große x-Achsenabschnitte mit jeweils gleich großen y-Achsenabschnitten. Sie weisen also einen *kontinuierlichen Anstieg* auf! Da alle Geraden im dokumentierten Bereich in jedem Punkt definiert sind, also keine Lücken enthalten, müssen sie auch *stetig* sein.

Tipp: Sollten Sie bei der Beurteilung dieser Aussage auf Probleme gestoßen sein, lesen Sie unbedingt noch einmal die Ausführungen im Text, S. 24ff.

III. Falsch; das mögliche Lebenszeitrisiko von Lungenkrebs sinkt nicht auf Null, wenn die mittlere Radon-Konzentration in der Wohnung Null beträgt.

IV. Falsch; wie man aus der Existenz des sowohl für Männer als auch für Frauen dargestellten Kurvenbündels ersehen kann, ist das mögliche Lebenszeitrisiko von Lungenkrebs auch von der mittleren Aufenthaltszeit in der Wohnung abhängig.

V. Korrekt; keiner der Graphen weist eine Unstetigkeitsstelle auf und bei allen bleibt die Steigung positiv.

VI. Korrekt; durch die im Vergleich zur Aussage III erfolgten Modifizierung des Wortlauts, wird der jeweilige Ausgangswert R_0 zum Nullpunkt. Dadurch wird die oben aufgeführte Bedingung für das Vorliegen einer direkten Proportionalität erfüllt.

Aufgabe Ü12: Gesucht waren I, II, III und IV!

Tipp: Zur Erhöhung der Anschaulichkeit sollten Sie die Begriffe Situations- und Erwartungsangst in das Diagramm eingetragen und die zugehörigen Bereiche markiert haben.

I. Ableitbar; vgl. den Verlauf der Kurve A.

II. Ableitbar; vgl. den Verlauf der Kurve B.

III. Ableitbar; vgl. den Verlauf der Kurve C.

IV. Ableitbar; vgl. den Verlauf der Kurve B.

V. Nicht ableitbar; die Aussage trifft nur auf den Probanden A, nicht aber die Versuchsperson B zu. Sie ist also zu allgemein gehalten.

Aufgabe Ü13: Gesucht war IV!

I. Ableitbar; Sie können dies anhand einer Schnittfläche bei konstanten 0,1 μm parallel zu den beiden anderen Achsen überprüfen; vgl. dazu die schraffierte Schnittfläche in **Abb.23.**

II. Ableitbar; im gesamten Temperaturbereich erfolgt mindestens eine Verdopplung (= Zunahme um mindestens 100%) des Extinktionskoeffizienten, wenn der Teilchendurchmesser von 0,1 μm auf 0,02 μm sinkt.

III. Ableitbar; überprüfen Sie dies mit Hilfe einer Schnittfläche bei konstanten 250 K (die schwarze Fläche in **Abb.23**)! Interessant ist hier die Schnittlinie dieser Fläche mit einer zweiten, für einen konstanten Teilchendurchmesser von 0,02 μm resultierenden Fläche. Wenn Sie eine zur Grundfläche parallele Gerade vom Schnittpunkt dieser Linie mit der für den Teilchendurchmesser von 0,02 μm geltenden Kurve zur Achse des Extinktionskoeffizienten einzeichnen, landen Sie bei etwa 20 m^2/g.

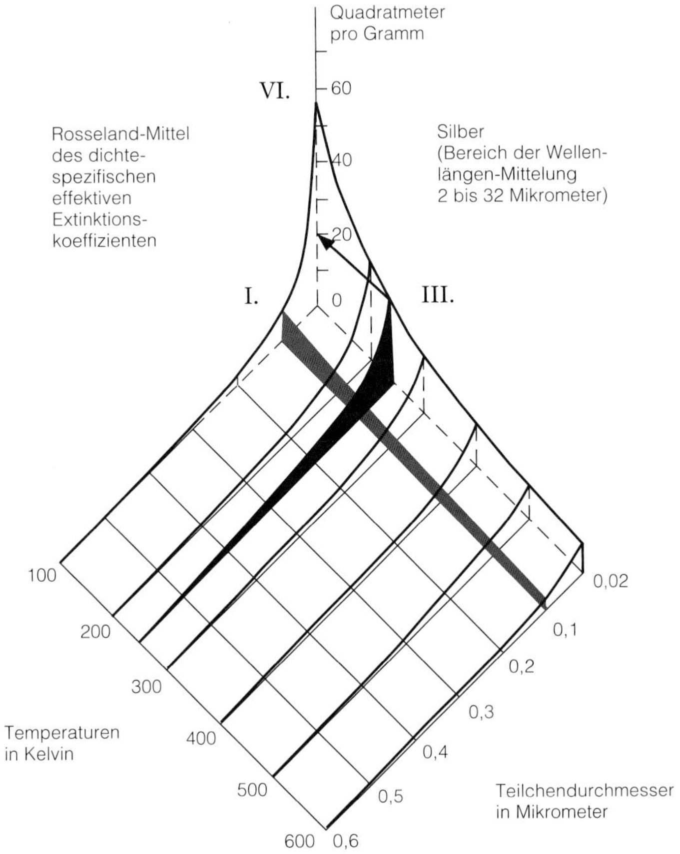

Abb. 23

IV. Der Vergleich mit herkömmlichen Glasfasern ist aufgrund mangelnder Informationen im Text nicht ableitbar! Die Aussage kann zwar korrekt sein, ist aber hier nicht überprüfbar.

V. Ableitbar; die Verringerung der Temperatur äußert sich weniger stark in einer Erhöhung des Extinktionskoeffizienten als die Verringerung des Teilchendurchmessers.

VI. Ableitbar; dieser Wert lässt sich direkt auf der Achse des Extinktionskoeffizienten ablesen.

Aufgabe Ü14: Gesucht war V!

I. Korrekt; im Vergleich zum Ausgangsdiagramm hat sich die Fläche unter der Kurve im zweiten Diagramm deutlich verringert - und damit auch die Population der hier dokumentierten Finkenart.
II. Korrekt; der Pfeil kennzeichnet jetzt nicht mehr die rechte, sondern die mittlere Linie. Die durchschnittliche Schnabelgröße hat sich also zu größeren Werten hin verschoben.
III. Korrekt; die Schnabelgröße ist hier sozusagen "normalverteilt", im angesprochenen Diagramm liegt eine Normalverteilungs- oder Glockenkurve vor.
IV. Korrekt; der Pfeil kennzeichnet jetzt nicht mehr die linke, sondern die rechte Linie. Somit gilt das bereits zur Aussage II Gesagte.
V. Falsch; eine extreme Trockenzeit kann zwar ein Mikroevolutionsereignis darstellen, aber eben nur zur *Entstehung neuer Formen* beitragen. Aus dem Text geht deutlich hervor, dass erst die Aufsummierung zahlreicher Mikroevolutionsereignisse zur Entstehung neuer Formen führen kann.
VI. Korrekt; wie bereits zur Aussage IV ausgeführt, kennzeichnet der Pfeil jetzt nicht mehr die linke, sondern die rechte Linie.
VII. Korrekt; hier kennzeichnet der Pfeil nicht mehr die linke, sondern die mittlere Linie. Auch hier hat sich also die durchschnittliche Schnabelgröße zu größeren Werten hin verschoben.

Aufgabe Ü15: Gesucht war V!

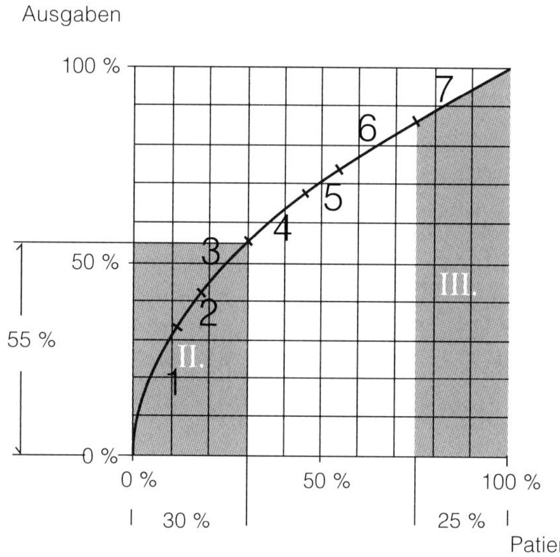

Abb. 24

<u>**Hinweis**</u>: Bei dem Diagramm in dieser Aufgabe handelt es sich um <u>kein Kurvendiagramm</u>, da die beiden auf den Achsen abgetragenen Größen nicht voneinander abhängig sind! Vgl. hierzu Kap. .1.1.4, S. 18. In Wirklichkeit sind hier zwei Streifendiagramme im rechten Winkel zueinander angeordnet! Entsprechend vereinfacht sich die Bearbeitung, wenn man sich die in den einzelnen Aussagen angesprochenen "Streifen" in das Diagramm einzeichnet. In den Abbildungen wird dies beispielhaft gezeigt.

<u>**Tipp**</u>: Im "Ernstfall" sollten Sie auch hier - der besseren Übersichtlichkeit halber - zur Überprüfung verschiedener Aussagen Stifte in verschiedenen Farben verwenden!

I. Ableitbar; der Anteil der Universitätsklinik (1) an den Ausgaben beträgt ca. 34%, der Anteil an den Patienten dagegen nur etwa 12%. Vgl. **Abb.25** links (I.).
II. Ableitbar, wie sich durch Einzeichnen x- bzw. y-achsenparalleler Linien für die zusammengenommenen Anteile der drei angesprochenen Kliniken (1,2,3) in das Diagramm und Ablesen der Prozentangaben auf den Achsen leicht erkennen lässt. Vgl. **Abb.24** links (II).
III. Ableitbar; der Anteil des katholischen Allgemeinkrankenhauses (7) am gesamten Patientenaufkommen beträgt etwa 25%. Vgl. **Abb.24** rechts (III.).

IV. Ableitbar; sowohl der für die orthopädische Fachklinik (3) geltende x-Achsenabschnitt als auch der für sie angegebene y-Achsenabschnitt ergeben ca. 12,5%. Vgl. **Abb.25** Mitte (IV.).

V. Die einzige nicht ableitbare Aussage! Der Anteil des Krebsforschungsinstitutes (2) am gesamten Patientenaufkommen ist hier noch kleiner als der der Frauenklinik (5); er beträgt hier nur etwa 8% gegenüber ca. 10% bei der Frauenklinik. **Vgl. Abb.26.**

VI. Ableitbar; der Anteil des protestantischen Allgemeinkrankenhauses (6) am gesamten Patientenaufkommen beträgt etwa 20%, der der Frauenklinik (5) dagegen nur ca. 10%. Vgl. **Abb.25** rechts (IV.) mit **Abb.26** rechts.

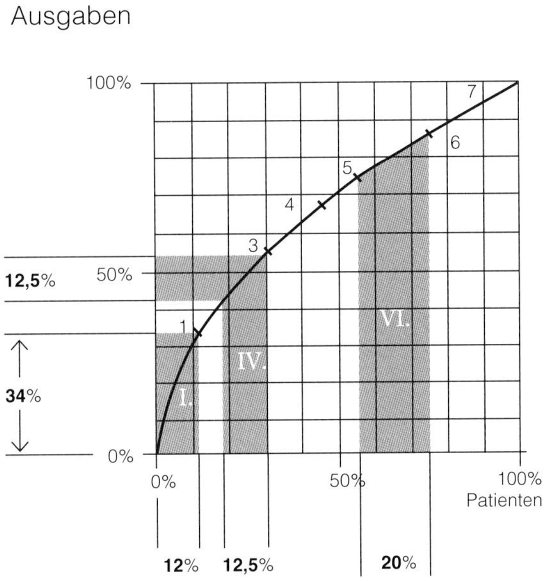

Abb.25

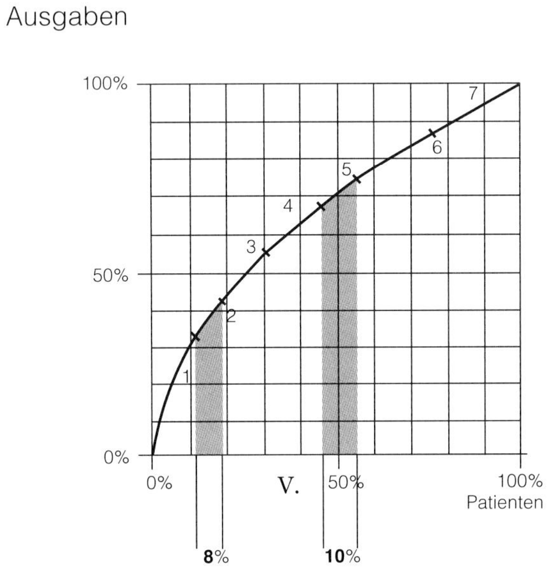

Abb.26

Aufgabe Ü16: Gesucht waren II, III, IV und V!

I. Falsch; dargestellt ist hier nur ein kleiner Ausschnitt aus der Flugbahn des Albatros, daher können die Verhältnisse in der Grafik nicht ohne weiteres als Normalfall angenommen werden.

II. Korrekt; mit 48-74 km/h sind hier die niedrigsten Werte in der Tat jeweils zu Beginn eines Abschwungs notiert.

III. Korrekt; aus der Grafik kann weder eine indirekte noch eine direkte Proportionalität zwischen den beiden genannten Variablen abgeleitet werden. Beide verhalten sich unabhängig voneinander.

IV. Korrekt; mit 123 km/h ist der höchste Wert am Übergang des ersten zum zweiten Drittel des Aufschwungs angegeben.

V. Korrekt; je größer der Abstand zur Meeresoberfläche ist, desto höher ist im dargestellten Bereich die Windgeschwindigkeit.

Aufgabe Ü17: Gesucht waren III und V!

I. Korrekt; im letzten Diagramm ist praktisch nur noch an einer Elektrode eine bedeutende Aktivität zu erkennen.

II. Korrekt; das Zentrum der Aktivität wandert tatsächlich in der angegebenen Weise über die Netzhaut.

III. Falsch; wie man besonders im letzten Diagramm dieser Reihe erkennen kann, sind die Elektroden gerade nicht gleichmäßig über die Netzhaut verteilt.

IV. Korrekt; die Aktivitätswelle wandert in 4s über das gesamte Beobachtungsfeld, dessen Durchmesser mit 400 μm angegeben ist. Dies entspricht in der Tat einer Geschwindigkeit von 100 μm/s.

V. Falsch; in diesem Beispiel braucht die Welle zwar vier Sekunden, um das Beobachtungsfeld zu passieren, dies bedeutet aber nicht, dass alle vier Sekunden eine Welle entsteht. Auch aus dem Begleittext heraus lässt sich diese Aussage nicht ableiten.

Aufgabe Ü18: Gesucht waren II, V und VI!

I. Nicht korrekt; beim Vergleich der für Ostdeutschland angegebenen Daten fällt auf, dass hier die BKK-Statistik *nie* höhere Prozentsätze angibt als die BMG-Statistik.

II. Ableitbar, wie ein Vergleich der für diese drei Jahre angegebenen Prozentsätze zeigt.

III. Falsch; die Daten geben *nicht die Zahl, sondern den Anteil der Kranken* wieder! Da dessen absolute Basis in den angegebenen Jahren nicht bekannt ist, kann diese Aussage nicht abgeleitet werden.
Tipp: Vgl. zu diesem Problemkreis ggf. Kap. 1.2.3, S. 43ff.

IV. Nicht korrekt; die Daten weichen im angegebenen Jahr nicht um 1,3 *Prozent* voneinander ab, sondern um 1,3 *Prozentpunkte*!
Tipp: Falls Sie bei der Beurteilung dieser Aussage zum falschen Ergebnis gekommen sind, sollten Sie unbedingt noch einmal die Erläuterungen zu diesem Problemkreis in Kap. 1.1.2, S. 13, nachschlagen.

V. Ableitbar; da beide Statistiken sich auf die gleiche Basis beziehen, nämlich auf die arbeitsunfähigkranken Pflichtmitglieder der gesetzlichen Krankenversicherung, kann diese Aussage abgeleitet werden.

VI. Ableitbar; werden die 4,0% der BMG-Statistik als Basis eines Dreisatzes gleich 100% gesetzt, ergeben sich die 3,2% der BKK-Statistik als 80% des Wertes der BMG-Statistik! **Zur Erinnerung**: Machen Sie sich bei Gelegenheit wieder mit den Lösungsstrategien bei einfachen mathematischen Problemen wie Dreisatz- und Prozentrechnung vertraut!

VII. Nicht korrekt; vgl. hierzu den Kommentar zur Aussage III.

Aufgabe Ü19: Gesucht waren III und VI!

I. Ableitbar; die dokumentierten Daten nehmen in der betreffenden Zeile von links nach rechts immer weiter ab, weder eine Stagnation noch ein Anstieg ist festzustellen.

II. Ableitbar; die angegebenen Daten nehmen in der betreffenden Zeile von links nach rechts um immer denselben Betrag zu. Eingetragen in ein Kurvendiagramm würden Sie mit diesen Werten eine Gerade erhalten!
Hinweis: Wenn Ihnen die in den Aussagen I und II aufgetauchten Begriffe nichts sagen sollten, ziehen Sie bitte unbedingt noch einmal die Ausführungen in Kap. 1.1.4, S. 24ff, zu Rate!

III. Nicht ableitbar; da die betreffenden Daten für die Zeit vor 1992 nicht dokumentiert sind, ist nicht sicher, ob die angegebenen 8 Mrd. € tatsächlich den Höchstwert der Ausgaben für erstattungsfähige Medikamente bildeten.
Tipp: Vgl. zu diesem Problemkreis ggf. Kap. 1.2.2, S. 42f.

IV. Ableitbar; die Ausgaben für verschreibungspflichtige Medikamente nehmen im angegebenen Zeitraum um 1 Mrd. €/a ab, die für Selbstmedikationsmittel um 2 Mrd. €/a zu Ausgehend von den für 1995 angegebenen Werten würden sich bei einer Fortsetzung dieser linearen Verhältnisse 1996 17 bzw. 14 Mrd. € und 1997 jeweils 16 Mrd. € ergeben.

V. Ableitbar; die 1995 für erstattungsfähige Medikamente angesetzten 5 Mrd. € sind ungefähr 11 % der 35 Mrd. €, die in diesem Jahr insgesamt für Medikamente ausgegeben werden.

VI. Nicht ableitbar; von 1992 auf 1993 sind die Gesamtausgaben für Medikamente um 2 Mrd. € von 34 auf 36 Mrd. € gestiegen. Dies entspricht einem Wachstum von fast 6%!
Tipp: Aussagen dieser Art lassen sich leicht "im Kopf" überprüfen, wenn Sie den jeweils angegebenen Prozentsatz in einen Umrechnungsfaktor "übersetzen", mit dem der Grundwert (Ausgangswert) dann multipliziert wird. In diesem Beispiel ergeben 5% einen Faktor von 1/20. Da sich damit allerdings nur schlecht im Kopf rechnen lässt, bildet man zunächst 1/10 des Grundwertes und halbiert anschließend den so erhaltenen Zwischenwert. Ein Vergleich des so ermittelten Zahlenwertes mit der aus der Tabelle zu entnehmenden Angabe liefert dann die Lösung. In diesem Beispiel dürften die Gesamtausgaben für Medikamente von 1992 auf 1993 nur um 1,7 Mrd. € wachsen (=5% bzw. ein Zwanzigstel von 34 Mrd. €) und nicht - wie hier ausgewiesen - um 2 Mrd. €!

VII. Ableitbar; der Vergleich der für 1992 mit den für 1995 angegebenen Werten dokumentiert einen Anstieg der Ausgaben um etwa 3%!
Hinweis: Bei derartigen Aussagen, die eine langfristige Entwicklung betrachten, brauchen Sie immer nur die Anfangs- und die Endwerte dieses Zeitraums miteinander zu vergleichen.

Aufgabe Ü20: Gesucht waren I, II und V!

I. Korrekt; verlangt wird die Bestätigung einer generellen Aussage durch den *Vergleich des Anfangswertes mit dem Endwert*. Da die Zahl der Hauskatzen im Jahre 1950 über der von 1994 lag, stimmt die Aussage.

II. Korrekt; im Jahre 1910 erreichte die Zahl der Hauskatzen tatsächlich ein *relatives Maximum*, ob dieser Wert auch ein absolutes Maximum war, kann aus den vorgelegten Informationen nicht abgeleitet werden. Die Formulierung "einen Höhepunkt" statt "ihren Höhepunkt" ist somit korrekt gewählt. Demgemäß muss die Aussage ...

III. ... falsch sein. Vor 1900 oder während der Jahre 1940-1950, für die hier keine Werte vorliegen, könnte die Zahl der Hauskatzen in Adorf ja noch größer gewesen sein. Es gibt keine Aussage im Begleittext, die diese Möglichkeit ausschließt.

IV. Auch diese Aussage ist falsch. Wieder wird vorausgesetzt, dass im Jahre 1910 die Zahl der Hauskatzen in Adorf ihr *absolutes Maximum* erreichte. Die Gültigkeit dieser Aussage wird nun allerdings auf das *"20Jh."* beschränkt. Auf den ersten Blick scheint somit alles okay zu sein - wenn nicht die Lücke für die Jahre 1940-1950 bestünde. So kann immer noch nicht ausgeschlossen werden, dass die Zahl der Hauskatzen in Adorf während der Jahre 1940-1950 einen höheren Wert erreicht hat als 1910.

V. Jetzt erst ist die Aussage korrekt. Wenn nur der Bereich betrachtet wird, in der die Kurve stetig ist, also nur die Jahre berücksichtigt werden, für die tatsächlich Werte existieren, dann ist die Zahl der Hauskatzen tatsächlich im Jahre 1910 maximal.

Aufgabe Ü21: Gesucht waren III, IV und VI!

I. Falsch; dokumentiert ist hier nur der jeweilige Anteil der Hauskatzen an allen Haustieren. Dieser Anteil sinkt zwar, daraus kann aber nicht geschlossen werden, dass auch die Zahl der Katzen sinkt. Der Anteil der Hauskatzen könnte auch zurückgegangen sein, wenn ihre Zahl leicht, die aller Haustiere jedoch stark zugenommen hätte. Die Aussage ist somit nicht ableitbar. Für Aussage ...

II. ... gilt dann natürlich das gleiche.

III. Korrekt; zum einen ist richtigerweise von einem Anteil der Hauskatzen die Rede - und nicht von der Zahl -, zum anderen wird der Wert für das Jahr 1910 korrekterweise als relatives Maximum angesprochen.

IV. Da nur die jeweiligen prozentualen Anteile verglichen werden, ist diese Aussage ebenfalls korrekt.

V. Falsch; erneut wird auf der Grundlage rein relativer Daten eine absolute Folgerung gezogen. Wie aber bereits zur Aussage A gesagt, ist dies aber nicht möglich. Der Grafik und dem dazugehörigen Begleittext ist nur zu entnehmen, dass 1920 in Adorf prozentual mehr Katzen lebten als 1980, nicht aber, ob tatsächlich auch absolut mehr Katzen in der Stadt existierten. Demgemäß kann die Aussage ...

VI. ... nur korrekt sein.

Aufgabe Ü22: Gesucht war III!

I. Falsch; der Grafik ist nicht zu entnehmen, ob die Praxis A tatsächlich höhere Umsätze als die beiden anderen Praxen erzielt hat, da die Basis der Grafik, d.h. die jeweiligen Umsatzzahlen der drei Praxen im Jahre 1950, ungenannt bleibt. Man kann nur erkennen, dass die Praxis A *im Vergleich zu diesem Referenzjahr 1950* nach 1960 *höhere Umsatzzuwächse* hatte als die beiden anderen Praxen.

II. Unzulässige Verallgemeinerung; zwar durchlief der Umsatz der Praxis B im genannten Zeitraum ein Maximum, ob dieser Höhepunkt aber die höchste Umsatzzahl *ihrer Geschichte* repräsentiert, kann aus der Grafik allein nicht belegt werden. Vor 1910 könnte die Praxis ja noch höhere Umsätze erzielt haben.

III. Korrekt; der Umsatz der Praxis A stieg von etwa 65% im Jahre 1910 auf mehr als 160% zu Beginn der 1990er Jahre. Einen ähnlichen Zuwachs weist keine der beiden anderen Praxen auf.

IV. Falsch; wie bereits zur Aussage A gesagt, liegen hier nur relative Angaben vor, so dass keine Folgerungen hinsichtlich der absoluten Daten möglich sind. Der Grafik ist nur zu entnehmen, dass die Praxis C vor 1950 höhere Umsätze erzielen konnte als im Referenzjahr selbst; ob sie mit diesen Werten auch umsatzmässig an der Spitze der drei Praxen lag, kann dagegen nicht belegt werden.

V. Falsch; wie bereits zur Aussage A gesagt, sind die absoluten Umsatzzahlen nicht bekannt. Nur dann wäre aber ein Vergleich der Umsätze beider Praxen möglich. Man kann der Grafik nur entnehmen, dass die Praxis C 1980 einen gegenüber dem Referenzjahr 1950 um etwa 20% erhöhten Umsatz hatte und diesen bis Anfang der 90er Jahre noch vergrößern konnte. Die Praxis B erwirtschaftete dagegen zu Beginn der 1990er Jahre niedrigere Umsätze als im Jahr 1950.

Aufgabe Ü23: Gesucht waren II, III und IV!

<u>**Hinweis**</u>: Der besseren Übersicht halber sollten Sie hier an beide Säulen die zugehörigen Jahresangaben aus dem Text angetragen haben.

I. Falsche Rechnung! Für 1980 sind 150.000 Einheiten, für 1990 aber 100.000 Einheiten angegeben; 50% von 150.000 wären jedoch 75.000 und nicht 100.000 Einheiten!

II. Korrekt; zwar blieb *der relative Anteil* von Medikament A konstant, da jedoch *absolut* die Verkaufszahlen insgesamt auf zwei Drittel des ursprünglichen Wertes zurückgingen, muss dies auch für die absolute Verkaufszahl von Medikament A gelten.

III. Korrekt, wie bereits zur Aussage II ausgeführt wurde.

IV. Korrekt; 1980 wurden von Medikament B 34.500 Einheiten (= 23% von 150.000), 1990 dagegen 35.000 (=35% von 100.000) verkauft.

V. Falsch; der Verkauf von Medikament A war zwar *absolut rückläufig*, blieb aber *relativ gleich*!

VI. Diese Aussage ist aus zwei Gründen falsch. Zum einen stimmt sie rein rechnerisch nicht - 15% von 150.000 Einheiten sind 22.500 Einheiten, 10% von 100.000 Einheiten dagegen nur 10.000 Einheiten -, zum anderen enthalten weder der Text noch das Diagramm Informationen darüber, wie *oft* diese Medikamente verlangt worden sind, sondern nur über die *insgesamt verkauften Mengen*!

VII. Falsch; wie bereits zur Aussage IV ausgeführt worden ist, wurde von Medikament B 1990 mehr verkauft als 1980.

Aufgabe Ü24: Gesucht war II!

I. Falsch; die Formulierung "die meisten Betriebsfehler" weist eindeutig auf das Vorliegen einer *absoluten Aussage* hin, die aus den bei dieser Aufgabe präsentierten relativen Zahlen nicht abgeleitet werden kann. Ob bei Druckmaschinen *insgesamt* besonders viele Bedienungsfehler gemacht wurden, kann daher nicht entschieden werden. Was der Tabelle entnommen werden kann, ist, dass unter allen angegebenen Maschinentypen bei Druckmaschinen Bedienungsfehler die *häufigste Fehlerquelle* darstellten.

II. Korrekt und dies, obwohl in dieser Aussage mehrmals auf absolute Werte verwiesen wird. Wenn jedoch *die Zahl der Betriebsfehler* sinkt, die der anderen Fehlerquellen aber konstant bleibt, hat dies zur Folge, dass auch *der Anteil der Betriebsfehler* an allen Fehlern sinkt. Trotz des Verweises auf - nicht bekannte - absolute Zahlen soll also in Wirklichkeit die Gültigkeit einer Schlussfolgerung mit relativer Grundlage bestätigt werden.

III. Falsch; nicht die Wahrscheinlichkeit, dass Kräne im Laufe ihrer Funktionsdauer Schäden aufgrund von Betriebsfehlern erleiden werden, sondern die *Wahrscheinlichkeit, dass beim Auftreten eines Fehlers die untersuchten Kräne Schäden aufgrund von Betriebsfehlern erleiden* werden, beträgt 68%.

IV. Falsch; die absolute Fehlerhäufigkeit lässt sich mangels entsprechender Daten aus den gegebenen Informationen beim besten Willen nicht ableiten.

V. Falsch; auch hier wird man dazu verführt, eine *absolute Aussage* ("doppelt so viele") auf der Grundlage relativer Angaben zu machen.

Aufgabe Ü25: Gesucht waren I, II, V und VII!

I. Falsch; da nicht für alle Länder entsprechende Werte vorliegen, kann diese Aussage mit den hier präsentierten Informationen allein nicht belegt werden. Dies muss dann natürlich auch für die Aussage ...

II. ... gelten, die damit ebenfalls nicht korrekt sein kann.

III. Korrekt; da die Ausgleichsgerade nicht durch den Nullpunkt beider Achsen führt, muss es neben dem Zigarettenkonsum auch noch andere Ursachen für Lungenkrebs geben. Es existiert sozusagen ein "Überhang" von jährlich ca. 60 Lungenkrebstoten pro Million Einwohner!

IV. Korrekt; für beide Länder gilt nahezu der gleiche y-Wert. Beachten Sie bitte, dass es in der vorliegenden Aussage "Zahl von Todesfällen an Lungenkrebs pro Million Einwohner" und nicht "Zahl von Todesfällen an Lungenkrebs" heißt - es wird also ein relativer, kein absoluter Wert gesucht!

V. Falsch; und das aus den gleichen Gründen wie bei den Aussagen I und II.

VI. Korrekt; selbst unter Berücksichtigung aller statistischer Unsicherheiten kann man wohl annehmen, dass auch für dieses hypothetische Land der relative Zigarettenverbrauch mit der relativen Zahl der Lungenkrebstoten korreliert. Damit lässt sich auch für dieses Land in der Nähe des Schnittpunktes der angegebenen Koordinaten mit der Ausgleichsgeraden ein Punkt einzeichnen.

VII. Diese Ableitung ist nicht korrekt! Sie können die Aussage am einfachsten überprüfen, in dem Sie die Probe auf's Exempel machen und sich die y-Werte für verschiedene x-Werte anschauen. So könnten Sie z.B. folgende Wertetabelle zusammenstellen:

x:	1500	750	1000	500	250
y:	430	240	300	175	120

Dieser Tabelle können Sie sofort entnehmen, dass die in der vorliegenden Aussage enthaltene Ableitung nicht mit den Fakten übereinstimmt.

Tipp: Gerade, wenn in einer Aussage - so wie hier - von Ihnen verlangt wird, mathematische Gesetzmäßigkeiten zu überprüfen, kann es durchaus sinnvoll sein, kleine Tabellen dieser Art rasch zu skizzieren, um verschiedene Inhalte zusammenzufassen.

Aufgabe Ü26: Gesucht waren I, IV und VI!

I. Falsch: 78,6% des Marktes der von deutschen Unternehmen bedient wurde entspricht einer Summe von 5,109 Milliarden Umsatz (78,6% von 6,5 Milliarden). 80% davon, das sind 4,08 Milliarden, lagen i.d. Hand von nur 4 deutschen Unternehmen..

II. Vorsicht, Falle! Das Streifendiagramm gibt zwar an, dass die schweizerischen Unternehmen 1994 mit 28% einen viermal größeren Umsatz hatten als die britischen Firmen mit ihrem 7%-Anteil; diese Prozentangaben beziehen sich jedoch auf den ausländischen *Anteil am deutschen Markt* der erwähnten Therapeutika! Zu den *weltweiten Verkäufen* dieser Therapeutika durch schweizerische und britische Firmen - und das bedeutet ja die Formulierung "insgesamt" in dieser Aussage - liegen dagegen weder im Text noch im Diagramm Informationen vor. Die Aussage wurde also in einem Allgemeinheitsgrad gehalten, der sich aus den zur Verfügung stehenden Informationen nicht ableiten lässt.

III. Falsch; nicht 28% *des deutschen Marktes*, sondern 28% *des ausländischen Anteils am deutschen Markt* der angesprochenen Medikamente lagen 1994 in der Hand schweizerischer Unternehmen.

IV. Korrekt; 49% des ausländischen Marktanteils von 21,4% - und damit ein Anteil von etwa 10,5%

am gesamten deutschen Markt der genannten Medikamente - entfielen 1994 auf US-amerikanische Unternehmen.

Tipp: Zwar lassen sich diese Prozentrechnungen sehr rasch lösen, dennoch sollten Sie im Originaltest zur Zeitersparnis Überschlagsrechnungen einsetzen! In diesem Fall bietet es sich z.B. an, 50% von 21% zu rechnen - was im Kopf geht!

V. Auch diese Aussage ist falsch! In der Aufgabe wird der deutsche Markt für *bestimmt* mikrobizide Therapeutika angesprochen, nicht der *aller* mikrobiziden Therapeutika! Auch hier liegt also eine zu verallgemeinernde Aussage vor, die inhaltlich über die zur Verfügung stehenden Informationen hinausgeht und daher auch nicht von ihnen allein abgedeckt werden kann.

VI. Korrekt; vier deutsche Unternehmen deckten 1994 80% des deutschen Marktanteils, verkauften also Medikamente im Wert von 5,2 Milliarden €. Der ausländische Marktanteil lag demgegenüber bei 21,4%, also bei ungefähr 1,4 Milliarden €!

Tipp: Auch hier empfiehlt sich wieder eine Überschlagsrechnung - ein Fünftel von 6,5 Milliarden € liefert mit 1,3 Milliarden € eine gute Näherung!

Tipp: Möglicherweise haben Sie sich hier durch die Angabe "wertmäßig mehr" in die Irre führen lassen. Zwar handelt es sich hierbei um eine *absolute Aussage*, sie lässt sich aber - wie gesehen - aus den gegebenen Informationen ableiten, da der Text neben den zahlreichen relativen Angaben auch deren absolute Basis nennt!

Aufgabe Ü27: Gesucht war II!

I. Unzulässige Verallgemeinerung; der Tabelle lässt sich zwar entnehmen, dass von den Blütezeiten der häufigsten heuschnupfenauslösenden Pflanzen die meisten auf den Monat Juni entfallen (19 von 31), aus dieser Information kann man jedoch keine Rückschlüsse hinsichtlich des Risikos für Pollenallergiker ziehen. Schließlich enthält weder die Tabelle noch der Begleittext Angaben zur monatlichen Verteilung der ausgeschütteten *Pollenmengen*, sondern nur diesbezügliche Informationen zur Zahl der wichtigsten *Pollenarten*. Überdies kann man dem Text keine Aussagen zu den Blütezeiten der anderen rund 70 allergenen Pflanzen entnehmen, die in der Tabelle nicht dokumentiert wurden.

II. Korrekt (19 von 31). Die einschränkende Formulierung "von den hier dokumentierten Pflanzen" ist in dieser Aussage unbedingt nötig; ohne sie würde die Aussage eine unzulässige Verallgemeinerung enthalten.

III. Falsch; in dieser Aussage wird nicht berücksichtigt, dass die Tabelle nur die Monate Februar bis September behandelt. Es liegt somit auch hier eine unzulässige Verallgemeinerung vor. Korrekterweise müsste die Aussage lauten: Von den hier dokumentierten allergenen Pflanzen blühen *innerhalb der angegebenen Monate* die wenigsten im Februar.

IV. Auch hier liegt wieder eine unzulässige Verallgemeinerung vor. Die Tabelle weist nur sieben Gräser auf, der Begleittext enthält jedoch weder eine Information darüber, ob dies *alle existierenden* Gräser sind, noch eine Angabe, ob tatsächlich alle Gräser Heuschnupfen auslösen können.

V. In dieser Aussage fehlt die unbedingt notwendige Formulierung "hier dokumentierte allergieauslösende Pflanzen". In der Form, wie sie im obigen Beispiel steht, enthält sie sogar zwei unzulässige Verallgemeinerungen: Zum einen gibt die Tabelle nur die Hauptblütezeiten von heuschnupfenauslösenden Pflanzen wieder und nicht die aller allergenen Pflanzen insgesamt, zum anderen enthält sie auch nur die wichtigsten dieser heuschnupfenauslösenden Pflanzen.

VI. Wie bereits zur Aussage A gesagt, enthält weder die Tabelle noch der Begleittext Angaben zur monatlichen Verteilung der ausgeschütteten *Pollenmengen*, sondern nur diesbezügliche Informationen zur Zahl der wichtigsten *Pollenarten*. Aus der Zeitdauer der Blüte können jedoch keinerlei

Folgerungen hinsichtlich der dabei ausgeschütteten Pollenmenge abgeleitet werden.

VII. Diese Aussage kann aus dem Begleittext heraus nicht abgeleitet werden. Im Text wird nur angegeben, dass die Monate Februar bis September als Heuschnupfenzeit gelten, nicht aber Informationen darüber, ob in der übrigen Zeit wirklich keine Pollen in der Luft enthalten sind.

VIII. Unzulässige Verallgemeinerung; für die Behauptung, dass alle allergenen Pflanzen Heuschnupfen auslösen, können in den vorliegenden Informationen keine Belege gefunden werden. Tatsächlich ist Heuschnupfen nur eine unter vielen Allergien, die von Pflanzen ausgelöst werden können.

Aufgabe Ü28: Gesucht war C!

In den hier vorliegenden Antwortalternativen kommt Aussage I zweimal, Aussage II nur einmal, Aussage III dreimal und Aussage IV zweimal vor. Am günstigsten ist es hier also, die Bearbeitung mit der Überprüfung der Aussage III zu beginnen. Da sich dabei Aussage III als nicht ableitbar herausstellt, fallen die Antworten A und D weg. Nun steht man vor der Wahl, ob man zuerst Aussage I oder Aussage IV bearbeitet. Da Aussage I sehr viel einfacher (da kürzer) aussieht, sollte ihr der Vorzug gegeben werden. Ihre Bearbeitung liefert dann sofort die Entscheidung für Antwort C.

Bereits nach der Bearbeitung der zweiten Aussage ist man somit am Ziel, die Überprüfung der beiden übrigen Aussagen kann und muss unterbleiben! Nur so lässt sich wertvolle Zeit sparen!

I. Nicht ableitbar; "mehr" ist eine *absolute Aussage*, die aus den hier vorliegenden relativen Angaben nicht ableitbar ist. Zwar hat die Sterberate der infizierten Männer 1993 gegenüber 1984 *stärker zugenommen* als die der infizierten Frauen. Ob jedoch auch *zahlenmäßig mehr* Männer als Frauen an dieser Krankheit gestorben sind, kann aus den angebotenen Informationen heraus nicht bewiesen werden.
Tipp: Zu diesem Problemkreis vgl. ggf. noch einmal Kap. 1.2.3, S. 43ff.

II. Ableitbar; 1993 übertraf die für infizierte Männer im Alter zwischen 15 und 24 Jahren geltende Sterberate den 1984er Wert um 38%.

III. Nicht ableitbar; nur die Sterberate hat 1993 gegenüber 1984 abgenommen, d.h., dass von den infizierten Kindern 1993 *relativ weniger* gestorben sind als 1984. Da Grafik und Text jedoch keine Angaben darüber machen, wieviele Kinder in diesen beiden Jahren jeweils infiziert worden sind, lässt sich nicht belegen, dass 1993 tatsächlich auch *zahlenmäßig weniger* Kinder gestorben sind als 1984. Erneut liegt hier also eine *absolute Aussage* vor, die mit den vorliegenden relativen Angaben nicht bewiesen werden kann!

IV. Diese Aussage ist ableitbar; in den genannten Altersklassen liegen jeweils die geschlechtsspezifischen Maximalwerte.

Aufgabe Ü29: Gesucht war B!

In den hier vorliegenden Antwortalternativen kommen die Aussagen I, III und IV je zweimal und die Aussage II nur einmal vor. Am günstigsten ist es hier also, die Bearbeitung entweder mit der Überprüfung der Aussagen I, III oder IV anzufangen. Am besten beginnt man aber mit der Aussage IV, da hier nur ein einziger Wert (1980!) überprüft zu werden braucht und die Aussage zudem erfreulich kurz ist! Da sich Aussage IV als nicht ableitbar herausstellt, fallen zunächst die Antworten A, C und D weg; die anschließende Bearbeitung der Aussage II liefert dann die Entscheidung für Antwort B. Auf diesem Weg braucht man also nur zwei Aussagen zu bearbeiten, um die gesuchte Lösung zu finden!

Tipp: Gehen Sie übungshalber auch die beiden übrigen Wege, beginnend mit der Bearbeitung der Aussage I bzw. der Aussage III, durch!

I. Ableitbar; zwar sind in der Tabelle nicht alle Wirtschaftsbereiche angegeben, da jedoch der Anteil der drei hier dokumentierten Wirtschaftsbereiche an allen Erwerbstätigen in jedem Jahr größer als 60% ist, kann keiner der nichtdokumentierten Wirtschaftsbereiche einen Anteil von mehr als 40% an der Gesamtzahl aller Erwerbstätigen haben. Da das produzierende Gewerbe im dokumentierten Zeitraum immer einen Anteil von mehr als 40% innehat, muss die Aussage korrekt sein.

II. Ableitbar; jeder Wert in der mit Land- und Forstwirtschaft überschriebenen Spalte der Tabelle ist kleiner als der vorherige. Es liegt hier also eine kontinuierliche, d.h. *streng monotone Abnahme* des Wertes vor.

Hinweis: Zu den Begriffen "kontinuierlich" und "monoton" vgl. ggf. Kap. 1.1.4, S. 24ff.

III. Nicht ableitbar; die Aussage kann nur für das produzierende Gewerbe bestätigt werden. Der Anteil der Erwerbstätigen in Handel und Verkehr an der Gesamtzahl der Erwerbstätigen erlebte dagegen in den Jahren 1978-1981 und dann wieder in den Jahren 1982-1984 Stagnationsphasen, ging also *nicht ständig* zurück!

IV. Ableitbar; zwar kennzeichnet die Aussage das Maximum des Jahres 1980 weder als absoluten noch als relativen Höchstwert, durch die Verwendung des unpersönlichen Pronomens "ein" ist dies aber auch nicht notwendig.

Tipp: Zur Problematik der Maximal- bzw. Minimal werte vgl. ggf. Kap. 1.2.2, S. 42f.

Aufgabe Ü30: Gesucht war E!

Bei dieser Aufgabe bietet sich an, zunächst die Aussagen I oder IV zu überprüfen, die in den Antwortalternativen jeweils dreimal auftauchen (Antwort E muss auf alle Antwortalternativen angerechnet werden!). Fängt man mit der Aussage I an, so schließt ihre Verifikation die Antwortalternativen A und C aus. Als zweiter Schritt bietet sich die Überprüfung der Aussage IV an. Da auch sie korrekt ist, kann auch B nicht zutreffen. Die Überprüfung der Aussage II (nicht III, da diese Aussage länger und komplizierter ist!) identifiziert bereits nach Bearbeitung von drei Aussagen E als gesuchte Kombinationsantwort!

Tipp: Gehen Sie übungshalber auch bei dieser Aufgabe den anderen Weg, beginnend mit der Bearbeitung der Aussage IV, durch!

I. Wie Sie anhand der jeweiligen Aufspaltung der Geraden in Abhängigkeit von der mittleren Aufenthaltszeit in der Wohnung sehen können, muss diese Aussage korrekt sein.

II. Korrekt; sowohl der Ausgangswert als auch die Steigungen der Geraden, die die jeweilige Abhängigkeit von der mittleren Aufenthaltszeit in der Wohnung wiedergeben, liegen bei den Männern bei höheren Werten als bei den Frauen.

III. Korrekt; zur Beurteilung dieser Aussage brauchen Sie sich nur die Definition des Ausgangswertes in der Aufgabenstellung anzuschauen.

IV. Korrekt; bei Männern steigt die Todesrate von etwa 52 Promille auf ca. 100 Promille, bei Frauen von etwa 10 Promille auf ca. 19 Promille.

Hinweis: Wenn die Verhältnisse bei bestimmten konstanten Werten zu überprüfen sind, empfiehlt es sich i.allg. - wie bereits mehrfach erwähnt -, achsenparallele Linien durch die entsprechenden Werte in das Diagramm einzuzeichnen. Hier benutzt man natürlich den rechten Rand zu diesem Zweck!

2) Trainingsphase I: Eingangstest (12 Aufgaben ohne Zeitbegrenzung)

2.1) Vorbemerkung zur Bearbeitung des Übungstests

Die Aufgaben des folgenden Übungstests entsprechen in ihrem Aufbau den Aufgaben, die Ihnen an Ihrem Testtermin im Untertest "Diagramme und Tabellen" begegnen werden. Jedoch wurde die Gesamtaufgabenzahl um die Hälfte gekürzt. Um Platz zu sparen - und um damit die Druckkosten für dieses Buch zu senken -, wurde darauf verzichtet, wie im Original-TMS pro Seite nur eine einzige Aufgabe zu drucken. Über die Konstruktionsprinzipien dieser Aufgaben, über mögliche Fehlerquellen und über die anzuwendenden Lösungsstrategien sind Sie im vorhergehenden Kapitel ausführlich informiert worden. Beispiel- und Übungsaufgaben haben Sie mit der Bearbeitung der verschiedenen, in diesem Untertest des TMS vorkommenden Aufgabentypen vertraut gemacht. In dieser Hinsicht werden Sie bei der Bearbeitung der folgenden Aufgaben keine Überraschungen erleben.

In diesem Kapitel sollen Sie aber nun erstmals Aufgaben verschiedenen Typs in bunter Mischung und möglichst ohne Pause bearbeiten. Auf eine Begrenzung der Bearbeitungszeit wird hier aus methodischen und didaktischen Gründen noch ausdrücklich verzichtet. Dennoch sollten Sie davon absehen, auf eine Aufgabe mehr als etwa eine Viertelstunde zu verwenden. Sollten bei einer Aufgabe auf dem ersten Blick unüberwindliche Schwierigkeiten auftreten, brechen Sie lieber ihre Bearbeitung ab und versuchen Sie stattdessen, die nächste Aufgabe zu lösen. Wenn Sie die Bearbeitung des folgenden Eingangstests jedoch nicht innerhalb von zwei Zeitstunden abschließen können, brechen Sie sie bitte ab und legen Sie eine mindestens einstündige Pause ein, in der Sie etwas anderes unternehmen. Bearbeiten Sie die restlichen Aufgaben dann zusammenhängend in der nächsten Arbeitssitzung.

Vergleichen Sie aber auf jeden Fall nach Beendigung Ihrer Testbearbeitung Ihre Ergebnisse bzw. - bei den nicht gelösten Aufgaben - Ihre Lösungsansätze auch mit den kommentierten Lösungshinweisen am Ende dieses Kapitels (S. 85ff). Arbeiten Sie die nichtgelösten Aufgaben auf jeden Fall nach. Bemühen Sie sich dabei immer um Verständnis; d.h., versuchen Sie immer, die jeweils angegebenen Lösungswege auch nachzuvollziehen.

2.2) Aufgaben

2-1)

Der ECU (= European Currency Unit) ist definiert als gewichtete Summe der Währungen der EG-Mitgliedsstaaten, die in einem entsprechenden Korb enthalten sind. Alle fünf Jahre wird der Inhalt dieses Währungskorbes überprüft und das Gewicht der darin enthaltenen Währungen neu festgesetzt; entscheidend für dieses Gewicht ist der prozentuale Anteil des jeweiligen Mitgliedslandes am Bruttosozialprodukt der EG. Der Wert eines ECU richtet sich somit nach demjenigen der Korbbestandteile. Um ihn in einer nationalen Währung auszudrücken, muss man die verschiedenen Einzelwährungen entsprechend ihrem Wechselkurs in die gewünschte nationale Währung umrechnen und die Summe bilden.

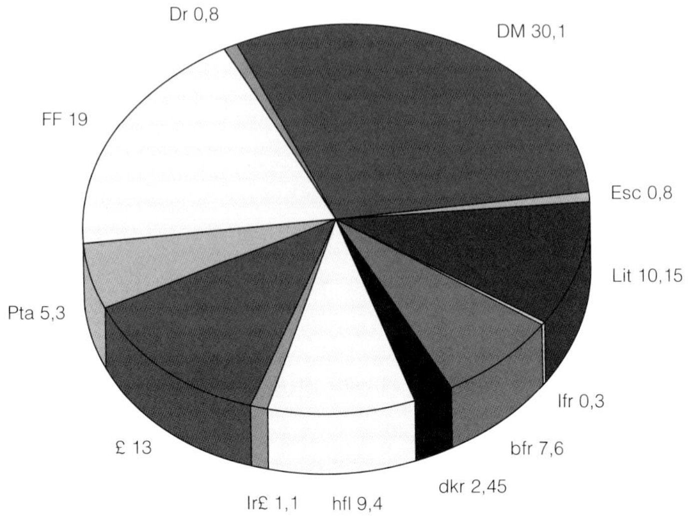

Die Grafik zeigt den ECU-Währungskorb in der Zusammensetzung seit dem 21.09.1989 mit den Währungen Belgiens (bfr), Dänemarks (dkr), Deutschlands (DM), Frankreichs (FF), Griechenlands (Dr), Großbritanniens (£), Italiens (Lit), Irlands (Ir£), Luxemburgs (1fr), der Niederlande (hfl), Portugals (Esc) und Spaniens (pta).

Welche der nachstehenden Aussagen ist/sind gemäß den vorstehenden Informationen <u>nicht</u> korrekt?

I. Die DM trägt hier 30,1 % zum Wert eines ECU bei.
II. Im hier präsentierten Währungskorb betrug der Wert eines ECU 2,07 DM.
III. 1989 war der relative Anteil Frankreichs am Bruttosozialprodukt der EG unter allen damaligen Mitgliedsstaaten der zweitgrößte.
IV. Weniger als Irland trugen nur Portugal und Luxemburg zum ECU-Währungskorb bei.

(A) Nur die Aussage II ist nicht korrekt.
(B) Die Aussagen I und III sind nicht korrekt.
(C) Die Aussagen II und IV sind nicht korrekt.
(D) Die Aussagen III und IV sind nicht korrekt.
(E) Die Aussagen II, III und IV sind nicht korrekt.

2-2)

Eine Untersuchungsgruppe erforschte kürzlich die Ursachen für den Ausfall verschiedener Maschinentypen. Hinsichtlich der Fehlerquellen wurde dabei unterschieden in Produktfehler (PF), Betriebsfehler (BF) und Fehler aufgrund von Fremdeinflüssen (FE). Die Ergebnisse, angegeben in Prozent aller Ausfälle, wurden in der folgenden Tabelle festgehalten.

Maschinentypen	PF	BF	FE
Pressen	57	28	15
Turbogeneratoren	45	51	4
Pumpen	37	32	31
Kräne	32	68	-
Gattersägen	23	62	15
Erdbaumaschinen	20	70	10
Druckmaschinen	6	76	18

Welche der nachstehenden Aussagen ist/sind gemäß den vorstehenden Informationen korrekt?

I. Pumpen sind bezüglich der hier gegebenen Schadensursachen unter allen Maschinentype insgesamt am anfälligsten für Fremdeinflüsse.

II. Etwa doppelt so viele Erdbaumaschinen fielen aufgrund von Produktfehlern wie infolge von Fremdeinflüssen aus.

III. Bei Pumpen sind die Schadensursachen ziemlich gleichmäßig auf die drei Fehlerquellen verteilt. Die jeweiligen Anteile an den Gesamtausfällen weichen von einem Drittel nur um höchstens vier Prozent ab.

(A) Nur die Aussage II ist korrekt.
(B) Die Aussagen I und II sind korrekt.
(C) Die Aussagen I und III sind korrekt.
(D) Die Aussagen II und III sind korrekt.
(E) Alle Aussagen sind korrekt.

2-3)

Im folgenden Diagramm ist die totale Wärmeleitfähigkeit zweier Gemische von Siliziumoxid mit Aluminiumpulvern verschiedener Körnung (1+2) und die von Kupferpulver (4), eingesetzt als Isolation eines Kryobehälters ("Kältebox") mit einer Innentemperatur von 77 K, bei einer Aussentemperatur von 300 K gegen die Dichte aufgetragen. Hierbei gilt: Je geringer die totale Wärmeleitfähigkeit eines Materials ist, desto besser sind seine Isolationseigenschaften.

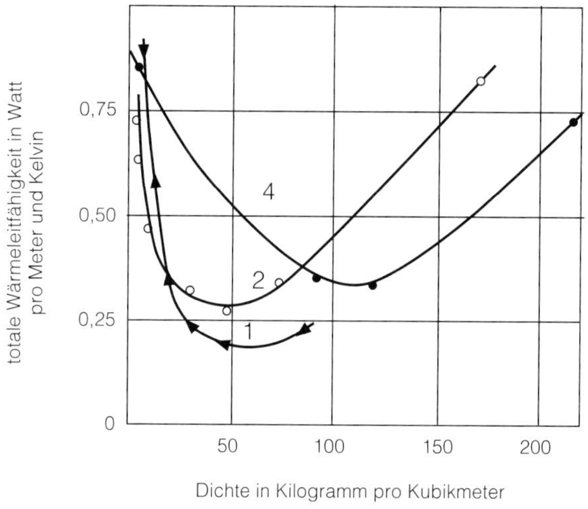

Welche der folgenden Aussagen ist/sind gemäß dem Vorstehenden <u>nicht</u> korrekt?

I. Bei allen drei Materialien existiert gemäß den vorliegenden Messergebnissen ein Dichtebereich, in dem die totale Wärmeleitfähigkeit minimal ist.

II. Material 1 ist bei einer Dichte von 50 kg/m^3 ein besserer Wärmeisolator als die beiden anderen Materialien.

III. Bei Kupferpulver wurde hier ein größerer Dichtebereich untersucht als bei den beiden anderen Gemischen.

IV. Je größer die Körnung des Aluminiumpulvers in dem Gemisch mit Siliziumdioxid ist, desto besser sind auch seine Isolationseigenschaften.

(A) Keine der Aussagen ist nicht korrekt.
(B) Nur Aussage I ist nicht korrekt.
(C) Nur Aussage III ist nicht korrekt.
(D) Nur Aussage IV ist nicht korrekt.
(E) Die Aussagen II und IV sind nicht korrekt.

2-4)

In einer wissenschaftlichen Untersuchung wurden die inflationsbereinigten Umsatzzahlen aller drei, in einer bestimmten Kleinstadt ansässigen Arztpraxen A, B und C festgehalten. Da man sich insbesondere für die Entwicklung der Umsätze interessierte, wurden die Ergebnisse nicht in absoluten Zahlen, sondern in Prozent der jeweiligen Umsätze des Jahres 1950 angegeben.

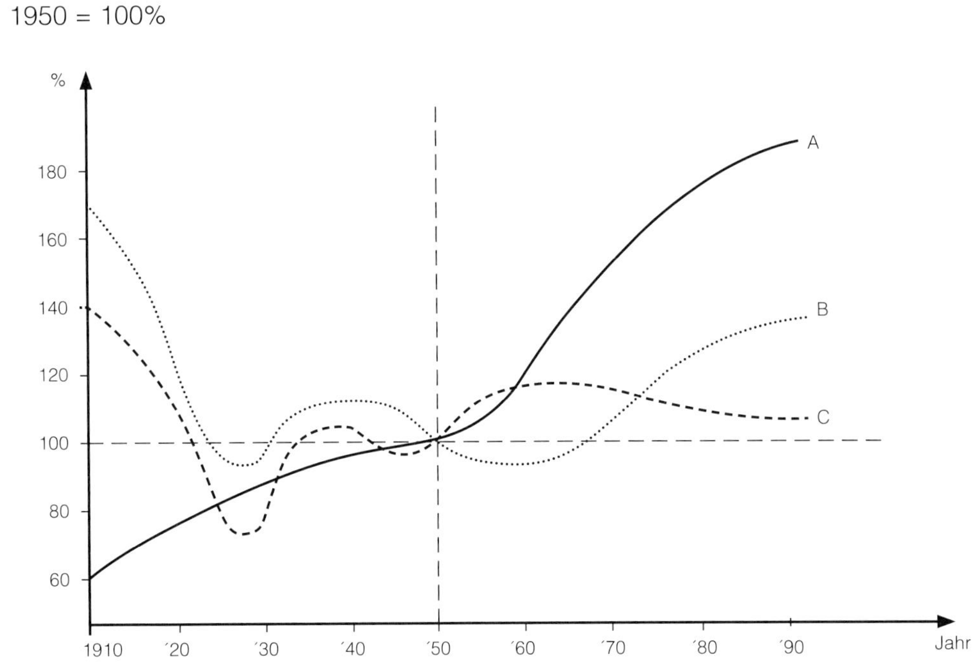

Welche der nachstehenden Aussagen ist gemäß den vorstehenden Informationen <u>nicht</u> korrekt?

(A) Nur Anfang der 1950er Jahre konnte die Praxis C hinsichtlich der Umsatzzahlen kurzfristig die Spitzenposition unter den drei dargestellten Praxen übernehmen.
(B) Zwischen 1910 und 1960 konnte die Praxis A ihre Umsätze fast verdoppeln.
(C) Die Umsätze der Praxis A nahmen im dokumentierten Zeitraum kontinuierlich zu.
(D) Erst Ende der 1960er Jahre überstiegen die Umsätze der Praxis B wieder die des Jahres 1950.
(E) In den 1920er Jahren verzeichneten in der bewussten Stadt nur die Praxen B und C einen Tiefpunkt ihrer Umsätze.

2-5)

108 Mikrowellenherde in Privathaushalten wurden 1984 auf ihre Leckstrahlung (= Strahlung, die trotz der Abschirmung aus dem Gerät austritt) hin untersucht. Aus Gründen des Strahlenschutzes wird bei den hier verwendeten Frequenzen für die bei diesen Geräten auftretende Leckstrahlung international ein Grenzwert von 1 mW/cm^2, gemessen in einem Abstand von 5 cm, empfohlen. Die Ergebnisse der Untersuchung sind in folgendem Diagramm dokumentiert. Auch der oben genannte Emissionsgrenzwert nach DIN VDE wurde in das Diagramm eingezeichnet.

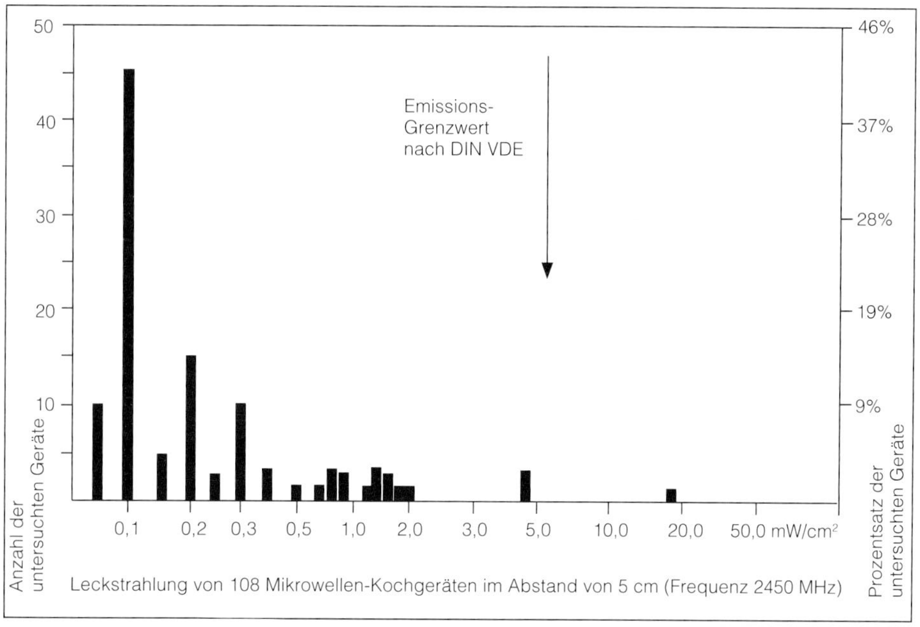

Welche der nachstehenden Aussagen ist gemäß dem Vorstehenden nicht korrekt?

(A) 45 der untersuchten Geräte wiesen eine Leckstrahlung von 10 mW/dm^2 auf.
(B) Die meisten der untersuchten Geräte waren völlig betriebssicher, nur bei einem Gerät überschritt die Leckstrahlung den Emissionsgrenzwert nach DIN VDE.
(C) Bei 15 der untersuchten Geräte lagen die Messwerte in 5 cm Abstand bei 0,2 mW/cm^2.
(D) Keines der untersuchten Geräte hatte eine Leckstrahlung von 0 mW/cm^2.
(E) Etwa 9% der untersuchten Geräte wies eine Leckstrahlung von 3 W/m^2 auf.

2-6)

Eine Umfrage zu den Umständen der häuslichen Krankenpflege ergab - getrennt für weibliche und männliche Pflegefälle - folgendes Ergebnis (alle Angaben in Prozent):

Krankenpflege erfolgt durch	männliche Kranke	weibliche Kranke
niemanden	4,8	6,4
Freunde	4,8	7,6
Nachbarn	1,9	4,9
Mutter/Vater	20,0	18,3
Sohn	1,6	7,6
Tochter	4,6	18,2
(Ehe-)Partner	70,3	53,3

Welche der folgenden Aussagen ist/sind aus der Tabelle heraus nicht ableitbar?

I. Etwa 70% aller männlichen Pflegefälle werden von ihren Lebenspartnern versorgt, jedoch nur etwa 53 % aller weiblichen Pflegefälle.
II. Bei einem häuslichen Krankheitsfall übernehmen Söhne seltener die Pflege eines Elternteils als Töchter.
III. Freunde und Nachbarn spielen bei der häuslichen Pflege nur eine untergeordnete Rolle.
IV. Fast genauso viele Frauen wurden im Krankheitsfall zuhause von Nachbarn gepflegt wie Männer von Freunden.

(A) Keine der Aussagen ist nicht ableitbar.
(B) Nur die Aussage I ist nicht ableitbar.
(C) Nur die Aussage II ist nicht ableitbar
(D) Nur die Aussage IV ist nicht ableitbar.
(E) Die Aussagen I und IV sind nicht ableitbar.

2-7)

Nordamerikanische Rennechsen sind eingeschlechtliche Tiere. Dennoch zeigt diese nur aus Weibchen bestehende Art während der drei bis vier Monate andauernden Fortpflanzungsperiode sexuelle Verhaltensweisen, bei dem ein Weibchen als Pseudomännchen agiert. Die sexuelle Aktivität folgt dabei dem Ovarialzyklus. Weibchen vor dem Eisprung legen ein typisch weibliches Paarungsverhalten an den Tag, während sie nach dem Eisprung ein typisch männliches Balzverhalten zeigen. Die Grafik veranschaulicht die dabei ablaufenden hormonellen Prozesse.

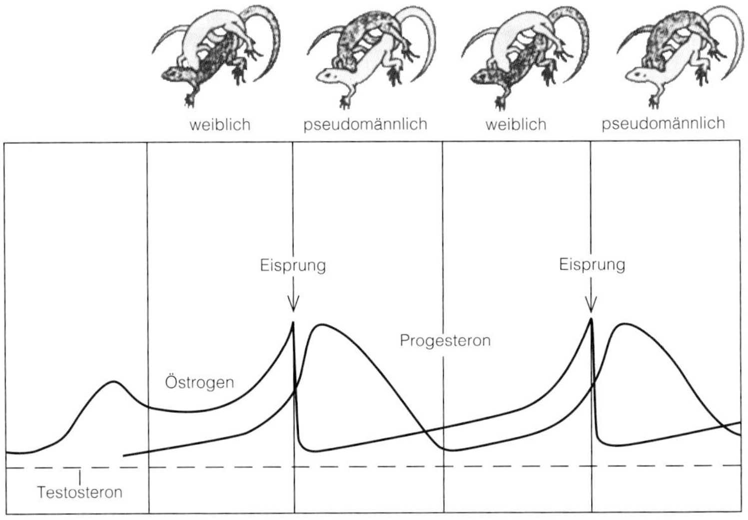

Welche der folgenden Aussagen zu den hormonellen Veränderungen beim Wechsel zur Männchenrolle und zurück ist/sind gemäß dem Vorstehenden korrekt?

I. Ein hoher Östrogen-Spiegel läuft mit typisch weiblichem Verhalten parallel.
II. Ein starker Abfall der Östrogen-Konzentration und ein rascher Anstieg des Progesteron-Spiegels leitet eine pseudomännliche Phase im Verhalten der Rennechse ein.
III. Der Testosteron-Spiegel bleibt während der gesamten hier dargestellten Zeit konstant.
IV. Während der drei- bis viermonatigen Fortpflanzungsperiode wiederholt sich der gesamte Zyklus zweimal.

(A) Die Aussagen I und III sind korrekt.
(B) Die Aussagen II und IV sind korrekt.
(C) Die Aussagen I, II und III sind korrekt.
(D) Die Aussagen II, III und IV sind korrekt.
(E) Alle Aussagen sind korrekt.

2-8)

Das nebenstehende Diagramm zeigt - getrennt für Männer (jeweils links) und für Frauen (jeweils rechts) - in Fünfjahresgruppen den jeweiligen Altersaufbau der Bevölkerung in den Entwicklungsländern und in den Industrienationen im Jahre 1990 (hellere Bereiche) und die voraussichtlichen Zahlen im Jahre 2025 (dunklere Bereiche). Besonders hervorgehoben sind die Altersgruppen der unter 15jährigen, der 15-65jährigen und der über 65jährigen.

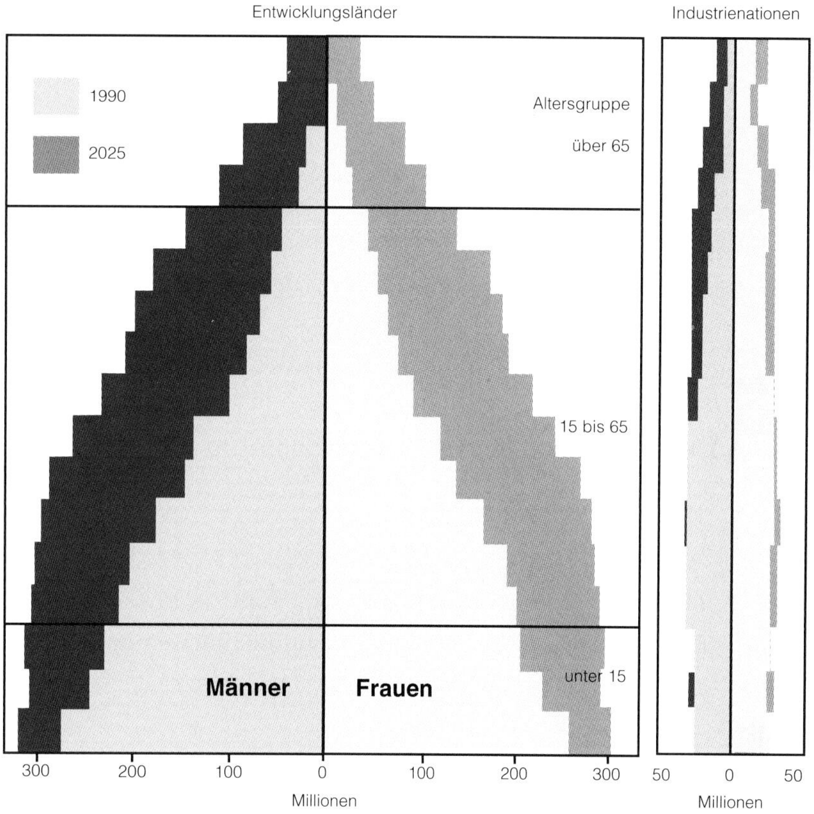

Welche der folgenden Aussagen sind aus dem Vorstehenden ableitbar?

I. Die Bevölkerung in den Entwicklungsländern wird bis 2025 beträchtlich zunehmen, die in den Industrienationen dagegen nur unwesentlich.
II. Im Jahre 2025 werden in den Entwicklungsländern rund 1,8 Milliarden Menschen leben, die weniger als 15 Jahre alt sind.
III. Sowohl in den Entwicklungsländern als auch in den Industrienationen sind in der Altersgruppe über 65 Jahre mehr Frauen als Männer vertreten.
IV. Im Zeitraum von 1990 bis 2025 wird das Durchschnittsalter der Bevölkerung sowohl in den Entwicklungsländern als auch in den Industrienationen zunehmen.

(A) Die Aussagen I und II sind ableitbar.
(B) Die Aussagen II und IV sind ableitbar.
(C) Die Aussagen I, II und III sind ableitbar.
(D) Die Aussagen I, III und IV sind ableitbar.
(E) Alle Aussagen sind ableitbar.

2-9)

Die nebenstehende Grafik dokumentiert das Ausmaß der Heringsfänge in der Nordsee von den ersten Jahren dieses Jahrhunderts bis Anfang der 1980er Jahre (in Tonnen).

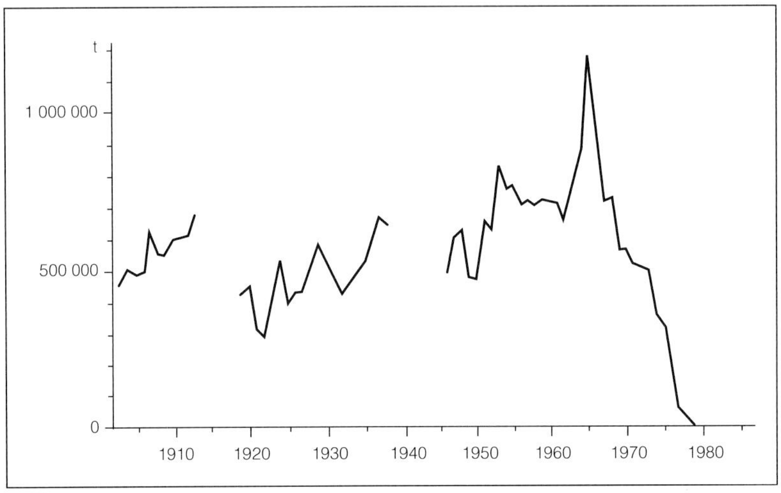

Welche der nachfolgenden Aussagen ist gemäß dem Vorstehenden als einzige korrekt?

(A) 1965 erreichten die Heringsfänge in der Nordsee ihr Maximum.
(B) Nach 1965 gingen die Heringsfänge in der Nordsee kontinuierlich zurück.
(C) Zwischen 1939 und 1945 wurde der Heringsfang in der Nordsee unterbrochen.
(D) Zwischen 1948 und 1970 lag die jährliche Fangmenge der Nordseefischerei fast immer oberhalb von 500.000 t, 1965 sogar bei mehr als 1.000.000 t.
(E) 1979 wurden in der Nordsee kaum noch Heringe gefangen.

2-10)

Den menschlichen Menstruationszyklus - eingeteilt in Luteal- und Follikelphase - steuern verschiedene Hormone, deren relative Konzentrationen im folgenden Diagramm neben dem Entwicklungsprozess der Gebärmutterschleimhaut wiedergegeben werden.

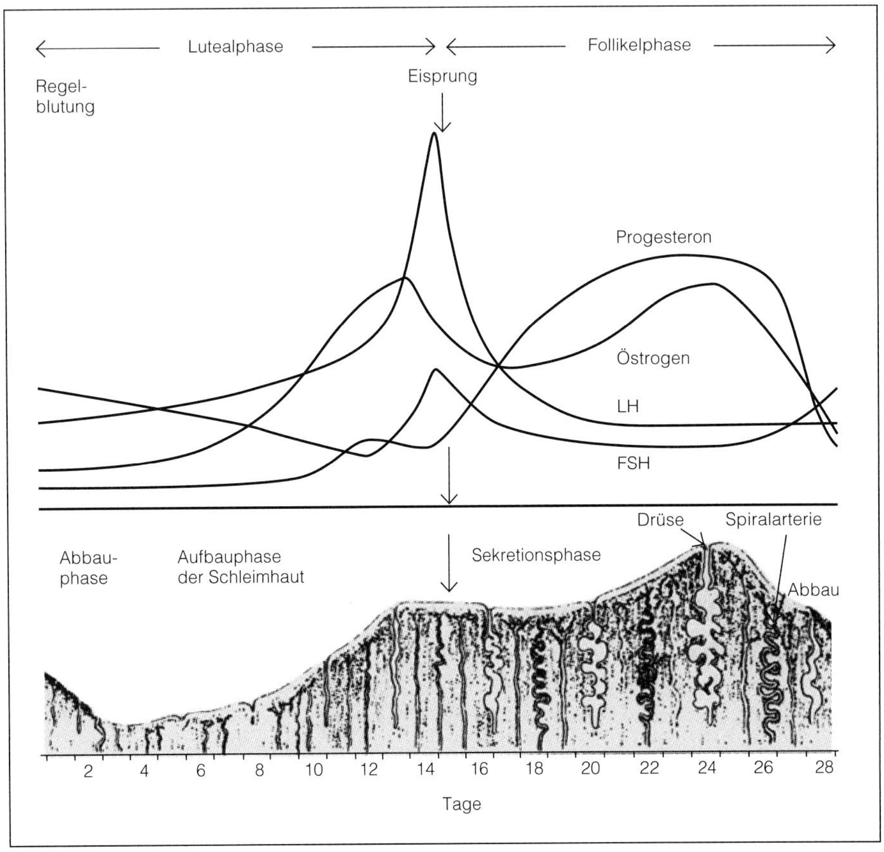

Welche der folgenden Aussagen ist/sind aus dem Diagramm ableitbar?

I. Während des Menstruationszyklus sind die Konzentrationen der Hormone LH, FSH und Östrogen kurz vor dem Eisprung maximal.
II. Der Höhepunkt der Progesteronkonzentration liegt in der Follikelphase.
III. Der Abfall des Progesteronspiegels führt zum Abbau der Gebärmutterschleimhaut.
IV. Während des überwiegenden Teils der Follikelphase liegt Progesteron in einer höheren Konzentration vor als die anderen hier dokumentierten Hormone.

(A) Die Aussagen I und II sind ableitbar.
(B) Die Aussagen III und IV sind ableitbar.
(C) Die Aussagen I, II und III sind ableitbar.
(D) Die Aussagen I, II und IV sind ableitbar.
(E) Alle Aussagen sind ableitbar.

2-11)

Die nebenstehende Grafik zeigt die 1986 beobachtete Sterberate durch Lungenkrebs in der Bevölkerung der BRD in verschiedenen Altersgruppen, getrennt nach Männern und Frauen. Aufgetragen ist jeweils die Zahl der Sterbefälle durch Lungenkrebs pro 100.000 Personen gleichen Alters und gleichen Geschlechts. Zwischen 4% und 12% der Lungenkrebsfälle können durch Inhalation (= Einatmen) von Radon in der Wohnungsluft bedingt sein.

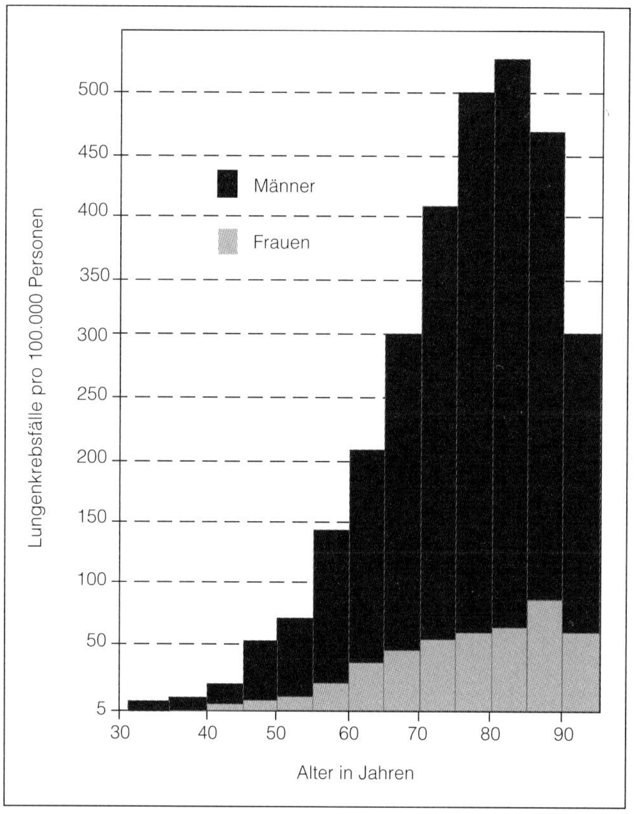

Welche der folgenden Aussagen ist gemäß dem Vorstehenden nicht korrekt, wenn berücksichtigt wird, dass das Verhältnis der Geschlechter annähernd 1:1 beträgt?

(A) 1986 starben von 100.000 Männern im Alter von 75-80 Jahren etwa 20-60 an durch Inhalation von Radon bedingtem Lungenkrebs.
(B) Das Risiko, an Lungenkrebs zu sterben, war 1986 unter den Frauen des dokumentierten Altersbereiches in der Altersgruppe der 85-90jährigen am höchsten.
(C) 1986 starben fast doppelt so viele 70-75jährige wie 60-65jährige Männer an Lungenkrebs.
(D) 1986 starben im dokumentierten Altersbereich mehr Männer an Lungenkrebs als Frauen.
(E) Im dokumentierten Altersbereich war das Risiko, an Lungenkrebs zu sterben, 1986 bei 80-85jährigen Männern am größten.

2-12)

Das nebenstehende Diagramm zeigt die Geschwindigkeit V85 (d.h. die Durchschnittsgeschwindigkeit von 85% aller KFZ, 15% waren noch schneller) in 28 Ortsdurchfahrten in Höhe der Ortstafeln, aufgetragen für beide Fahrtrichtungen (Ein- und Ausfahrt) gegen die durchschnittliche Fahrbahnbreite.

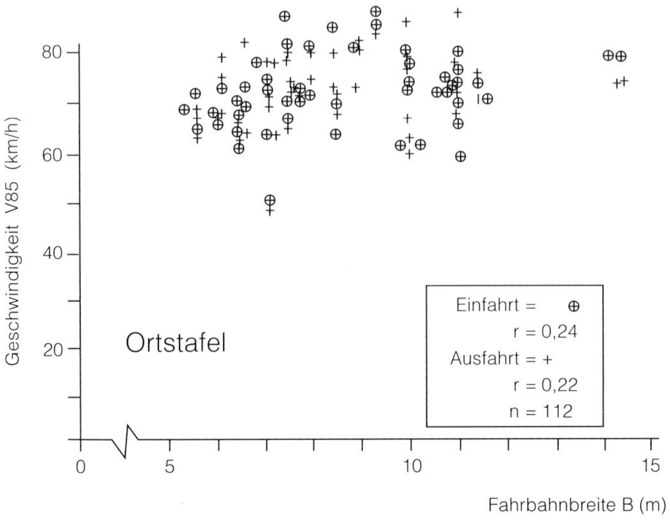

Welche der nachfolgend aufgeführten Aussagen ist/sind gemäß dem Vorstehenden korrekt?

I. 15% aller registrierten KFZ fuhren hier in Höhe der Ortstafeln schneller als 85 km/h.

II. Das Geschwindigkeitsverhalten der zur Ermittlung der Geschwindigkeit V85 zusammengefassten KFZ unterschied sich insgesamt bei der Einfahrt in die untersuchten Ortschaften nur unwesentlich von dem bei der Ausfahrt.

III. Nur eine der untersuchten Ortsdurchfahrten war in Höhe der Ortstafeln breiter als 13 m.

IV. Nur bei einer Ortstafel wurde die vorgeschriebene Höchstgeschwindigkeit von 50 km/h in etwa eingehalten.

(A) Nur Aussage II ist korrekt.
(B) Nur Aussage IV ist korrekt.
(C) Die Aussagen I und III sind korrekt.
(D) Die Aussagen II und III sind korrekt.
(E) Die Aussagen II und IV sind korrekt.

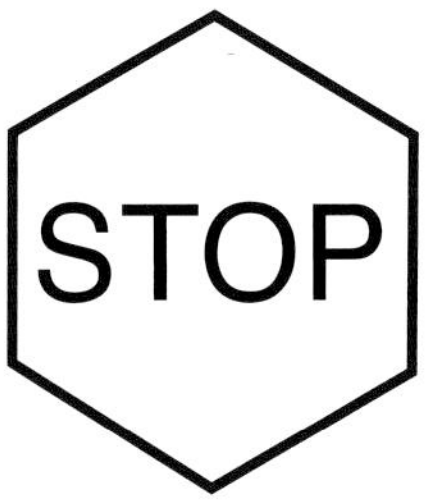

2.3) Kommentierte Lösungen zu den vorstehenden Aufgaben

Vorbemerkung: In den nachstehenden Lösungskommentaren wird gelegentlich auf bestimmte Zeilen der jeweiligen Aufgabentexte hingewiesen (Beispiel: Z. 4f). Nummerieren Sie sich zur besseren Übersicht gegebenfalls die Aufgabentexte zeilenweise von oben nach unten durch.

Aufgabe 2-1: Gesucht war C!

Hinweis: Die Aussagen II, III und IV kommen in den hier präsentierten Kombinationsantworten jeweils dreimal vor; mit der Überprüfung einer dieser Aussagen sollten Sie daher auch begonnen haben! Wenn nicht, arbeiten Sie bitte unbedingt noch einmal Kap. 1.2.5, S. 50ff, durch!

I. Korrekt; der prozentuale Anteil der DM am Wert des ECU ist im Diagramm angegeben.

II. Diese Aussage ist nicht ableitbar, da weder der Text noch das Diagramm eine Angabe zum *Wechselkurs* des ECU enthält. Der Wert des ECU lässt sich auch nicht aus den angegebenen Anteilen am Währungskorb berechnen.

III. Korrekt; zur Überprüfung dieser Aussage müssen die prozentualen Anteile der verschiedenen Währungen am Währungskorb verglichen und in Beziehung zu der Textstelle gesetzt werden, in dem auf den Zusammenhang zwischen den relativen Anteilen der Länder am Bruttosozialprodukt der EG und ihren jeweiligen Anteilen am ECU-Währungskorb hingewiesen wird (Z. 8ff).

IV. Falsch; auch Griechenland hat gemäß dem Diagramm weniger als Irland zum ECU-Währungskorb beigetragen.
Tipp: Haben Sie sich das Wörtchen “nur” markiert? In Kap. 1.2.4, S. 46f, wurde “nur” zu jenen Begriffen gezählt, die einer Aussage einen grundsätzlichen Charakter geben!

Aufgabe 2-2: Gesucht war A!

Hinweis: Die Aussagen I oder III sollten Sie hier als erstes überprüft haben, da nur diese beiden Aussagen in mittlerer Häufigkeit vorkommen! Vgl. ggf. Kap. 1.2.5, S. 50ff.

I. Falsch, da nicht ausgeschlossen werden kann, dass es weitere, in der Aufgabe nicht angesprochene Maschinentypen gibt, die noch anfälliger für Fremdeinflüsse sind als Pumpen. Mit den hier vorliegenden Informationen allein lässt sich die Gültigkeit der Aussage nicht belegen.
Tipp:Vgl. ggf. Kap. 1.2.4, S. 46ff.

II. Korrekt; zwar liegen hier nur relative Angaben vor, so dass der Tabelle zunächst nur entnommen werden kann, dass der *Anteil* der durch Produktfehler ausgefallenen Erdbaumaschinen doppelt so hoch war wie der Anteil der durch Fremdeinflüsse ausgefallenen Erdbaumaschinen. Da beide Angaben sich aber auf die gleiche Datenbasis beziehen -nämlich auf die Gesamtmenge aller ausgefallenen Erdbaumaschinen -, war auch die *Zahl* der durch Produktfehler ausgefallenen Erdbaumaschinen doppelt so groß wie die Zahl der durch Fremdeinflüsse ausgefallenen Erdbaumaschinen.

III. Auch diese Aussage ist leider falsch. Zwar liegen die Anteile der drei Fehlerquellen alle bei etwa ein Drittel; sie weichen davon aber nicht um höchstens vier *Prozent*, sondern um höchstens vier *Prozentpunkte* ab. 4% eines Drittels wären knapp 0,7 Prozentpunkte, d.h. die für Pumpen genannten Anteile hätten nicht größer als 34% (33,3 + 0,7) und nicht kleiner als 32,6% (33,3 - 0,7) sein dürfen!
Hinweis: Zur Unterscheidung von Prozent- und Prozentpunktangaben vgl. ggf. Kap. 1.1.2, S. 13.

Aufgabe 2-3: Gesucht war D!

__Hinweis__: Haben Sie die Lösung dieser Aufgabe mit der Bearbeitung der Aussage IV begonnen? Nur dann hat sich Ihnen die Chance geboten, bereits nach der Überprüfung der zweiten Aussage - nämlich der Aussage II - die gesuchte Antwort zu finden! Vgl. ggf. noch einmal Kap. 1.2.5, S. 50ff.

I. Korrekt; alle drei Kurven weisen - wenn auch in unterschiedlichen Dichtebereichen - ein Minimum auf.

II. Korrekt; die Kurve dieses Gemisches liegt beim angegebenen Wert am tiefsten.

III. Korrekt; die für Kupferpulver angegebene Kurve (4) reicht bis zu deutlich höheren Dichtewerten als die beiden anderen Kurven, insbesondere Kurve 1.

IV. Falsch, da hier nicht angegeben wird, welches Pulver welchen Körnungsgrad hat! Nur unter *Verwendung von Vorwissen* könnte die Aussage aus den angegebenen Dichten erschlossen werden!
__Hinweis__: Arbeiten Sie hierzu ggf. noch einmal Kap. 1.2.4, S. 46ff, durch!

Aufgabe 2-4: Gesucht war A!

__Hinweis__: Haben Sie zur Erhöhung der Übersichtlichkeit bei der Überprüfung der Aussagen Hilfslinien in das Diagramm eingezeichnet? Dann müsste es so ähnlich aussehen wie in der untenstehenden Abbildung. Denken Sie aber immer daran, dass Sie diese Hilfslinien nicht mit einem Lineal zeichnen dürfen!

(A) Falsch, da die Grafik nur die *relativen Veränderungen* der Umsätze im Vergleich zum Bezugsjahr 1950 wiedergibt, nicht aber die *absoluten Umsatzzahlen* (vgl. Z. 4).

(B) Korrekt; 1910 betrug der Umsatz der Praxis A etwa 60% des Umsatzes des Jahres 1950, 1960 dagegen fast 120% (vgl. **Abb.27**). Dieser Anstieg um fast 60 Prozentpunkte entspricht aber einer Verdopplung der absoluten Umsatzzahlen.

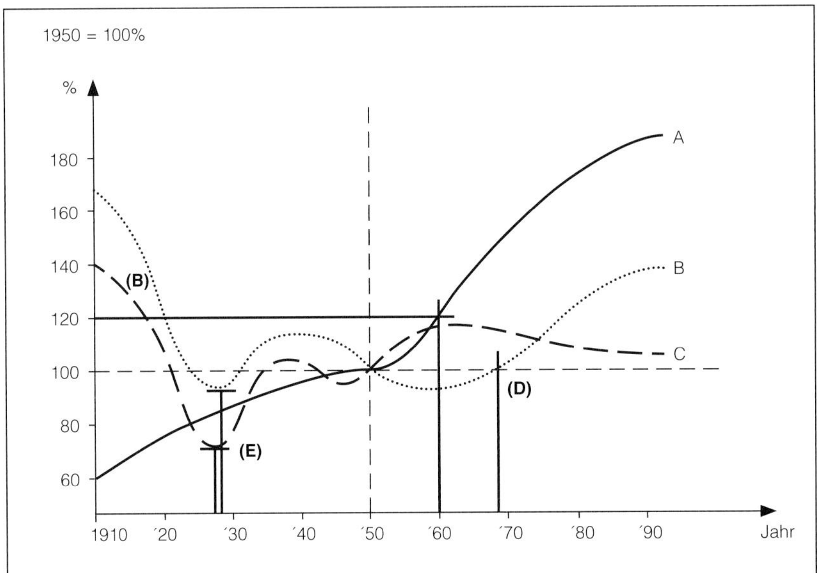

Abb.27

(C) Korrekt, da die Steigung der Kurve A in keinem Punkt - auch nicht um das Jahr 1950 herum - kleiner oder gleich Null wird!

(D) Korrekt; erst etwa 1967/68 schneidet die Kurve B wieder die 100%-Linie (vgl. **Abb.27**).

(E) Da der Text angibt, dass in der untersuchten Kleinstadt nur diese drei Arztpraxen ansässig sind (Z. 1f), und die Umsatzkurve der Praxis A in den 1920er Jahren kein Minimum aufweist, ist hier die Verwendung des einschränkenden "nur" korrekt. Darüberhinaus beschränkt sich die vorliegende Aussage richtigerweise darauf, auf einen Tiefpunkt der jeweiligen Umsätze statt auf *den* Tiefpunkt ihrer Umsätze hinzuweisen, identifiziert die bewussten Punkte somit als relative und nicht als absolute Maxima!
__Tipp__: Vgl. ggf. Kap. 1.2.2, S. 42f.

Aufgabe 2-5: Gesucht war B!

Hinweis: Bei dieser Aufgabe tritt als zusätzliche Schwierigkeit die notwendige Umrechnung von Einheiten auf. Falls Sie hierbei auf Probleme stoßen, sollten Sie zunächst immer die anderen Aussagen überprüfen. Denken Sie aber daran, dass hier Inhalte des TMS-Untertests "Quantitative und formale Probleme" angesprochen wurden, die Sie spätestens am Abnahmetag des Original-TMS beherrschen müssen!

Tipp: Zur Überprüfung insbesondere der Aussage E empfiehlt sich das Einzeichnen einer Hilfslinie in das Diagramm!

(A) Korrekt, da der in der Aussage angegebene Wert für die Leckstrahlung von 10 mW/dm^2 umgerechnet gleich 0,1 mW/cm^2 ist (1 dm^2 = 100 cm^2!). Die an dieser Stelle stehende Säule erreicht aber die Zahl 45 auf der linken y-Achse.

(B) Diese Aussage kann nicht abgeleitet werden, da zur Betriebssicherheit mehr gehört als das Ausmaß der Leckstrahlung (z.B. die elektrische Sicherheit). Darüber liegen aber keine Informationen vor.

(C) Korrekt.

(D) Korrekt, da bei 0 mW/cm^2 in diesem Diagramm keine Säule eingezeichnet ist.

(E) Korrekt, da der hier angegebene Wert für die Leckstrahlung von 3 W/m^2 umgerechnet 3000 mW/m^2 bzw. 0,3 mW/cm^2 beträgt (1 W = 1000 mW; 1 m^2 = 10.000 cm^2!). Die dort positionierte Säule erreicht aber den Wert 9% auf der rechten y-Achse.

Aufgabe 2-6: Gesucht war E!

Hinweis: Die Überprüfung sollte hier mit den Aussagen I oder IV begonnen werden, da nur diese beiden Aussagen je zweimal in den Antwortkombinationen vorkommen! Wie bei Aufgabe 2-3 eröffnen Sie sich damit die Möglichkeit, bereits nach der Bearbeitung von zwei Aussagen die gesuchte Antwort zu finden! Vgl. Kap. 1.2.5, S. 50ff.

I. Falsch, da in der Tabelle nicht alle *Pflegefälle* dokumentiert sind, sondern nur die *häuslichen Pflegefälle*. Die Aussage ist somit zu allgemein gehalten!

II. Korrekt, wie die entsprechenden Daten - 1,6% zu 4,6% bzw. 7,6% zu 18,2% - zeigen.

III. Korrekt; das Schwergewicht der häuslichen Pflege lastet vielmehr auf den Familienmitgliedern.

IV. Falsch, da sich eine *absolute Aussage* nicht allein aus relativen Angaben ableiten lässt! Die Werte sind zwar ähnlich hoch - 4,9% bzw. 4,8% -, beziehen sich aber auf völlig unterschiedliche und hier nicht bekannte Datenbasen.

Hinweis: Zum Problemkreis "relative Angaben und absolute Aussagen" vgl. ggf. Kap. 1.2.3, S. 43ff.

Aufgabe 2-7: Gesucht war C!

Hinweis: Bei dieser Aufgabe haben Sie hoffentlich mit der Bearbeitung der Aussagen I oder IV begonnen. Wenn nicht, lesen Sie sich unbedingt noch einmal Kap. 1.2.5, S. 50ff, durch!

I. Korrekt; in den weiblichen Phasen liegt der Östrogenspiegel über dem Progesteron-Spiegel.

II. Korrekt; genau dieses Verhalten zeigen beide Kurven jeweils am Übergang von der weiblichen zur pseudomännlichen Phase.

III. Korrekt; zum einen zeigt der Testosteron-Spiegel einen konstanten Wert, zum anderen wird die Gültigkeit der Aussage richtigerweise auf den *hier dokumentierten* Zeitrahmen beschränkt.

IV. Diese Aussage ist nicht ableitbar. Zwar wird die Zeitdauer der gesamten Fortpflanzungsperiode im Text angegeben; da aber die Zeitachse der Grafik nicht beschriftet ist und keine Angaben zur zeitlichen Dauer einer der Geschlechtsphasen existieren, bleibt unsicher, ob die Grafik *die gesamte Fortpflanzungsperiode* oder nur *einen Ausschnitt aus der gesamten Fortpflanzungsperiode* zeigt.

Aufgabe 2-8: Gesucht war E!

Hinweis: Mit mittlerer Häufigkeit werden hier in den Antwortalternativen die Aussagen III und IV aufgeführt, mit deren Bearbeitung Sie begonnen haben sollten! Vgl. ggf. noch einmal Kap. 1.2.5, S. 50ff.

I. Korrekt, wie man an der Ausweitung der für die Entwicklungsländer angegebenen Alterspyramide erkennen kann, während die der Industrienationen nur noch ein Wachstum bei den oberen Altersgruppen erkennen lässt.

II. Korrekt; die unteren drei Fünfjahresgruppen der Entwicklungsländer umfassen im Jahre 2025 jeweils etwa 600 Millionen Menschen.

III. Korrekt; die "weiblichen" (rechten) Seiten der Alterspyramiden sind in der Altersgruppe über 65 deutlich breiter als die zugehörigen "männlichen" (linken) Seiten.

IV. Korrekt, wie bereits aus dem Kommentar zur Aussage I deutlich wird.

Aufgabe 2-9: Gesucht war E!

(A) Diese Aussage ist nicht ableitbar, da keine Informationen darüber vorliegen, ob das Maximum im Jahre 1965 tatsächlich *den absoluten Höchstwert* darstellt. Zum einen gibt es keine Angaben zu den Fangergebnissen vor 1900, zum anderen gibt es auch in der vorliegenden Kurve Zeiten, in denen die Fangergebnisse nicht dokumentiert worden sind.
Hinweis: Vgl. hierzu ggf. noch einmal Kap. 1.2.2, S. 42f.

(B) Falsch; 1968 und 1970 sind deutlich kurzfristige Anstiege der Kurve festzustellen. Von einem *kontinuierlichen Abfall* kann daher nicht die Rede sein.
Tipp: Zu diesen und anderen Begriffen vgl. ggf. Kap. 1.1.4, S. 24ff.

(C) Falsch; es liegen zwar für den betreffenden Zeitraum keine Werte vor, aber auch keine Informationen dazu, warum keine Werte vorliegen. Die Aussage lässt sich somit weder bestätigen noch falsifizieren.

(D) Falsch; nur die *jährlichen Heringsfänge* in der Nordsee lagen im angegebenen Zeitraum fast immer oberhalb von 500.000 t, Text und Grafik enthalten jedoch keine Informationen zur *jährlichen Fangmenge der Nordseefischerei insgesamt*. Schließlich werden in der Nordsee auch andere Fische gefangen als Heringe - und nur zur Heringsfischerei liegen hier Informationen vor!

(E) Korrekt; in diesem Jahr lässt sich bei dem angegebenen Maßstab der y-Achse kein Wert mehr ablesen. Die Fangmenge muss somit gleich oder annähernd gleich Null gewesen sein.

Hinweis: Die Aussage hätte als nicht korrekt gewertet werden müssen, wenn es hier statt "kaum noch Heringe" "keine Heringe" geheißen hätte. Dies würde nämlich voraussetzen, dass aus dem Diagramm auch *eindeutig* hervorgeht, dass in dem betroffenen Jahr *buchstäblich* kein einziger Hering gefangen worden ist. Angesichts der hier verwendeten Einheit (Tonnen!) und des dabei genutzten Maßstabs (100.000er-Einteilung!) ist dies aber schlichtweg unmöglich!

Aufgabe 2-10: Gesucht war A!

Hinweis: Bei dieser Aufgabe ist es ratsam, die Lösung mit der Bearbeitung entweder der Aussage III oder der Aussage IV zu beginnen (mittlerer Schwierigkeitsgrad!). Vgl. ggf. noch einmal Kap. 1.2.5, S. 50ff.

I. Korrekt, alle drei Werte erreichen im dargestellten Bereich (= dem Menstruationszyklus) kurz vor dem Eisprung ihr Maximum. Das gilt auch für den Östrogenspiegel, der am Beginn der Abbauphase noch ein weiteres, allerdings kleineres Maximum durchläuft, und für den FSH-Spiegel, der während der Abbauphase ein weiteres, gleichfalls allerdings kleineres Maximum durchläuft.

II. Korrekt.

III. Diese Aussage lässt sich aus den gegebenen Informationen nicht ableiten, da diese keinen ursächlichen Zusammenhang zwischen dem Abfall des Progesteronspiegels und dem Beginn der Abbauphase nennen.

IV. Nicht korrekt; zwar liegt der Progesteronspiegel bereits kurz nach dem Eisprung, der den Beginn der Follikelphase markiert, deutlich über den für die anderen Hormone aufgeführten Werten, jedoch handelt es sich hierbei immer um *relative Konzentrationen* (vgl. Z. 3) und nicht um absolute Angaben! Das Diagramm dokumentiert also nur die relativen Veränderungen der Konzentration des jeweiligen Hormons, zeigt aber keine absoluten Werte (z.B. in mg/ml Blut), die es Ihnen erlauben würden, größenmäßige Vergleiche der in der vorliegenden Aussage angesprochenen Art zu treffen.
Tipp: Vgl. zu diesem Problemkreis ggf. noch einmal Kap. 1.2.3, S. 43ff.

Aufgabe 2-11: Gesucht war C!

(A) Korrekt; 4-12% werden im Text als durch Inhalation bedingte Lungenkrebsfälle genannt. 1986 starben in der Gruppe der 75-80jährigen Männer 500 von 100.000 an Lungenkrebs. 4% von 500 wären 20, 12% von 500 wären dagegen 60 Männer.

(B) Korrekt; bei dieser Altersgruppe ist die Todesrate unter den Frauen am höchsten.

(C) Falsch, da hier eine *absolute Aussage* vorliegt! Die vorliegenden Angaben sind jedoch relativ, sie beziehen sich auf jeweils 100.000 Personen. Die Aussage wäre nur dann zutreffend, wenn die Altersgruppen der 60-65jährigen Männer und der 70-75jährigen Männer - also die jeweiligen absoluten Basen der vorliegenden relativen Angaben - gleich groß wären. Vgl. hierzu ggf. noch einmal Kap. 1.2.3, S. 43ff.

(D) Unter der Voraussetzung, dass - wie es in der einleitenden Fragestellung heisst (Z. 18ff) - das Verhältnis der Geschlechter etwa 1:1 beträgt, ist diese Aussage korrekt.

(E) Korrekt.

3-4)

In der folgenden Grafik wurden Einnahmen und Ausgaben landwirtschaftlicher Betriebe mit ökologischem und konventionellem Anbau einander gegenübergestellt. Variable Kosten entstehen z.B. für Treibstoff, den Unterhalt von Maschinen, Saatgut, Dünger, Pestizide und Arbeitskraft; Fixkosten sind beispielsweise Grundsteuer und Darlehenszinsen.

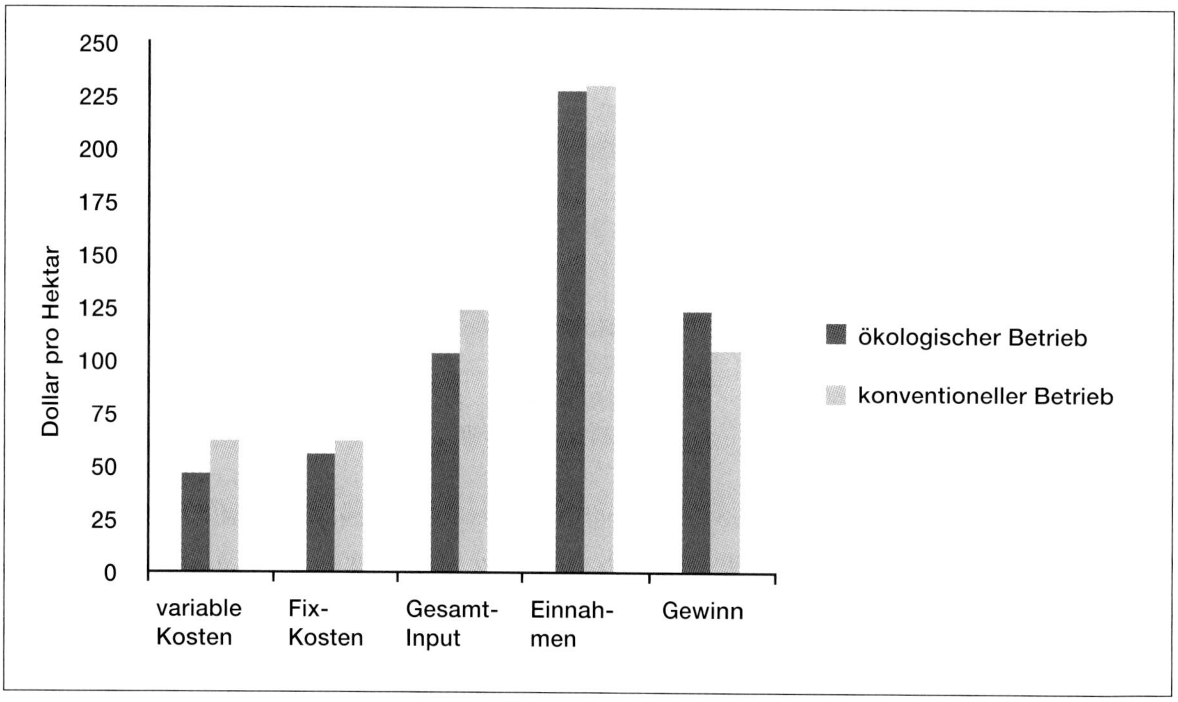

Welche der folgenden Aussagen ist/sind gemäß dem Vorstehenden nicht korrekt?

I. Bei beiden Kostenarten hat der ökologische Betrieb Vorteile gegenüber dem konventionellen Betrieb.
II. Der Gesamtinput ergibt sich jeweils als Summe der variablen Kosten und der Fixkosten.
III. In der Bilanz der Einnahmen und Ausgaben stehen sich ökologische Betriebe um rund 20% besser als konventionellen Betriebe.
IV. Bei beiden Betriebsarten sind die Fixkosten größer als die variablen Kosten.

(A) Nur die Aussage II ist nicht korrekt.
(B) Nur die Aussage III ist nicht korrekt.
(C) Nur die Aussage IV ist nicht korrekt.
(D) Die Aussagen I und IV sind nicht korrekt.
(E) Keine der Aussagen ist nicht korrekt.

3-5)

In der auf der nächsten Seite folgenden Grafik ist der jeweilige Prozentsatz der Kleinkinder (ein Jahr und jünger), die 1988 Impfungen gegen verschiedene Krankheiten erhalten haben, in verschiedenen Teilen der Welt angegeben.

Welche der nachstehenden Aussagen ist gemäß den hier vorliegenden Informationen nicht ableitbar?

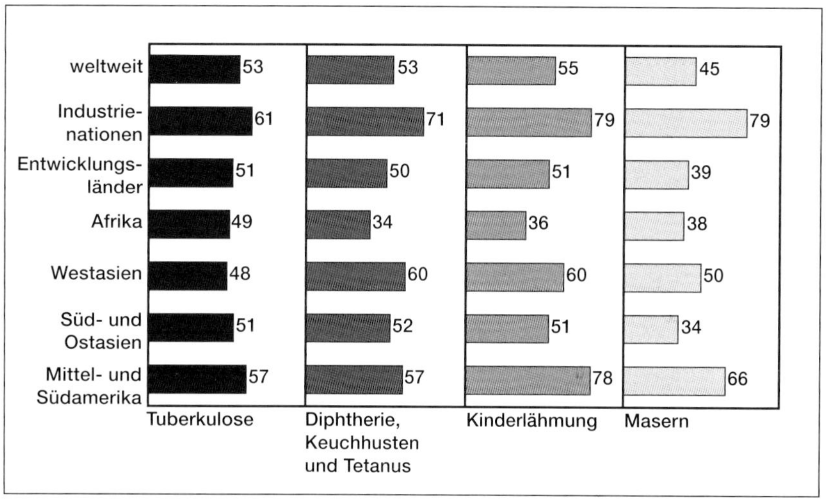

(A) Die Versorgung von Kleinkindern mit Impfstoffen gegen die hier genannten Krankheiten lag 1988 in Afrika, Süd- und Ostasien jeweils unter dem weltweiten Durchschnitt.

(B) Etwa die Hälfte aller afrikanischen Kleinkinder wurde 1988 gegen keine der aufgeführten Krankheiten geimpft.

(C) Mittel- und Südamerika hatten 1988 hinsichtlich der Versorgung von Kleinkindern mit Impfstoffen gegen Tuberkulose, Kinderlähmung und Masern im Vergleich zu den anderen hier aufgeführten Regionen jeweils den geringsten Rückstand gegenüber den Industrienationen.

(D) Fast zwei Drittel der Kleinkinder Mittel- und Südamerikas waren 1988 gegen Masern geimpft.

(E) Die Versorgung der Kleinkinder mit Impfstoffen gegen Masern lag 1988 in Süd- und Ostasien sowohl unter dem weltweiten Durchschnitt als auch unter dem Durchschnitt der Entwicklungsländer.

3-6)

Die nebenstehende Grafik zeigt die Entwicklung der globalen Kohlendioxidemissionen von 1950 bis 1980 in Mrd. Tonnen und die Entwicklung ihrer geographischen Verteilung nach Erzeugerregionen in Prozent.

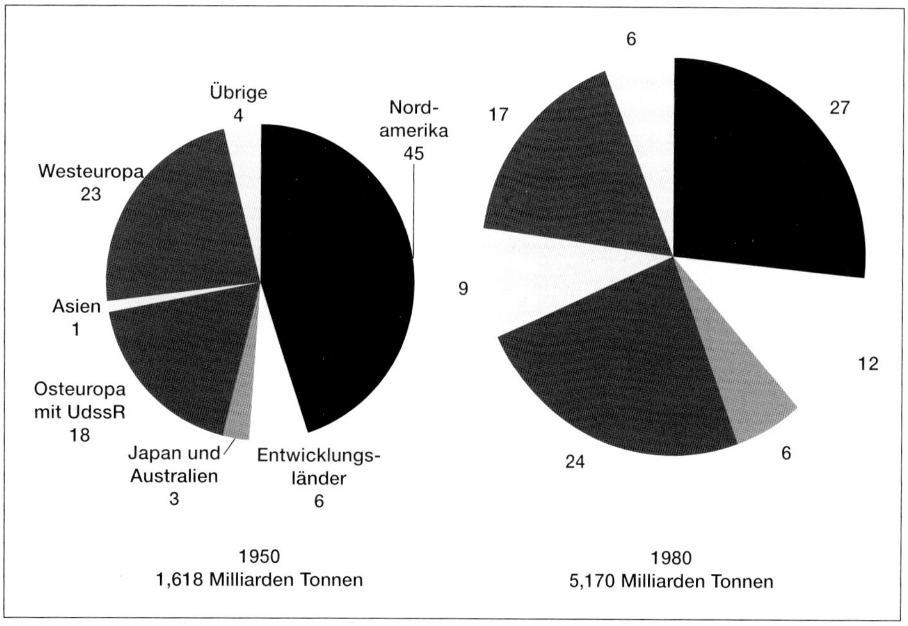

Welche der nachstehenden Aussagen lässt/lassen sich aus dem Vorstehenden ableiten?

I. Zwischen 1950 und 1980 hat die globale Kohlendioxidemission um mehr als 300% zugenommen.

II. Zwischen 1950 und 1980 hat sich der Anteil der Entwicklungsländer an der globalen Kohlendioxidemission verdoppelt.

III. Zwar hat der relative Anteil Nordamerikas an der globalen Kohlendioxidemission zwischen 1950 und 1980 stark abgenommen, absolut hat sich der Kohlendioxidausstoß Nordamerikas jedoch fast verdoppelt.

IV. Der relative Anteil Asiens an der globalen Kohlendioxidemission hat sich zwischen 1950 und 1980 fast verachtfacht, absolut hat sich die Kohlendioxidemission Asiens sogar fast verdreißigfacht.

(A) Die Aussagen I und III lassen sich ableiten.
(B) Die Aussagen II und III lassen sich ableiten.
(C) Die Aussagen I, II und IV lassen sich ableiten.
(D) Die Aussagen II, III und IV lassen sich ableiten.
(E) Alle Aussagen lassen sich ableiten.

3-7)

Die Erdatmosphäre ist für Strahlungen verschiedener Wellenlänge unterschiedlich durchlässig. Dies gilt auch für die einfallende UV-Strahlung (= Strahlung mit einer Wellenlänge von weniger als 400 nm). Die Kurve gibt die Höhe an, bis zu der die Hälfte der aus dem Weltraum ankommenden UV-Strahlung der unten aufgeführten Wellenlänge absorbiert ist. Angegeben sind weiterhin die an diesem Prozess maßgeblich beteiligten Gase und die jeweiligen Wellenlängenbereiche der von ihnen hauptsächlich absorbierten UV-Strahlen.

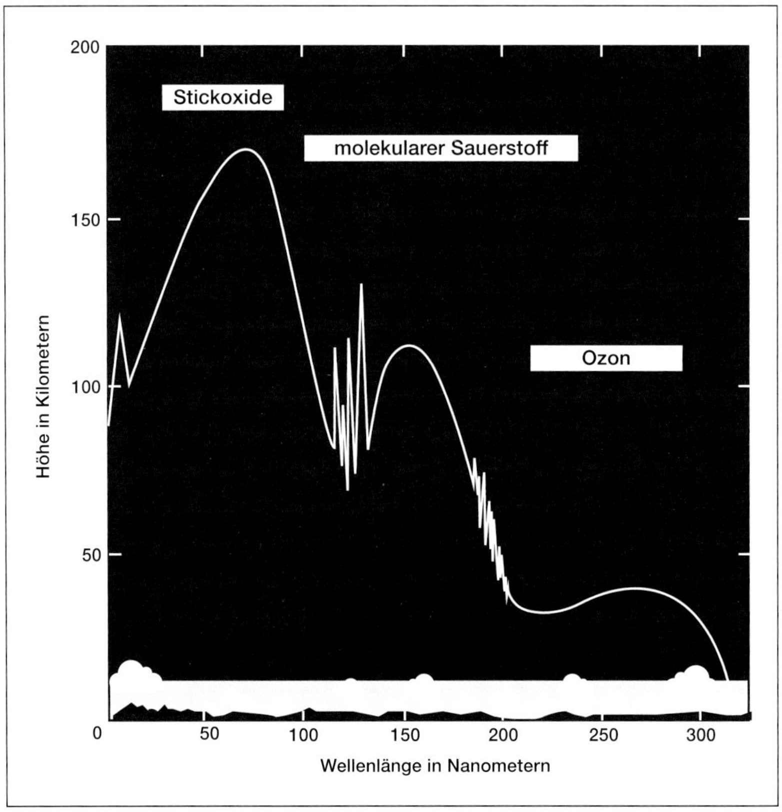

Welche der folgenden Aussagen ist gemäß dem Vorstehenden korrekt?

(A) Für eine Strahlung mit einer Wellenlänge von mehr als etwa 310 nm ist die Atmosphäre vollständig durchlässig. Die Strahlung wird von der Atmosphäre in diesem Bereich nicht absorbiert.
(B) Nur Stickoxide absorbieren kurzwellige UV-Strahlung.
(C) UV-Strahlung mit einer Wellenlänge von ca. 250 nm werden erst in einer Höhe von weniger als 50 km absorbiert.
(D) Längerwellige UV-Strahlung zwischen 200 nm und 300 nm wird v.a. von Ozon absorbiert.
(E) Der größte Teil der auf der Erde ankommenden Strahlung ist bereits in einer Höhe von ca. 40 km zu mehr als 50% absorbiert worden.

3-8)

Die nachstehende Grafik vergleicht den Wohlstandszuwachs und die Umweltbelastung in verschiedenen Ländern zwischen 1970 und 1985. An der senkrechten Achse ist ein Index für die relative Umweltbelastung abzulesen, an der waagerechten Achse als Wohlstandsindikator das ProKopf-Einkommen in US-Dollar zu Preisen von 1980. Die Buchstaben entsprechen den Kfz-Kennzeichen der behandelten Staaten, z.B. Griechenland (GR), Irland (IRL), Norwegen (N), Polen (PL), Portugal (P), Schweden (S) und die Schweiz (CH).

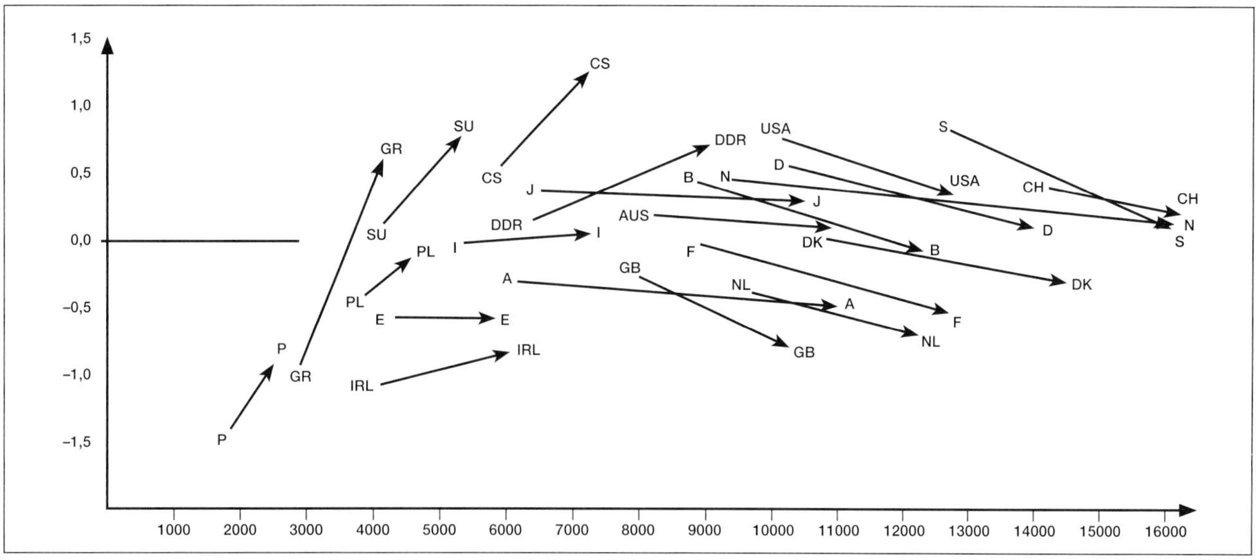

Welche der nachstehenden Aussagen ist aus den gegebenen Informationen nicht ableitbar?

(A) Im hier betrachteten Zeitraum nahm das Pro-Kopf-Einkommen in Norwegen (N) trotz einer sinkenden Umweltbelastung unter allen dargestellten Staaten sowohl absolut als auch relativ am meisten zu.

(B) Unter den hier behandelten Ländern wiesen 1985 die Schweiz (CH), Norwegen (N) und Schweden (S) das höchste, Portugal (P), Griechenland (GR) und Polen (PL) das niedrigste Pro-Kopf-Einkommen auf.

(C) Während im dokumentierten Zeitraum in Griechenland (GR) ein geringer Wohlstandszuwachs einer enormen Zunahme der Umweltbelastung gegenübersteht, gelang es Schweden (S), sein Pro-Kopf-Einkommen bei gleichzeitiger Abnahme der Umweltbelastung zu steigern.

(D) Von 1970 bis 1985 konnte Irland (IRL) sein Pro-Kopf-Einkommen um etwa 2000 US-Dollar steigern.

(E) Trotz der 1970-1985 eingetretenen Zunahme der Umweltbelastung ist diese in Portugal (P) unter den hier aufgeführten Staaten immer noch die geringste.

3-9)

Die nebenstehende Tabelle dokumentiert den Wandel der Qualifikationsstruktur der Erwerbstätigen in der BRD zwischen den Jahren 1982 und 1987 absolut und prozentual (oben) sowie die in dieser Zeit eingetretenen Veränderungen bei männlichen und weiblichen Erwerbstätigen (unten).

Qualifikationsstufe	Erwerbstätige in Millionen 1982	1987	Veränderung in Prozent
I ohne Berufsabschluss	7,068	5,761	- 18
II mit Lehre, Berufsfachschule	13,738	14,409	+ 5
III mit Fachschulabschluss	1,753	1,958	+ 12
IV mit Hochschulabschluss	2,258	2,751	+ 20

Qualifikationsstufe	Zu- beziehungsweise Abnahme Männer	Frauen
I ohne Berufsabschluss	- 570 000	- 740 000
II mit Lehre, Berufsfachschule	- 40 000	+ 670 000
III mit Fachschulabschluss	+ 120 000	+ 80 000
IV mit Hochschulabschluss	+ 350 000	+ 140 000
gesamt (Erwerbstätige ohne Auszubildende und Soldaten)	- 140 000	+ 150 000

Welche der nachstehenden Aussagen kann allein aus den vorgenannten Informationen <u>nicht</u> abgeleitet werden?

(A) Die Zahl der Erwerbstätigen in der BRD war 1987 fast genauso groß wie im Jahre 1982.
(B) Im Vergleich zu 1982 ist 1987 bei den Erwerbstätigen in der BRD eine deutliche Verschiebung zu höheren Qualifikationsstufen festzustellen.
(C) In der BRD wiesen Frauen 1987 immer noch eine ungünstigere Qualifikationsstruktur auf als Männer.
(D) Im Vergleich zu 1982 hat sich die Zahl der berufstätigen Frauen in der BRD 1987 um 150.000 vergrößert. Im gleichen Zeitraum hat die Zahl der männlichen Berufstätigen dagegen um 140.000 abgenommen.
(E) Zwischen 1982 und 1987 hat sich in der BRD die Qualifikationsstruktur bei Männern stärker als bei Frauen zu höherqualifizierteren Fach- und Hochschulabschlüssen hin orientiert.

3-10)

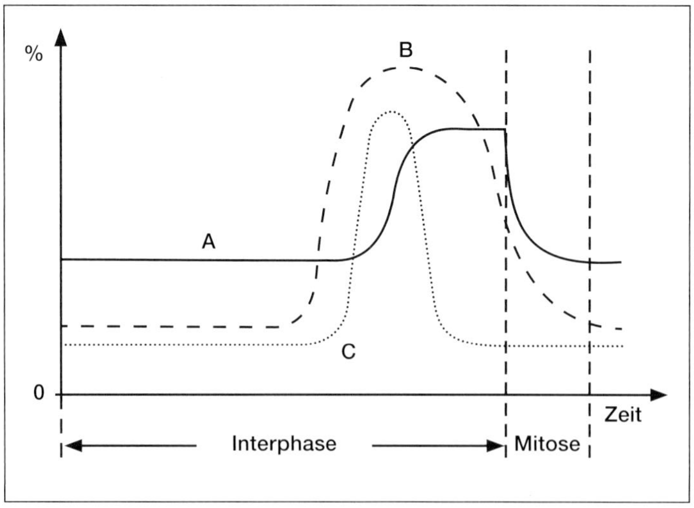

Der Zeitraum zwischen dem Ende einer Zellteilung und dem Beginn der nächsten wird als Zellzyklus bezeichnet. Die eigentliche Zellteilung (Mitose) nimmt hierbei i.allg. nur eine sehr kurze Phase ein, den größten Teil des Zellzyklus umfasst die sog. Interphase, die der Vorbereitung auf die nächste Zellteilung dient. In dieser Phase erfolgt auch die DNA-Replikation, also die Verdoppelung der Erbinformation der Zelle. Das Diagramm zeigt die relative Veränderung der DNA-Menge (A), der Aktivität der DNA-Polymerase, die den Aufbau neuer DNA steuert (B), und der Konzentration der

Desoxyribonukleotide, der Moleküle, aus denen neue DNA aufgebaut werden kann (C), in einer Zelle im Verlauf eines Zellzyklus.

Welche der folgenden Aussagen lässt sich aus dem Diagramm nicht ableiten?

A) Der DNA-Replikation geht ein Anstieg der Aktivität der DNA-Polymerase voraus.
(B) Während der DNA-Replikation sinkt die Konzentration der Desoxyribonukleotide.
(C) Bereits einige Zeit vor der Zellteilung findet die DNA-Replikation ihr Ende.
(D) Erst nach der Zellteilung klingt die Aktivität der DNA-Polymerase allmählich ab.
(E) Mit der Bildung der für den Aufbau der DNA benötigten Desoxyribonukleotide beginnt die Zelle erst kurz vor der DNA-Replikation.

3-11)

Zur Schmerzbehandlung von Patienten mit fortgeschrittenem Krebs werden in einer Klinik alternativ zwei unterschiedliche Medikamente (A und B) eingesetzt. In der folgenden Tabelle ist der prozentuale Anteil der mit dem Medikament A behandelten Patienten an allen Patienten mit fortgeschrittenem Krebs (PA-Anteil) und der prozentuale Anteil der mit Medikament A behandelten männlichen Patienten an allen männlichen Patienten mit fortgeschrittenem Krebs (mPA-Anteil) aufgeführt.

Jahr	P_A-Anteil	mP_A-Anteil
1985	20,5	12,5
1986	22,8	18,8
1987	25,0	25,0
1988	33,5	33,0
1989	33,3	42,6
1990	37,8	40,2
1991	44,1	34,5
1992	50,0	25,0
1993	44,5	22,1
1994	30,4	18,5

Welche der folgenden Aussagen ist aus den gegebenen Informationen ableitbar?

(A) 1987 wurden 75 % aller weiblichen Patienten mit fortgeschrittenem Krebs mit dem Medikament B behandelt.
(B) 1993 wurden genausoviele Patienten im fortgeschrittenen Krebsstadium mit dem Medikament A behandelt wie 1991.
(C) 1992 wurden 75% aller weiblichen Patienten mit fortgeschrittenem Krebs mit dem Medikament A behandelt; ihr Anteil war damit dreimal so hoch wie der der männlichen Patienten im gleichen Stadium.
(D) Von 1985 bis 1992 sank der Anteil der Patienten im fortgeschrittenen Krebsstadium, die mit dem Medikament B behandelt wurden, kontinuierlich.
(E) In den Jahren 1991 bis 1994 wurden mehr weibliche als männliche Patienten im fortgeschrittenen Krebsstadium mit dem Medikament A behandelt.

3-12)

Das nebenstehende Diagramm zeigt das sog. Rosseland-Mittel des dichtespezifischen effektiven Extinktionskoeffizienten von totalreflektierenden und somit schlecht wärmeleitenden Silberfasern, die aus kleinen, sphärischen Teilchen aufgebaut sind, in Abhängigkeit von der Temperatur und dem Durchmesser dieser sphärischen Silberteilchen.

Welche der nachfolgenden Aussagen ist/sind aus dem Vorstehenden ableitbar?

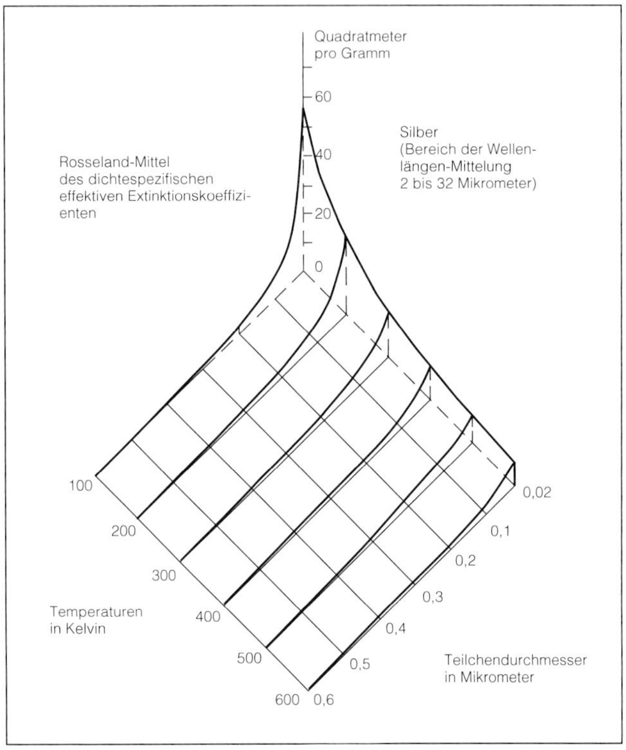

I. Bei großen Teilchendurchmessern ist der Extinktionskoeffizient der Silberfasern unabhängig von der Temperatur praktisch gleich Null.

II. Beträgt der Durchmesser der Silberatome ca. 20 nm, dann nimmt bei einer Temperatursenkung von 300 K auf 100 K der Extinktionskoeffizient der Fasern etwa um den Faktor 3 zu.

III. Bei kleinen Teilchendurchmessern ist der Extinktionskoeffizient im dokumentierten Bereich der Temperatur umgekehrt proportional.

IV. Bei einer Temperatur von 100 K und einem Teilchendurchmesser von 20 nm Extinktionskoeffizient der Silberfasern maximal.

(A) Nur Aussage I ist ableitbar.
(B) Nur Aussage IV ist ableitbar.
(C) Die Aussagen I und III sind ableitbar.
(D) Die Aussagen II und III sind ableitbar.
(E) Alle Aussagen sind ableitbar.

STOP

3.3) Kommentierte Lösungen zu den Aufgaben des 1.Übungsblocks

Aufgabe 3-1: Gesucht war E!

Hinweis: Die Aussagen I oder II sollten Sie hier zuerst bearbeitet haben.

I. Korrekt; zwischen 1965 und 1980 blieb nur in Chile die Wachstumsrate des Bruttosozialprodukts hinter der des Arbeitspotentials zurück. Zwischen 1980 und 1986 konnte nur Brasilien eine positive Differenz beider Wachstumsraten vorweisen. Also muss auch die Aussage ...

II. ... korrekt sein!

III. Korrekt.

Aufgabe 3-2: Gesucht war E!

(A) Falsch; die Aussage trifft für das Jahr 1985 nicht zu. In diesem Jahr ergab sich für die Schwefeldioxid-Emission des Unternehmens ein etwas niedrigerer Wert als für die Stickoxid Emission.

(B) Falsch, da keine Daten für die Zeit vor 1971 vorliegen. Die Aussage ist also *zu allgemein* gehalten. **Tipp**: Vgl. hierzu ggf. noch einmal Kap. 1.2.4, S. 46ff.

(C) Falsch; die Aussage trifft für die Jahre 1973/74 und 1979/80 nicht zu.

(D) Falsch; die Schwefeldioxid-Emission des Unternehmens stieg von etwa 12.500 t auf ca. 18.000 t. Dies entspricht aber einer Steigerungsrate, die eindeutig unterhalb von 30% liegt.

(E) Für die in der Grafik für das Jahr 1982 angegebene Energieproduktion gilt:

$$5000 \cdot 10^6 \text{ kWh} = 5 \cdot 10^9 \text{ kWh} = 5 \cdot 10^6 \text{ MWh} = 5 \cdot 10^3 \text{ GWh} = 5000 \text{ GWh}$$

Der in der Aussage angegebene Wert ist somit korrekt.
Tipp: Noch einmal - Machen Sie sich ggf. mit der Umrechnung von Einheiten und den Zahlvorwörtern des SI-Systems vertraut: vgl. Kap. 1.1.6, S. 38!

Aufgabe 3-3: Gesucht war C!

(A) Ob Krafttraining unter *allen Sportarten* zum größten Kraftzuwachs, aber mit zum kleinsten Ausdauergewinn führt, ist aus dem Text bzw. aus der Grafik heraus nicht ableitbar. Die Aussage wäre nur korrekt gewesen bei einer Beschränkung ihrer Gültigkeit auf die *hier aufgeführten Sportarten*. Die Aussage ist somit *zu allgemein* gehalten!

(B) Falsch; das Wörtchen "nur" schränkt den Allgemeinheitsgrad dieser Aussage in einer Weise ein, die aus den angebotenen Informationen nicht abgeleitet werden kann. Schließlich können noch weitere, hier allerdings nicht aufgeführte Sportarten existieren, die gleichfalls einen Leistungsanstieg in allen vier Bereichen hervorrufen können.
Tipp: Sollten Sie bei der Bearbeitung der Aussagen A und B auf Probleme gestoßen sein, dann ziehen Sie am besten noch einmal Kap. 1.2.4, S. 46ff, zu Rate.

(C) Korrekt; in den genannten Spalten sind zu den angesprochenen Sportarten jeweils die höchsten Werte aufgeführt.

(D) Falsch; es würde ein Defizit hinsichtlich des Schnelligkeitstrainings verbleiben, das mit Hilfe der genannten Sportarten nicht ausgeglichen werden kann

(E) Falsch; zwar ergibt sich der Wert 20, wenn die zum Radfahren genannten Einzelwerte aufsummiert werden. Diese Aufsummierung ist aber bei relativen Angaben, die sich - wie hier - auf unterschiedliche absolute Basiswerte beziehen, unzulässig. **Tipp**: Vgl. ggf. Kap. 1.2.3, S. 43ff.

Aufgabe 3-4: Gesucht war C!

Hinweis: Hier musste natürlich die Aussage IV als erste bearbeitet werden. Keine andere Aussage taucht in den Antwortalternativen mehr als einmal auf!

I. Korrekt; sowohl bei den variablen als auch bei den Fixkosten liegt der ökologische Betrieb unterhalb des konventionellen Betriebes.

II. Korrekt; vergleichen Sie dazu die Höhe der angesprochenen Säulen.

III. Die entsprechenden Werte lauten knapp 100 $/ha für den konventionellen Betrieb und ca. 120 $/ha für den ökologischen Betrieb. Der angegebene Wert ist somit korrekt.

IV. Falsch; beim konventionellen Betrieb liegen die Fixkosten über den variablen Kosten.

Aufgabe 3-5: Gesucht war B!

(A) Korrekt; die für die beiden Regionen angegebenen Prozentsätze liegen jeweils unterhalb des weltweiten Durchschnitts.

(B) Falsch; diese Aussage lässt sich aus den zur Verfügung stehenden Informationen nicht ableiten. Zwar liegt der höchste hier genannte Prozentsatz nur bei 49%, jedoch gibt es keine Informationen darüber, in welchem Ausmaß sich die einzelnen Impfgruppen überschneiden. So wäre es möglich, dass verschiedene Kleinkinder zwar gegen Tuberkulose, aber gegen keine der anderen Krankheiten immunisiert worden sind. Auch andere Kombinationen sind denkbar. Im Extremfall könnten alle Kleinkinder *zumindest gegen eine der aufgeführten Krankheiten geimpft* worden sein.

(C) Korrekt; bei allen drei genannten Krankheiten weist die Region Mittel- und Südamerika im Vergleich zu den anderen hier aufgeführten Regionen die höchsten Prozentsätze an geimpften Kleinkindern auf.

(D) Korrekt, nämlich 66%.

(E) Korrekt; der Anteil der gegen Masern geimpften Kleinkinder lag in Süd- und Ostasien mit 34% sowohl unter dem Durchschnitt der Entwicklungsländer (39%) als auch unter dem weltweiten Durchschnitt (45%).

Aufgabe 3-6: Gesucht war D!

1: Hinweis: Bei dieser Aufgabe sollten Sie entweder die Aussage I oder die Aussage IV als erstes bearbeitet haben! Die beiden anderen Aussagen kommen in den Antwortalternativen nämlich - unter Berücksichtigung der Alternative E - insgesamt viermal vor, also nicht mit mittlerer Häufigkeit!

2. Hinweis: Bei dieser Aufgabe müssen Sie ggf. die entsprechenden Werte mit Hilfe eines Dreisatzes errechnen, wenn Sie sich nicht mit einer groben Abschätzung der jeweiligen Größe der angesprochenen Kreissegmente begnügen wollen. Einfache Rechnungen dieser Art können im Untertest „Diagramme und Tabellen“ immer mal wieder auftauchen. Sie können sich die Arbeit jedoch erleichtern, in dem sie stark gerundete Werte verwenden!

I. Falsch; von 1950 bis 1980 hat sich die globale Kohlendioxidemission von 1,6 auf 5,2 Mrd. Tonnen etwas mehr als *verdreifacht*, also nur um etwas mehr als *200%* zugenommen.

II. Korrekt; der relative Anteil der Entwicklungsländer stieg von 6% (1950) auf 12% (1980).

III. Korrekt; der *relative Anteil* Nordamerikas ging von 45% auf 27% zurück, nahm jedoch *absolut* von 0,73 Mrd. Tonnen auf nunmehr 1,40 Mrd. Tonnen zu.

IV. Korrekt; der *relative Anteil* Asiens stieg von 1,2% (1950) auf 9% (1980) - also um den Faktor 7,5 -, der Anteil Asiens nahm jedoch *absolut* von 0,016 Mrd. Tonnen auf 0,46 Mrd. Tonnen zu - und damit um den Faktor 28,8!

Aufgabe 3-7: Gesucht war D!

(A) Falsch; die Grafik enthält keine Angaben zum tatsächlichen Ausmaß der Absorption, sondern liefert nur Informationen darüber, bis zur welcher Höhe eine Strahlung bestimmter Wellenlänge zur Hälfte absorbiert worden ist. Man kann also nur sagen, dass eine Strahlung mit einer Wellenlänge von mehr als 310 nm beim Durchgang durch die Atmosphäre einen Absorptionsverlust von *weniger als 50%* erfahren wird, nicht aber, dass ihr Absorptionsverlust 0% beträgt. Darüber hinaus können der Grafik keine Informationen zur langwelligen UV-Strahlung mit Wellenlängen von ca. 330-400 nm entnommen werden. Die Aussage enthält somit auch eine *unzulässige Verallgemeinerung*!

(B) Falsch; Grafik und Begleittext sind nur zu entnehmen, dass kurzwelliges UV-Licht mit Wellenlängen um 50 nm *maßgeblich* von Stickoxiden absorbiert wird. Auch andere Bestandteile der Atmosphäre, über die hier keine Informationen vorliegen, könnten in diesem Wellenlängenbereich an der Absorption der UV-Strahlung beteiligt sein. Darüber hinaus ist der Grafik zu entnehmen, dass bei einer sehr kurzwelligen UV-Strahlung mit Wellenlängen von weniger als ca. 20 nm Stickoxide keinesfalls mehr maßgeblich an der Absorption beteiligt sind! In diesem Wellenlängenbereich *müssen* sich also auch andere Bestandteile der Atmosphäre auswirken.
Tipp: Haben Sie in dieser Aussage das Wörtchen „nur" gebührend berücksichtigt? Wenn nicht, lesen Sie sich am besten noch einmal die betreffenden Ausführungen in Kap. 1.2.4, S. 46f, durch!

(C) Gemäß den zur Aussage I ausgeführten Überlegungen muss auch diese Aussage falsch sein. Die Absorption der Strahlung setzt bereits am Oberrand der Atmosphäre ein; in einer Höhe von weniger als 50 km ist dann die Hälfte der einfallenden Strahlung absorbiert worden.

(D) Korrekt, wie der Angabe in der Grafik zu entnehmen ist.

(E) Falsch; die Grafik präsentiert nur einen Ausschnitt aus dem auf die Erde auftreffenden Strahlungsspektrum, nämlich die UV-Strahlung. Nicht behandelt werden z.B. die noch kurzwelligere Röntgenstrahlung oder etwa die langwellige Radiostrahlung. Die Aussage ist somit zu allgemein gehalten!
Hinweis: Vgl. ggf. Kap. 1.2.4, S. 46ff.

Aufgabe 3-8: Gesucht war A!

Hinweis: Gerade bei so unübersichtlichen Diagrammen wie dem hier vorliegenden ist das Einzeichnen von Hilfslinien sehr empfehlenswert! Vgl. dazu die nachfolgenden Darstellungen (**Abb.28+29**). Es sei aber noch einmal daran erinnert, dass Sie hierzu kein Lineal benutzen dürfen!

(A) Falsch; das Pro-Kopf-Einkommen Norwegens (N) nahm zwar, wie man an der Länge des x-Achsenabschnitts des betreffenden Pfeils erkennen kann, absolut am stärksten zu - von etwa 9.300 $ auf etwa 16.100 $ -, relativ jedoch nur um rund 73%. Vergleicht man diese Entwicklung mit der Österreichs (A), so stellt man hier bei gleichfalls sinkender Umweltbelastung einen absoluten Anstieg des Pro-Kopf-Einkommens um ca. 4.900 $ fest - von ungefähr 6.100 $ auf etwa 11.000 $ -, was allerdings einem relativen Zuwachs von über 80% entspricht. Vgl. hierzu **Abb.28.**
1. Hinweis: Auf den ersten Blick ist Ihnen die hier getroffene Auswahl des Vergleichslandes vielleicht völlig willkürlich und das Ergebnis damit rein zufällig erschienen. Natürlich war diese Wahl nicht beliebig; vielmehr führte die folgende Überlegung dazu: Für Norwegen ergibt sich aus dem Diagramm eindeutig das größte absolute Wachstum des Pro-Kopf-Einkommens unter den hier präsentierten Ländern. Dieser Teil der Aussage ist also korrekt. Nur im zweiten Teil der Aussage konnte somit noch ein Fehler stecken. Um diesen Fehler aufzuspüren, gibt es aber nur zwei Strategien:

a) man berechnet das relative Wachstum des Pro-Kopf-Einkommens des Landes, das nach Norwegen das größte absolute Wachstum des Pro-Kopf-Einkommens aufweist (also Österreichs), und hofft, trotz eines im Vergleich zu Norwegen geringeren absoluten Anstiegs des Pro-Kopf-Einkommens eine höhere relative Steigerungsrate aufzufinden;
b) man schaut sich die Länder an, deren Pro-Kopf-Einkommen von besonders niedrigen Werten ausgehen, bei denen dann auch - im Vergleich zu Norwegen - recht bescheidene absolute Zuwächse zu großen relativen Steigerungsraten führen könnten.
Für die zweite Strategie kommt bei Berücksichtigung der Längen der jeweiligen x-Achsenabschnitte (vgl. **Abb.28**) eigentlich nur Irland (IRL) in Frage. Das irische Pro-Kopf-Einkommen ist in dem hier dokumentierten Zeitraum von ca. 4.000 $ auf etwa 6.000 $ angestiegen, hat also relativ nur etwa 50% zugenommen!
2. Hinweis: Die zur Bearbeitung dieser Aussage notwendigen Berechnungen müssen natürlich mit Hilfe von Dreisätzen durchgeführt werden. Sie sollten sich mit derartigen Aufgaben unbedingt wieder vertraut machen!

(B) Korrekt; für die Spitzen der für die Schweiz (CH), Norwegen (N) und Schweden (S) angegebenen Pfeile gelten die höchsten, für die Spitzen der für Portugal (P), Griechenland (GR) und Polen (PL) angegebenen Pfeile die niedrigsten x-Werte. Vgl. **Abb.29.**

(C) Korrekt; Griechenland (GR) konnte im dargestellten Zeitraum sein Pro-Kopf-Einkommen von ca. 3.000 $ auf etwa 4.300 $ steigern, bezahlte das aber mit einem Anstieg der relativen Umweltbelastung um etwa 1,5 Punkte. In Schweden (S) stieg das Pro-Kopf-Einkommen - bei einem Rückgang der relativen Umweltbelastung um etwa 0,5 Punkte - von etwa 12.600 $ auf etwa 16.000 $. Vgl. auch hierzu **Abb.29.**

(D) Korrekt; der für Irland (IRL) angegebene Wert steigt von ca. 4.000 $ auf über 6.000 $ an. Vgl. **Abb.28**.

(E) Korrekt; Portugal (P) weist 1985 im Vergleich zu allen anderen hier behandelten Ländern den niedrigsten y-Wert auf; selbst für Irland (IRL) wird ein noch etwas höherer Wert für die Umweltbelastung angegeben. Vgl. **Abb.28**.

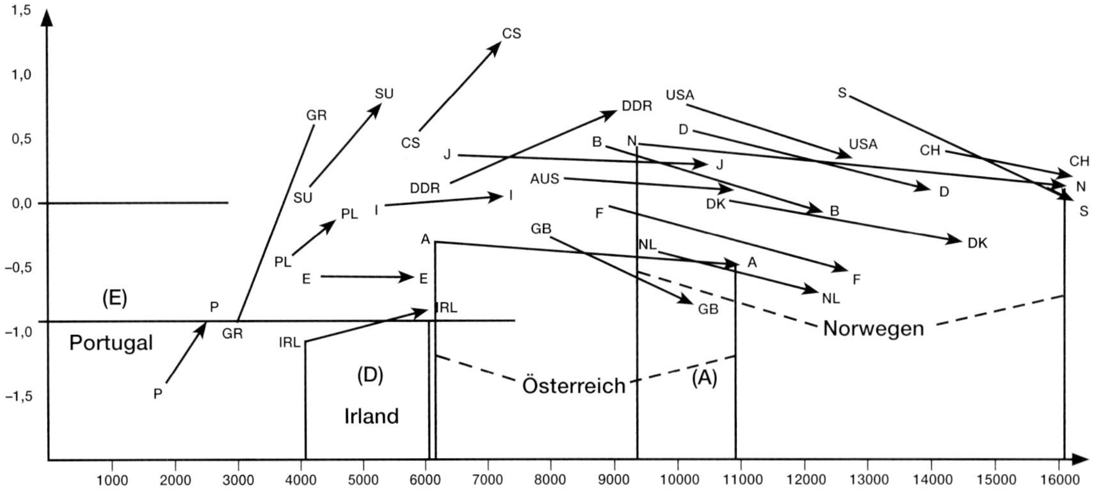

Abb.28

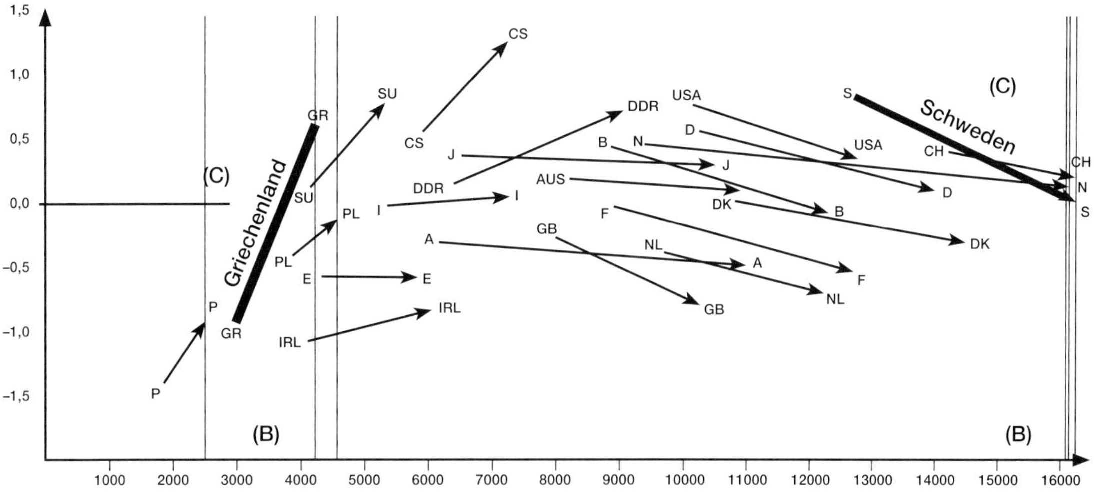

Abb.29

Aufgabe 3-9: Gesucht war C!

(A) Korrekt; die betreffenden Zahlen in der oberen Tabelle addieren sich zu 24,817 bzw. zu 24,879 Millionen.

(B) Korrekt, wie man an den prozentualen Veränderungen der verschiedenen Qualifikationsstufen in der oberen Tabelle erkennen kann. Zu berücksichtigen ist dabei, dass die Zahl der Arbeitnehmer annähernd konstant geblieben ist!

(C) Falsch; dass Frauen eine ungünstigere Qualifikationsstruktur als Männer aufweisen, lässt sich der unteren Tabelle nicht entnehmen, da die Ausgangszahlen, auf die sich die angegebenen Zu- bzw. Abnahmen beziehen, nicht bekannt sind. Dass die Verschiebung hin zu höheren Qualifikationsstufen bei Männern stärker ausgeprägt ist als bei Frauen, kann die Gültigkeit der Aussage auf jeden Fall nicht bestätigen.

(D) Korrekt; beide Zahlen sind in der unteren Tabelle angegeben.

(E) Korrekt, wie man der unteren Tabelle entnehmen kann, hat die Zahl der Männer mit den entsprechenden Abschlüssen um 470.000 zugenommen, die der Frauen dagegen nur um 220.000. Zu berücksichtigen ist dabei, dass die Zahl der Arbeitnehmer annähernd konstant geblieben ist!

Aufgabe 3-10: Gesucht war D!

(A) Korrekt; die für die DNA-Menge stehende Kurve (A) steigt zunächst im Verlauf der Interphase um 100% an, um dann mit Beginn der Mitose wieder auf den Ausgangswert zurückzugehen. In dieser Anstiegsphase muss also die DNA-Replikation erfolgen. Die Aktivität der DNA-Polymerase (B) nimmt schon davor zu.

(B) Korrekt, wie man am Verlauf der Kurve C erkennen kann.

(C) Korrekt; wie man am Verlauf der Kurve A erkennen kann, bleibt die DNA-Menge nach ihrer Verdoppelung bis zum Beginn der Mitose kurzfristig auf einem konstanten Wert stehen.

(D) Falsch; bereits vor dem durch den abrupten Abfall der DNA-Menge (Kurve A) gekennzeichneten Beginn der Zellteilung klingt die Aktivität der DNA-Polymerase allmählich ab. Ihren Höhepunkt erreicht sie bereits am Ende der DNA-Replikation.

(E) Korrekt; der Anstieg der Kurve C setzt erst kurz vor dem Anstieg der Kurve A ein.

Aufgabe 3-11: Gesucht war A!

Hinweis: Zur Überprüfung der hier vorliegenden Aussagen sollten Sie versuchen, diese durch Beispielrechnungen oder anhand graphischer Darstellungen (z.B. Kuchendiagrammen) nachzuvollziehen. Sie erleichtern sich damit Ihre Aufgabe beträchtlich. Bei diesen Beispielrechnungen ist es immer günstig, möglichst extreme Fälle zu wählen. Sollte die zu überprüfende Aussage stimmen, muss sie ja auch für diese extremen Beispiele zutreffen. Wenn diese sich aber als zutreffend herausstellen, dann kann man mit einiger Wahrscheinlichkeit davon ausgehen, dass die Aussage korrekt ist.

(A) Diese Aussage sieht auf den ersten Blick eindeutig falsch aus, da die Tabelle weder Informationen zur Behandlung der weiblichen Patienten noch Angaben zum Einsatz des Medikaments B enthält. Dennoch ist sie korrekt, wie Sie anhand der folgenden Beispielrechnung erkennen können:
Hierzu wollen wir einmal annehmen, dass in der betreffenden Klinik insgesamt 1000 Personen mit den Medikamenten A und B behandelt worden sind. Desweiteren wollen wir annehmen, dass sich darunter 900 Frauen befanden (extreme Geschlechtsaufteilung!). Gemäß den in der Tabelle für das Jahr 1987 angegebenen Daten müssen dann 250 Personen (= 25%), darunter 25 Männer (= 25%), mit dem Medikament A behandelt worden sein. Daraus folgt aber, dass bei 225 der 900 Frauen dieses Medikament eingesetzt worden sein muss. Dies sind aber ebenfalls 25%. Die übrigen 75% müssen also mit dem Medikament B behandelt worden sein!
Alternativ können Sie auch das nebenstehende Kuchendiagramm **(Abb.30)** zur Überprüfung dieser Aussage heranziehen. Der innere Kreis soll die Gesamtheit aller behandelten männlichen Patienten zeigen, der äußere Ring die Gesamtmenge aller behandelten Frauen. Die Lage der Trennlinie ist beliebig und spiegelt die hier nicht bekannte Geschlechtsverteilung der Patienten wieder. Der in der Tabelle angegebene PA-Anteil von 25% entspricht dem schraffierten Viertel des Kuchendiagramms, der mPA-Anteil von 25% dem enger schraffierten Viertel des inneren Kreises. Aus der Darstellung wird ersichtlich, dass auch 25% der krebskranken Frauen mit dem Medikament A behandelt worden sind - und damit 75% mit dem Medikament B.

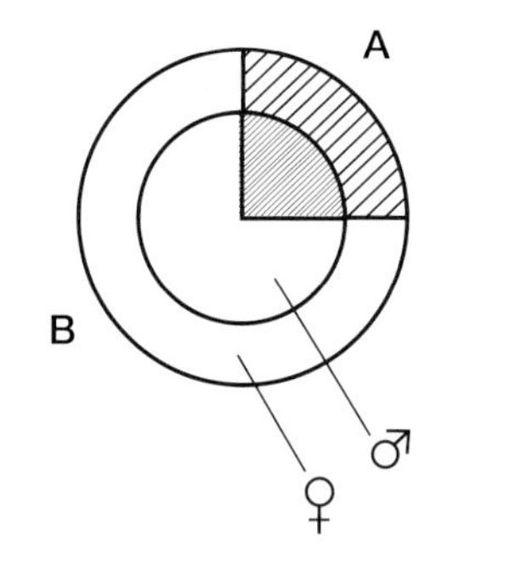

Abb.30

(B) Falsch; hier liegt eine *absolute Aussage* vor, die mit den präsentierten relativen Daten weder verifiziert, noch falsifiziert werden kann. Da die jeweilige Anzahl der Patienten in den Jahren 1991 und

1993 nicht bekannt ist, kann man hier nur sagen, dass in diesen bei den Jahren gleichgroße *Anteile* der Patienten im fortgeschrittenen Krebsstadium mit dem Medikament A behandelt worden sind.
Tipp: Vgl. hierzu ggf. noch einmal Kap. 1.2.3, S. 43ff.

(C) Falsch, da die Aussage nur dann korrekt ist, wenn von einer gleich großen Zahl männlicher wie weiblicher Patienten ausgegangen wird. Bei anderen Verhältnissen trifft dies aber nicht mehr zu. Nehmen wir z.B. an, dass insgesamt 1000 Personen (500 Männer und 500 Frauen) in der Klinik behandelt worden sind, dann wäre bei 500 Personen (= 50%), darunter 125 Männern (= 25%), das Medikament A eingesetzt worden. Die verbliebenen 375 Patienten, alles Frauen, sind dann tatsächlich 75% der behandelten weiblichen Patienten. Greifen wir dagegen auf unser obiges Beispiel mit der extremen Geschlechtsverteilung zurück (1000 Personen, 900 Frauen, 100 Männer), erhalten wir völlig unterschiedliche Werte: Jetzt müßten 475 Frauen (= 52,8%) mit dem Medikament A behandelt worden sein!
Tipp: An diesem Beispiel können Sie erkennen, dass die Überprüfung ähnlich gelagerter mathematischer Aussagen am besten mittels extremer Beispielrechnungen erfolgen sollte. Trifft eine Aussage auch auf diese Extremfälle zu, dann kann man i.allg. mit ruhigem Gewissen davon ausgehen, dass die Aussage wohl auch auf alle anderen denkbaren Fälle zutreffen wird.

(D) Falsch; da von 1988 auf 1989 der Anteil der Patienten im fortgeschrittenen Krebsstadium, die mit dem Medikament A behandelt wurden, gefallen ist, muss der Anteil der Patienten, die mit dem Medikament B behandelt wurden, gestiegen sein. Von einem kontinuierlichen Abfall dieses Anteils in den angegebenen Jahren kann also nicht die Rede sein.
Hinweis: Zur hier verwendeten Begrifflichkeit vgl. ggf. Kap. 1.1.4, S. 24ff.

(E) Falsch, da auch hier eine *absolute Aussage* vorliegt, die mit den präsentierten relativen Daten weder verifiziert, noch falsifiziert werden kann. Der Tabelle ist nur zu entnehmen, dass unter den mit dem Medikament A behandelten Patienten der *Anteil* der Frauen in diesen Jahren größer war als der der Männer.
Tipp: Vgl. auch hierzu ggf. noch einmal Kap. 1.2.3, S. 43ff.

Aufgabe 3-12: Gesucht war C!

Hinweis: Die Aussagen I oder III kommen hier mit mittlerer Häufigkeit vor; eine von ihnen sollten Sie also auch als erste bearbeitet haben! Wenn nicht, lesen Sie sich unbedingt noch einmal Kap. 1.2.5, S. 50ff, durch!

I. Korrekt; bei einem Teilchendurchmesser von 0,6 μm ist der Wert des Extinktionskoeffizienten bei jeder Temperatur zwischen 100 und 600 K gleich Null.

II. Falsch; von *Atomen* ist hier nicht die Rede! Die betrachteten Silberfasern werden vielmehr gemäß dem Text aus kleinen, *sphärischen Teilchen* unterschiedlichen Durchmessers aufgebaut. Im übrigen haben die Atome eines bestimmten Elements einen konstanten Durchmesser.

III. Korrekt; je höher die Temperatur ist, desto kleiner ist der Extinktionskoeffizient und umgekehrt.
Hinweis: Zum hier verwendeten Begriff der Proportionalität vgl, ggf. Kap. 1.1.4, S. 26f. IV.

IV. Falsch, da unzulässig verallgemeinert. Um diese Aussage beurteilen zu können, müssten auch Daten über den hier nicht dargestellten Bereich vorliegen. Der Verlauf der Fläche spricht im übrigen eher dafür, dass der Wert des Extinktionskoeffizienten noch zunimmt, wenn die Temperatur weiter fällt bzw. der Teilchendurchmesser weiter abnimmt.
Hinweis: Vgl. ggf. Kap. 1.2.4, S. 46ff.

3.4) 2 .Übungsblock **Bearbeitungszeit: 60 min**

3-13)

Das nebenstehende Diagramm zeigt die Verteilung von vier unterschiedlichen Erkrankungen der Lunge, die unter den Patienten einer Klinik in einem bestimmten afrikanischen Land vorkommen. Ein Fünftel der Patienten waren Männer, der Rest Frauen.

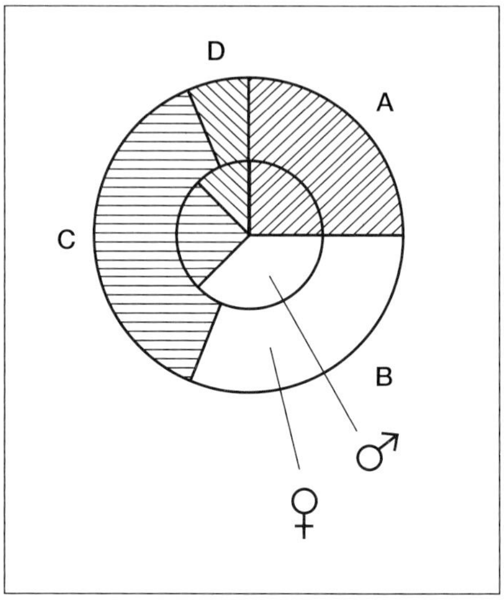

Welche der nachstehenden Aussagen ist aus den hier angebotenen Informationen <u>nicht</u> ableitbar?

(A) Etwa 5% der in dieser Klinik behandelten Lungenkranken waren Männer, die an der Krankheit A litten.
(B) Ein Viertel aller Lungenpatienten dieser Klinik litt an der Krankheit A.
(C) Unter den Patienten dieser Klinik, die an der Krankheit C litten, waren weniger Männer als Frauen.
(D) Unter den Patienten dieser Klinik, die an der Krankheit D litten, waren sowohl absolut als auch relativ mehr Männer als Frauen.
(E) Unter den Patienten dieser Klinik, die an der Krankheit A litten, waren viermal so viele Frauen wie Männer.

3-14)

In der nachstehenden Tabelle sind die wichtigsten bevölkerungsrelevanten Daten der BRD für die Jahre 1989-1992 zusammengefasst worden.

Jahr	1989	1990	1991	1992
Bevölkerung (in Mio.)	78,5	79,4	80,0	80,6
Geburten (in Tsd.)	880	906	830	809
Sterbefälle (in Tsd.)	903	922	911	885
zugewanderte Deutsche (in Tsd.)	751	809	495	440
ausgewanderte Deutsche (in Tsd.)	107	145	161	187
zugewanderte Ausländer (in Tsd.)	771	842	890	1131
ausgewanderte Ausländ‹ rr (in Tsd.)	428	466	475	590

Welche der nachstehend aufgeführten Aussagen ist allein aus den vorstehenden Informationen heraus <u>nicht</u> ableitbar?

(A) Im dargestellten Zeitraum stieg die Bevölkerung Deutschlands kontinuierlich an.
(B) Im dargestellten Zeitraum lag die Sterberate in Deutschland im jährlichen Vergleich immer über der Geburtenrate.
(C) Der Anstieg der Bevölkerungszahlen in Deutschland ist im dargestellten Zeitraum überwiegend auf den Zuzug von Ausländern zurückzuführen.

(D) Sowohl der Zuzug als auch der Fortzug von Ausländern stieg in der BRD 1989-1992 kontinuierlich an.

(E) Im hier dokumentierten Zeitraum sind mehr als dreimal so viele Ausländer wie Deutsche aus Deutschland abgewandert.

3-15)

Die langjährigen Durchschnittswerte der Konzentrationen von Nährstoffen, pflanzlichen Primärproduzenten (photosynthesetreibende Organismen, die organische Materie aus den Grundstoffen Kohlendioxid und Wasser aufbauen), dem Phytoplankton (pflanzliches Plankton, meist Algen) und dem Zooplankton (tierisches Plankton) im Ozean der Nordhalbkugel folgen einem jahreszeitlichen Wechsel. Der Nährstoffgehalt (◇◇◇◇), die Menge der pflanzlichen (obere durchgezogene Kurve) und der tierischen Planktonbiomasse (untere durchgezogene Kurve) und die Primärproduktion (----) sind jeweils in Kohlenstoffeinheiten für eine 30 m tiefe Wassersäule unter einem Quadratmeter Oberfläche angegeben.

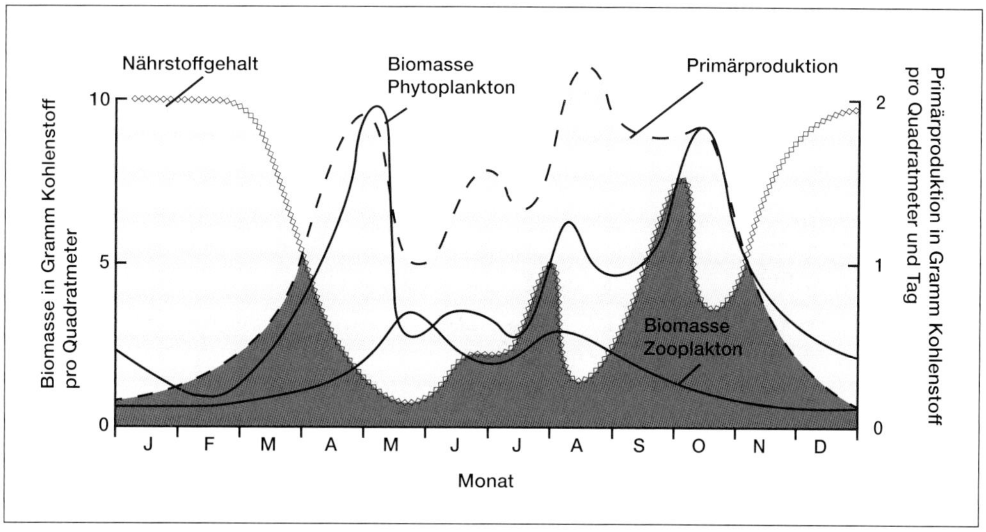

Welche der nachstehenden Aussagen zum marinen Leben in den nördlichen Meeren ist gemäß dem Vorstehenden nicht korrekt?

(A) Im langjährigen Mittel durchläuft der Nährstoffgehalt des Meeres im Monat Mai seinen jährlichen Tiefstpunkt.

(B) Die Primärproduktion erreicht nie Werte von mehr als 2,5 g/m² • d.

(C) Das Phytoplankton weist zwei große Blütezeiten im Frühjahr und im Herbst auf.

(D) Die Biomasse des Zooplanktons erreicht ihr größtes Ausmaß im späten Frühjahr bzw. im Hochsommer.

(E) Im Februar fällt die auf beide Planktonarten insgesamt entfallende Biomasse auf ein Minimum.

3-16)

Die Ergebnisse kognitiver bzw. Erkenntnistests können vom Testosteronspiegel im Blut abhängig sein. In der nebenstehenden Darstellung sind die diesbezüglichen Ergebnisse von Frauen (die beiden linken Säulen) und Männern (die beiden rechten Säulen) bei der Bearbeitung von Aufgaben zum räumlichen Vorstellungsvermögen (oben), zum mathematischen Schlussfolgern (Mitte) und zur Wahrnehmungsgeschwindigkeit (unten) zusammengefasst. Vom Vorliegen einer Korrelation zwischen dem Testosteronspiegel und der Leistung, also von einer wechselseitigen, gesetzmäßigen Beziehung zwischen diesen beiden Variablen geht man dabei erst aus, wenn sich die zu vergleichenden Testwerte um mehr als 0,5 Punkte unterscheiden. Bei einer direkt proportionalen Beziehung zwischen den Variablen spricht man von einer positiven Korrelation, bei einer indirekten Proportionalität von einer negativen Korrelation.

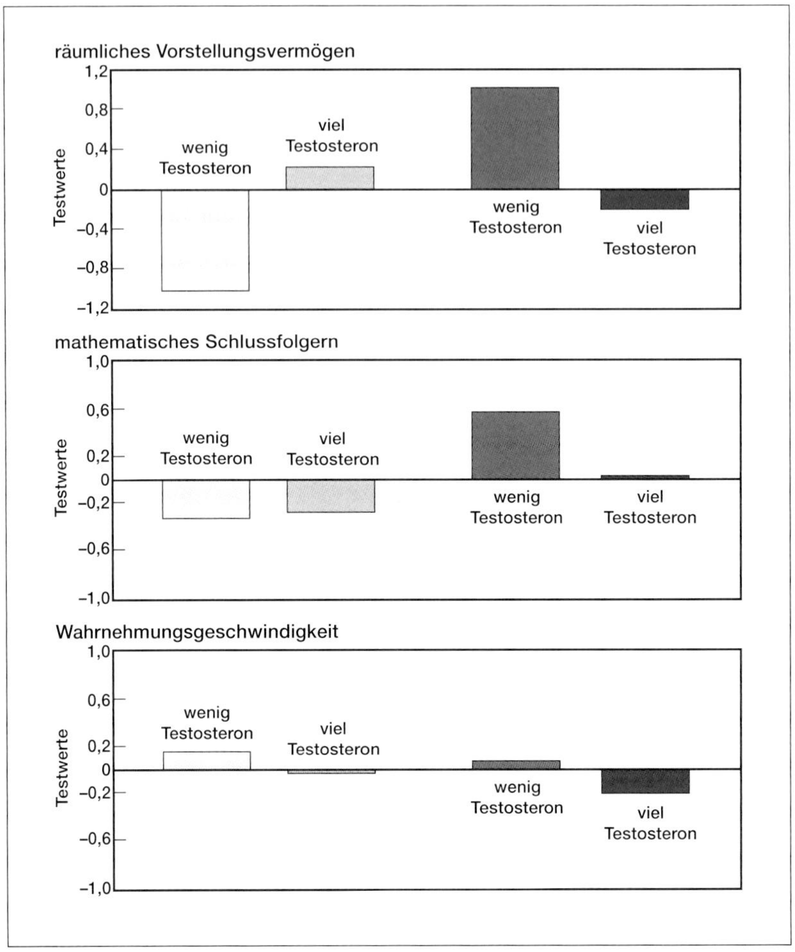

Welche der nachstehenden Aussagen ist gemäß den vorliegenden Informationen <u>nicht</u> korrekt?

(A) Frauen mit hoher Testosteronkonzentration im Blut lösen Aufgaben zum räumlichen Vorstellungsvermögen besser als Frauen mit niedriger Testosteronkonzentration.

(B) Bei einem Test zum mathematischen Schlussfolgern zeigen Männer mit einem hohen Testosteronspiegel eine schlechtere Leistung als Männer mit einem niedrigen Testosteronspiegel.

(C) Bei einem Test zur Wahrnehmungsgeschwindigkeit schneiden Frauen im Durchschnitt besser ab. Zwischen der Testosteronkonzentration im Blut und der Testleistung zeigt sich hier bei beiden Geschlechtern eine negative Korrelation.

(D) Beim Lösen von Aufgaben zum räumlichen Vorstellungsvermögen weisen Männer eine umgekehrte Abhängigkeit vom Testosteronspiegel auf als Frauen.

(E) Bei der Bearbeitung von Aufgaben zum mathematischen Schlussfolgern besteht bei Frauen - anders als bei Männern - keine Korrelation zwischen der Leistung und dem Testosteronspiegel.

3-17)

Auf einer zum Bismarck-Archipel gehörenden Insel wurden Ende des 19. Jahrhunderts europäische Ratten freigesetzt, die sich mangels natürlicher Feinde auf Kosten der ursprünglichen Fauna und Flora ungehindert vermehren konnten. Mitte des 20. Jahrhunderts wurde zu ihrer Bekämpfung eine europäische Marderart ausgewildert, die sich mangels anderer Beutetiere fast nur von den zunächst in großer Zahl vorhandenen Ratten ernähren konnte. Im folgenden sehen Sie eine Darstellung der relativen Populationsgrößen beider Tierarten in Abhängigkeit von der Zeit.

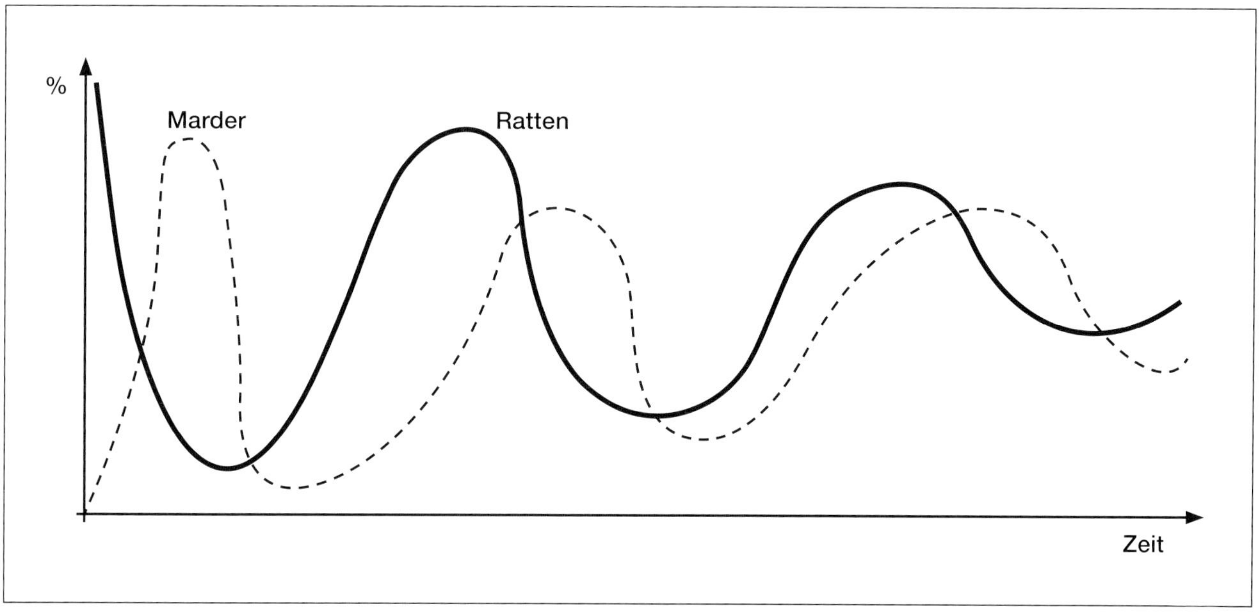

Welche der nachstehend aufgeführten Aussagen sind gemäß den vorgenannten Informationen korrekt?

I. Wird die Population der Marder zu groß, bricht im hier dokumentierten Zeitraum regelmäßig die Population der Ratten zusammen. Dabei folgt einem Zusammenbruch der Rattenpopulation in zeitlichem Abstand jedoch immer ein Rückgang der Marderpopulation.

II. Die Population der Ratten ist im hier dokumentierten Zeitraum regelmäßig niedriger als die der Marder.

III. Im Laufe der hier dokumentierten Zeit nähern sich die relativen Populationsgrößen beider Arten allmählich jeweils einem Mittelwert an.

IV. Im Laufe der Zeit erfolgen die Zusammenbrüche sowohl der Marderpopulation als auch der Rattenpopulation nach immer längeren Zeiträumen.

(A) Die Aussagen I und II sind korrekt.
(B) Die Aussagen III und IV sind korrekt.
(C) Die Aussagen I, II und III sind korrekt.
(D) Die Aussagen I, III und IV sind korrekt.
(E) Die Aussagen II, III und IV sind korrekt.

3-18)

Die nebenstehenden Diagramme zeigen die Entwicklung der Catecholamineliefernden Organe und Gewebe beim Menschen, beim Schaf und bei der Ratte. Zu den wichtigsten Catecholaminen (Stresshormonen) gehören Noradrenalin und Adrenalin, die u.a. von den Paraganglien, den Nebennieren und den noradrenalinfreisetzenden sympathischen Nerven bereitgestellt werden. Letztere steuern in Abhängigkeit von dem jeweiligen Entwicklungsstand des Individuums und der Art in zunehmendem Maße die Reaktion der Nebennieren, die nur kurzfristig auch direkt reagieren können. Als Stressbeispiel wurde hier jeweils die Reaktion auf Sauerstoffmangel während der Embryonalperiode und in den ersten Lebenswochen untersucht. Die Kreisdiagramme verdeutlichen die Größe der Nebennieren und die relativen Anteile der beiden wichtigsten, von ihnen produzierten Catecholaminen.

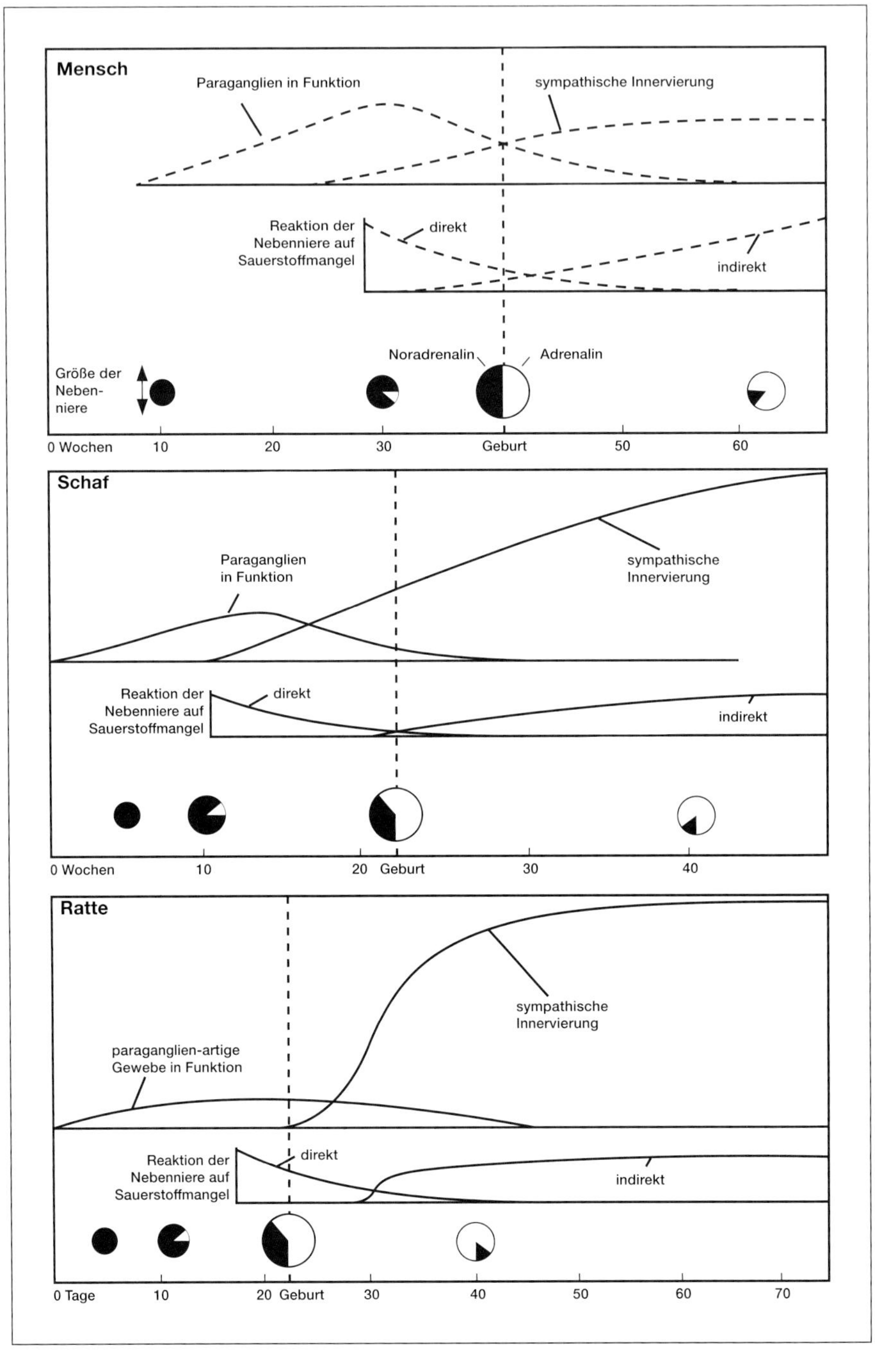

Welche der folgenden Aussagen ist aus dem Vorstehenden nicht ableitbar?

(A) Bei einer der hier vorgestellten Arten können die Paraganglien bzw. die paraganglienartigen Gewebe mehr als 50 Wochen nach der Geburt noch in Funktion sein.

(B) Die Nebennieren der Feten aller drei hier behandelten Arten produzieren zum Geburtstermin als Reaktion auf Stress mindestens genausoviel Adrenalin wie Noradrenalin.

(C) Bezüglich der Catecholamin-Freisetzung wird das sympathische Nervensystem der Ratte erst nach der Geburt funktionstüchtig

(D) Beim Schaf geht die direkte Ansprechbarkeit der Nebennieren auf Stress bereits vor dem Geburtstermin weitgehend verloren.

(E) Die sympathische Innervierung vollzieht sich bei der Ratte rascher als beim Schaf oder beim Menschen.

3-19)

In der nebenstehenden Grafik sind die durchschnittlichen Preise eines Liters bleifreien Normalbenzins an den bundesdeutschen Tankstellen in den Monaten Mai der Jahre 1987 bis 1994 aufgeführt. Zur Erläuterung der Preisgestaltung ist jeweils der Nettopreis (unten) und der Steueranteil (oben) aufgeführt, beide Angaben in Cent.

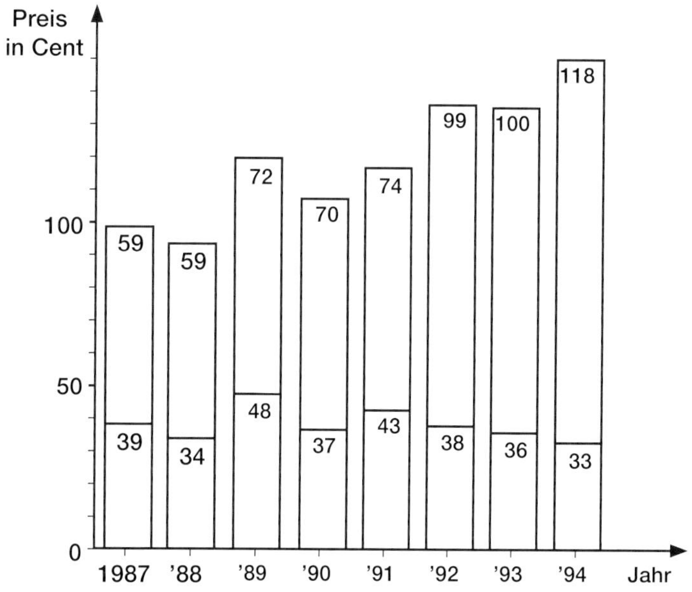

Welche der nachstehenden Aussagen zu den Tankstellenpreisen ist/sind aus den vorstehenden Information ableitbar?

I. Während des hier dokumentierten Zeitraums trug der Steueranteil im Jahre 1994 sowohl absolut als auch relativ am meisten zum Verkaufspreis des hier behandelten Benzins bei.

II. Von 1991 bis 1994 nahm der Nettopreis von Benzin kontinuierlich ab, der Steueranteil jedoch ständig zu.

III. 1990 machten die Steuern fast zwei Drittel des Verkaufspreises von bleifreiem Normalbenzin aus.

IV. Von 1988 bis 1994 nahm der Steueranteil des bleifreien Normalbenzins um 100% zu.

(A) Nur die Aussagen I und III sind ableitbar.
(B) Nur die Aussagen II und IV sind ableitbar.
(C) Die Aussagen I, II und III sind ableitbar.
(D) Die Aussagen I, III und IV sind ableitbar.
(E) Alle Aussagen sind ableitbar.

3-20)

Bei einem Versuch erhielten freiwillige, gesunde Testpersonen zu vier verschiedenen Tageszeiten (im folgenden Diagramm mit Pfeilen markiert) das blutdrucksenkende Medikament Propranolol verabreicht. Dargestellt sind die jeweils gemittelten Konzentrationen des Medikaments im Blutplasma zu verschiedenen Zeitpunkten nach der Applikation (Einnahme). Die Kurven geben damit direkt Auskunft über das Ausmaß der jeweiligen Wirkung des Medikaments.

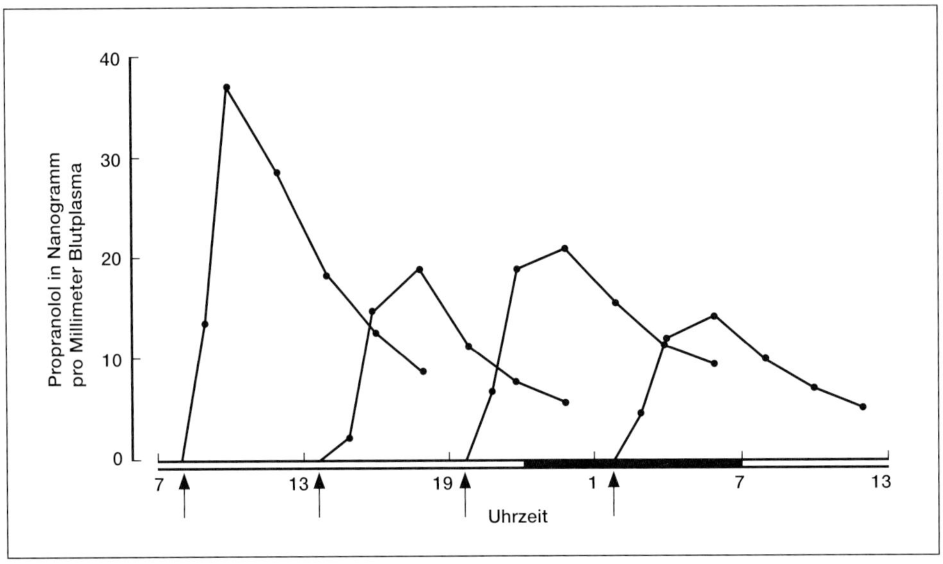

Welche der nachstehenden Aussagen lässt/lassen sich aus dem Vorstehenden ableiten?

I. Propranolol gelangt - morgens verabreicht - sehr rasch ins Blut und erreicht bald eine sehr hohe Konzentration.

II. Wird Propranolol am Abend verabreicht, erreicht es zwar nicht die höchstmögliche Wirkung, ist aber länger wirksam, als wenn es tagsüber oder in der Nacht verabreicht wird.

III. Soll in der Nacht bei einem Patienten mit hohem Blutdruck ein rasches Absinken des Blutdrucks erreicht werden, empfiehlt sich die Verwendung von Propranolol weniger.

IV. Medikamente sollten v.a. morgens verabreicht werden, da sie dann am wirksamsten sind.

(A) Nur die Aussage II ist ableitbar.
(B) Die Aussagen I und II sind ableitbar.
(C) Die Aussagen I und IV sind ableitbar.
(D) Die Aussagen II und IV sind ableitbar.
(E) Die Aussagen I, II und III sind ableitbar.

3-21)

Die folgende Grafik zeigt die Veränderungen bei der RNA-Synthese, mit denen eine Leberzelle auf eine Vergiftung mit Cycloheximid reagiert. Dargestellt wird der jeweilige Aktivitätsgrad hinsichtlich der Bildung der Boten-RNA-Vorlagen für fremde Proteine, die in anderen Körperzellen zum Einsatz kommen (M'), für Proteine des zelleigenen Stoffwechsels (M), für ribosomale Proteine bzw. ribosomale RNA (R) und schließlich für Kernproteine, die zur Replikation der DNA (= Duplikation bzw. Verdopplung der Erbinformation mit anschließender Zellteilung) benötigt werden (N). Der in diesem Diagramm in Abhängigkeit von der Zeit dargestellte Aktivitätsgrad der genannten Prozesse gibt Auskunft über die relative Höhe der mit ihnen jeweils verbundenen Proteinproduktion.

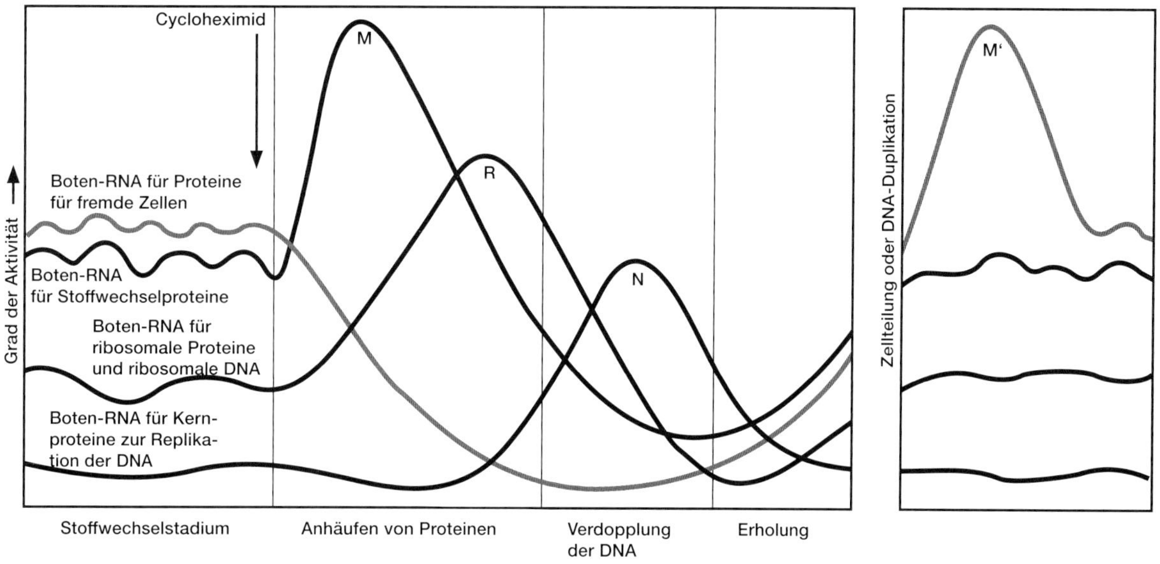

Welche der nachstehenden Aussagen lässt sich aus den hier präsentierten Informationen <u>nicht</u> ableiten?

(A) Als erste Reaktion auf die Cycloheximid-Vergiftung fährt die Zelle die Produktion von Proteinen für andere Zellen des Körpers zurück und häuft stattdessen Proteine für den eigenen Stoffwechsel an.

(B) Vor der Vergiftung der Zelle liegt die Produktion von Proteinen für fremde Zellen etwas über der Produktion von Proteinen für den eigenen Stoffwechsel.

(C) Die Produktion von Boten-RNA als Vorlage für Kernproteine erreicht erst dann ihr Maximum, wenn die Produktion zelleigener Stoffwechselproteine, ribosomaler Proteine und ribosomaler RNA ihren jeweiligen Höhepunkt überschritten haben.

(D) Als Ergebnis der Cycloheximid-Vergiftung einer Leberzelle können entweder zwei Zellen mit normalem DNA-Gehalt oder eine Zelle mit verdoppelter DNA vorliegen.

(E) Erst nachdem sich die übrigen Werte von den Folgen der Cycloheximid-Vergiftung erholt haben, sucht die Zelle die zwischenzeitliche Unterbrechung der Produktion von Proteinen für fremde Zellen durch eine vorübergehende, abnorm hohe Aktivierung der betreffenden Prozesse wieder auszugleichen.

3-22)

Im nachstehenden Diagramm ist das durchschnittliche Erkrankungsrisiko an Schizophrenie bei Vorliegen eines entsprechenden Falles in der Verwandtschaft zusammengefasst worden. Die Grundlage der hier vorgestellten Werte bildeten europäische Familien- und Zwillingsstudien aus den Jahren 1920 bis 1987.

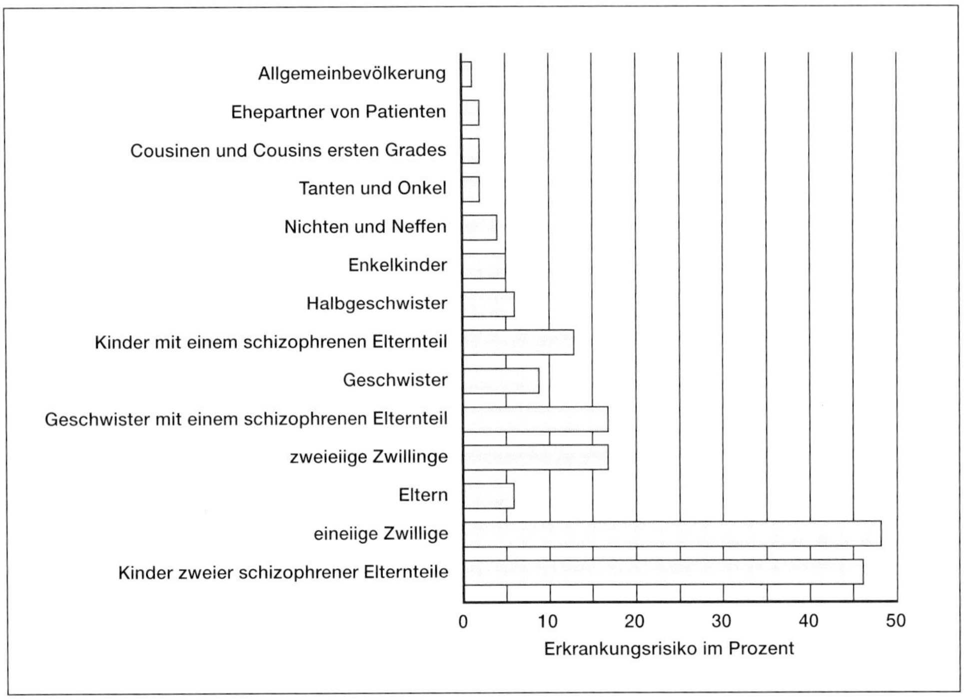

Welche der nachfolgend aufgeführten Aussagen kann/können allein aus den hier vorgelegten Informationen abgeleitet werden?

I. Die Wahrscheinlichkeit, dass bei beiden Elternteilen eines Schizophrenen diese Krankheit auch auftritt, beträgt etwa 6%.

II. Wenn ein Teil eines eineiigen Zwillingspaares an Schizophrenie erkrankt, beträgt die Wahrscheinlichkeit, dass auch der zweite Zwilling an Schizophrenie erkranken wird, fast 50%.

III. Das durchschnittliche Erkrankungsrisiko des Bruders eines Schizophrenen erhöht sich um fast 100%, wenn auch die Mutter an Schizophrenie leidet.

IV. Eine Ursache für eine Erkrankung an Schizophrenie scheint eine Schädigung des Erbgutes des Betroffenen zu sein.

(A) Die Aussagen I und II können abgeleitet werden.
(B) Die Aussagen II und III können abgeleitet werden.
(C) Die Aussagen III und IV können abgeleitet werden.
(D) Die Aussagen II, III und IV können abgeleitet werden.
(E) Alle Aussagen können abgeleitet werden.

3-23)

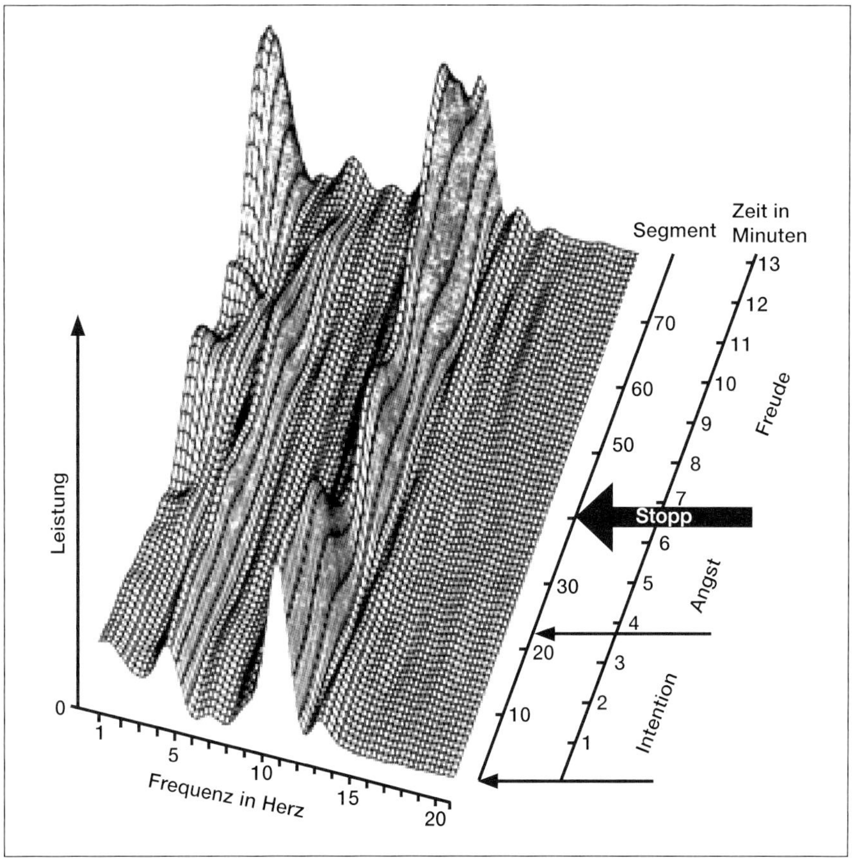

Die spektralelektroenzephalographische Leistung des menschlichen Gehirns in den Frequenzbändern Delta (0-3,5 Hz), Theta (4-7 Hz), Alpha (8-13 Hz) und Beta (14-30 Hz) gibt in dieser dreidimensionalen Darstellung Aufschluss über bestimmte Grundgefühle. Abgeleitet wurden die Hirnströme in Form von EEGs am Kopf der Versuchsperson. Rechts sind die emotionalen Qualitäten von intensiv wiedererinnerten Erlebnissen angegeben, deren Hervorbringung zuvor mit einer Spezialmethode zur Selbstkontrolle gedanklicher und emotioneller Abläufe (Gedanken - Stopp - Technik) eingeübt wurde. Zu unterscheiden sind hier eine Intentionsphase, in der Erwartungsgefühle und Interesse zum Ausdruck kommen, eine Phase der Angst und eine der Freude; diese Grundgefühle lassen sich anhand der Kurvenverläufe verlässlich identifizieren.

Welche der folgenden Aussagen lässt sich aus den hier präsentierten Informationen <u>nicht</u> ableiten?

(A) Empfindet die Versuchsperson Freude, steigt die Leistung des Alphawellenbandes, während sich die des Frequenzbandes Theta langfristig reduziert.

(B) Bis etwa zum Segment 65 bleibt die Gipfelfrequenz der Thetawellen nahezu konstant bei etwa 5 Hz. Danach nimmt die Gipfelfrequenz allmählich zu.

(C) In der Intentionsphase dominiert die Leistung der Alphawellen. Sie ist hier mehr als doppelt so hoch wie die Leistung der Delta- oder Thetawellen.

(D) Beim Übergang von der Intentionsphase in die Angstphase durchläuft die Leistung der Alphawellen ein Minimum.

(E) Die Gipfelfrequenz der Alphawellen hat in der Intentionsphase geringere Werte als in der Freude-Phase.

Aufgabe 3-15: Gesucht war B!

(A) Korrekt, wie der Grafik zu entnehmen ist.
(B) Falsch; die Grafik enthält nur *Durchschnittswerte*, im Einzelfall könnte die Primärproduktion zu bestimmten Zeiten und an bestimmten, besonders begünstigten Orten auch höhere Werte annehmen.
(C) Korrekt, wie der Grafik zu entnehmen ist. Es gibt noch eine weitere, im Ausmaß aber weniger bedeutende Blütezeit im August. Dies ändert aber nichts an der Korrektheit der Aussage, in der ja nicht behauptet wird, dass es *nur zwei* Blütezeiten gibt.
Hinweis: Zu der in den Aussagen B und C enthaltenen Problematik vgl. ggf. Kap. 1.2.4, S. 46ff
(D) Korrekt, wie dem Verlauf der Kurve zu entnehmen ist.
(E) Korrekt; beide Kurven weisen hier ihre Tiefstwerte auf.

Aufgabe 3-16: Gesucht war C!

(A) Korrekt; die Erhöhung des Testosteronspiegels korrespondiert mit einem Anstieg der Testwerte im oberen Diagramm um ca. 1,0 Punkte.
(B) Korrekt; die Verringerung des Testosteronspiegels korrespondiert mit einem Anstieg der Testwerte im mittleren Diagramm um ca. 1,2 Punkte.
(C) Falsch; gemäß der Definition im Text, wonach man erst vom Vorliegen einer Korrelation zwischen den beiden Variablen sprechen kann, wenn sich die zu vergleichenden Testwerte um mehr als 0,5 Punkte unterscheiden, kann im unteren Diagramm weder bei den Frauen noch bei den Männern eine wechselseitige Beziehung zwischen der Testleistung und dem Testosteronspiegel vorliegen.
(D) Korrekt; wie dem oberen Diagramm zu entnehmen ist, zeigen Frauen bei einem höheren Testosteronspiegel eine bessere, Männer dagegen eine schlechtere Testleistung.
(E) Korrekt; wie dem mittleren Diagramm zu entnehmen ist, bleibt die Testleistung von Frauen unabhängig vom Testosteronspiegel nahezu konstant bei etwa -0,3 Punkten.

Aufgabe 3-17: Gesucht war D!

Hinweis: Bei dieser Aufgabe ist es nahezu gleichgültig, mit welcher Aussage Sie ihre Bearbeitung begonnen haben, da bis auf Aussage III alle Aussagen dreimal in den Antwortalternativen vorkommen.

I. Korrekt; ein Maximum der Marderpopulation geht jeweils unmittelbar einem Minimum der Rattenpopulation voraus.
II. Falsch; da hier nur *relative Angaben* vorliegen, ist diese Aussage nicht ableitbar. Da die absolute Größe beider Populationen unbekannt ist, kann die Rattenpopulation auch während eines relativen Minimums zahlenmäßig die Population der Marder übertreffen!
III. Korrekt; die Amplitude beider Kurven wird von links nach rechts allmählich kleiner.
IV. Korrekt; die Wellenlänge beider Kurven nimmt von links nach rechts zu.

Aufgabe 3-18: Gesucht war A!

(A) Falsch; die Zahlenwerte auf den x-Achsen setzen mit der Zeugung ein, nicht mit der Geburt, die ja in jedem Diagramm, durch die senkrechte Linie und eine entsprechende Bezeichnung besonders hervorgehoben worden ist. Die Aussage müsste somit korrekt lauten, dass bei einer der hier vorgestellten Arten - nämlich dem Menschen - die Paraganglien bzw. die paraganglienartigen Gewebe *mehr als 50 Wochen nach dem Zeugungstermin* noch in Funktion sein können.

(B) Korrekt; wie den betreffenden Kreisdiagrammen entnommen werden kann, ist zum Zeitpunkt der Geburt die Produktion von Adrenalin nur beim Menschen ebenso groß wie die von Noradrenalin. Bei den beiden anderen hier behandelten Arten schütten die Nebennieren dagegen bei der Geburt mehr Adrenalin als Noradrenalin aus.

(C) Korrekt; die mit "sympathische Innervierung" bezeichnete Kurve beginnt im unteren Diagramm erst am Geburtstermin, die indirekte Reaktion der Nebennieren setzt dann etwa acht Tage nach der Geburt ein.

(D) Korrekt; schon am Geburtstermin ist im mittleren Diagramm die indirekte Reaktion der Nebennieren genauso groß wie die direkte Reaktion. Letztere wird dann binnen fünf Wochen eingestellt.

(E) Korrekt; bereits 60 Tage nach der Zeugung - oder etwa 48 Tage nach der Geburt - ist die sympathische Innervierung bei der Ratte nahezu vollzogen. Daher geht die Kurve in eine Parallele zur x-Achse über. Beim Schaf ist dieser Zustand erst etwa 50 Wochen nach der Zeugung - bzw. ca. 28 Wochen nach der Geburt - erreicht. Beim Menschen ist der Ausbau der sympathische Innervierung zwar schon etwa 55 Wochen nach der Zeugung - ca. 15 Wochen nach der Geburt - vollzogen, das weitere Wachstum der für die indirekte Reaktion stehenden Kurve weist jedoch daraufhin, dass sich hier offenbar noch eine Art Reifungsprozess vollzieht, der bei den anderen Arten so nicht nachgewiesen werden kann.

Aufgabe 3-19: Gesucht war D!

Hinweis: Auch zur Bearbeitung dieser Aussage ist es notwendig, frühere Kenntnisse der Prozentrechnung wieder zu reaktivieren!
Tipp: Die Aussagen II und IV sollten hier bevorzugt bearbeitet werden (mittlere Häufigkeit!). Vgl. ggf. noch einmal Kap. 1.2.5, S. 50ff.

I. Korrekt; 1994 erreichte der Steueranteil des Tankstellenpreises von bleifreiem Normalbenzin mit 118 Cent den absolut höchsten Wert während der hier behandelten Jahre. Da gleichzeitig der Nettopreis den tiefsten Wert im hier behandelten Zeitraum annahm, muss der Steueranteil 1994 auch relativ am größten gewesen sein. Eine Rechnung ist hier also nicht notwendig.

II. Nicht ableitbar; die Aussage trifft nur für *bleifreies Normalbenzin* zu, nicht jedoch für *alle Benzinsorten* im allgemeinen!
Hinweis: Auch bei dieser Aussage wird wieder die Problematik verallgemeinernder Aussagen angesprochen; vgl. ggf. Kap. 1.2.4, S. 46ff.

III. Korrekt; der Steueranteil in diesem Jahr beträgt genau 65,42% (Grundwert = 107 Cent, Prozentwert = 70 Cent).

IV. Korrekt; der Steueranteil stieg von € 0,59 auf € 1,18.

Aufgabe 3-20: Gesucht war B!

Hinweis: Die Aussagen I und IV sollten hier von Ihnen bevorzugt bearbeitet worden sein, da die Aussage II zu häufig - nämlich viermal -, die Aussage IV dagegen zu selten - nämlich nur einmal - in den Antwortalternativen auftaucht. Vgl. ggf. noch einmal Kap. 1.2.5, S. 50ff.

I. Korrekt; etwa um 8.00 Uhr verabreicht, erreicht die Propranololkonzentration im Blut mit ca. 37 ng/ml binnen zweier Stunden den höchsten hier verzeichneten Wert.

II. Korrekt; 12 Stunden nach Verabreichung des Medikaments ist die Propranololkonzentration im Blut unter den hier aufgezeichneten Werten dann am höchsten, wenn es am Abend verabreicht wurde.

III. Falsch; aus den hier vorliegenden Informationen lässt sich diese Aussage nicht ableiten, da keine Übersicht über die Biorhythmusabhängigkeit anderer Medikamente besteht. Es kann ja sein, dass die Verhältnisse bei anderen Medikamenten noch ungünstiger liegen!

IV. Nicht ableitbar; auch bei dieser Aussage liegt eine *unzulässige Verallgemeinerung* vor. Zur Biorhythmusabhängigkeit anderer Medikamente liegen weder im Text noch im Diagramm irgendwelche Informationen vor.

Hinweis: Sollte die Bearbeitung der Aussagen III und IV Sie vor Probleme gestellt haben, arbeiten Sie am besten noch einmal Kap. 1.2.4, S. 46ff, durch!

Aufgabe 3-21: Gesucht war B!

(A) Korrekt; die mit M' gekennzeichnete Kurve, die den Aktivitätsgrad hinsichtlich der Produktion von Proteinen für fremde Zellen wiedergibt, sinkt ab. Dagegen steigt die mit M gekennzeichnete Kurve, die den Aktivitätsgrad hinsichtlich der Produktion von Proteinen für den eigenen Stoffwechsel angibt, besonders stark an.

(B) Falsch; da hier nur *relative Angaben* vorliegen, Text und Grafik somit keine Auskunft über *die absoluten Verhältnisse* geben, können die Kurven in der vorliegenden Weise nicht miteinander verglichen werden.

Hinweis: Vgl. ggf. noch einmal Kap. 1.2.3, S. 43ff.

(C) Korrekt; das Maximum der mit M gekennzeichneten Kurve folgt zeitlich den Maxima der mit M und R bezeichneten Kurven.

(D) Korrekt; dies geht aus dem senkrecht eingefügten Text hervor, der die Grafik zweiteilt. Die Information, dass unter Duplikation eine Verdopplung der DNA zu verstehen ist, geht aus dem Text hervor.

(E) Korrekt; wenn die Kurve M' ihr Maximum erreicht, haben die anderen Kurven ihre Ausgangslage wieder eingenommen.

Aufgabe 3-22: Gesucht war D!

1.Hinweis: Auch bei der Bearbeitung dieser Aufgabe kommen Sie um die Beherrschung einfacher Probleme der Prozentrechnung nicht herum!

2.Hinweis: Die Bearbeitung dieser Aufgabe sollten Sie mit der Überprüfung der Aussage IV begonnen haben. Nur sie taucht dreimal in den Antwortalternativen auf. Berücksichtigen Sie dabei, dass die Alternative E alle Aussagen anspricht!

I. Nicht ableitbar; die Grafik dokumentiert das durchschnittliche Erkrankungsrisiko an Schizophrenie bei Vorliegen *eines* entsprechenden Falles in der Verwandtschaft (vgl. Z.2).Daher kann der angesprochene Balken nur so interpretiert werden, dass die Wahrscheinlichkeit, dass *ein Elternteil* eines Schizophrenen auch an Schizophrenie erkranken wird, 6% beträgt (12.Reihe). Die Wahrscheinlichkeit, dass beide Elternteile eines Schizophrenen an Schizophrenie erkranken, könnte demnach höchstens 0,36% (6% von 6% bzw. 0,06 • 0,06 = 0,0036) betragen.

II. Korrekt; genau sind es etwa 48% (13.Reihe).

III. Korrekt; die Wahrscheinlichkeit, dass Geschwister eines Schizophrenen an Schizophrenie erkranken, beträgt gemäß der Grafik etwa 9% (9.Reihe). Das Risiko für Personen, bei denen sowohl eines der Geschwister als auch ein Elternteil schizophren ist, ebenfalls an Schizophrenie zu erkranken, beträgt dagegen etwa 17% (10.Reihe).

IV. Korrekt; dieser Schluss ergibt sich folgerichtig aus der Tatsache, dass das entsprechende Risiko bei Kindern mit einem oder zwei schizophrenen Elternteilen, mit denen sie ja ein Großteil des Erbgutes gemeinsam haben, besonders hoch ist. Dies trifft auch für Zwillinge - besonders für eineiige Zwillinge - zu, für die ja das gleiche gilt. Je entfernter die Verwandtschaft zu einem Schizophrenen, desto geringer ist also das Erkrankungsrisiko. Alleinige Ursache für eine schizophrene Erkrankung kann eine Erbgutschädigung aber nicht sein, da ja auch die Ehepartner von Patienten ein im Vergleich zur Allgemeinbevölkerung erhöhtes Erkrankungsrisiko aufweisen. Ehepartner gehören aber i.allg. nicht zur direkten Verwandschaft!

Aufgabe 3-23: Gesucht war B!

<u>Hinweis</u>: Wie in Kap. 1.1.4, S. 27f, ausgeführt wurde, können Sie sich die Arbeit an dreidimensionalen Diagrammen durch das Einzeichnen von Hilfslinien bzw. -flächen beträchtlich erleichtern. Sind Sie diesem Rat gefolgt?

(A) Korrekt; vgl. **Abb.31.** Eingezeichnet sind hier die Schnittkurven bei konstanten 5 Hz (Thetawellen) und bei konstanten 12 Hz (Alphawellen). Die Schnittkurven entsprechen weitgehend den Gipfelfrequenzen beider Wellenarten im genannten Bereich.

(B) Nicht ableitbar; die Gipfelfrequenz der Thetawellen bleibt auch ab dem Segment 65 bei ca. 5 Hz; vgl. **Abb.31.**

<u>Hinweis</u>: Aussage B steht im völligen Widerspruch zur Aussage A! Eine der beiden Aussagen musste also die gesuchte, nicht ableitbare Aussage sein. Wer von Ihnen dies frühzeitig erkannt hat,

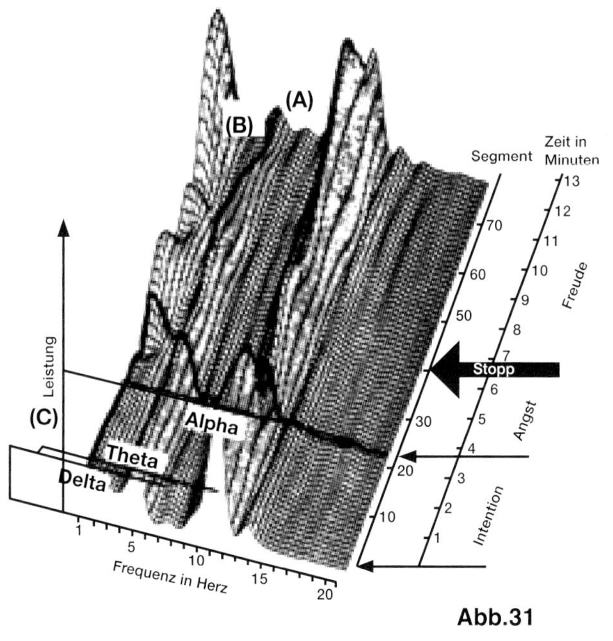

Abb.31

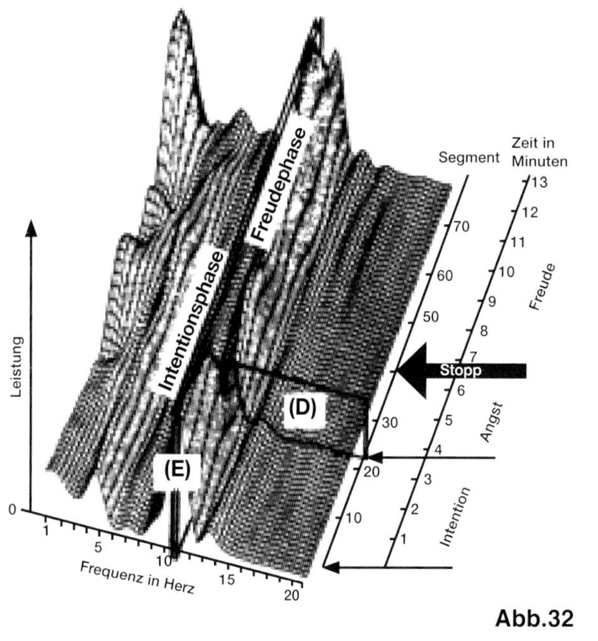

Abb.32

konnte auf die Bearbeitung der übrigen Aussagen verzichten!

(C) Korrekt; vgl. **Abb.31.**

(D) Korrekt; der Abfall der Alphawellen-Kurve in diesem Bereich ist deutlich zu erkennen; vgl. **Abb.32**.
Hinweis: Zur Bewertung dieser Aussage dürfen Sie keinesfalls den die beiden Phasen trennenden Pfeil einfach in das Diagramm hinein verlängern! Denken Sie daran, dass hier eine dreidimensionale Grafik vorliegt, Sie also in der gezeigten Art eine Schnittfläche in das Diagramm einzeichnen müssen, um die Aussage bewerten zu können!

(E) Korrekt; die Gipfelfrequenz der Alphawellen ist in der Intentionsphase gegenüber der Freudephase um etwa ein Drittel Hertz nach links - d.h. zu niedrigeren Frequenzen hin - verschoben; vgl. **Abb.32.**

Aufgabe 3-24: Gesucht war E!

I. Korrekt; wird das angelegte Magnetfeld umgepolt, geht die Magnetisierung aller drei Speichermedien vom Zustand b über die Zustände c und d zu einem entsprechenden Magnetisierungszustand mit umgekehrtem Vorzeichen über. Erst von hier aus kann durch eine weitere Umpolung des äußeren Magnetfeldes der Zustand a erreicht werden.
Tipp: Vorsicht bei doppelten Verneinungen wie in diesem Fall! Die Magnetisierung lässt sich tatsächlich nicht von einem durch den Punkt b repräsentierten Zustand in einen durch den Punkt a markierten Zustand zurückbringen. Die Aussage ist somit nicht die gesuchte, nicht ableitbare Aussage!

II. Korrekt; geht die Stärke des angelegten positiven Magnetfeldes auf Null zurück, dann sinkt die Magnetisierung aller drei Speichermedien nicht gleichfalls auf Null, sondern nur bis zum Punkt c und bleibt somit größtenteils erhalten. Ein analoges Verhalten zeigt sich beim Abschalten eines negativen Magnetfeldes. Auch hier bleibt die Magnetisierung -wenn auch mit umgekehrtem Vorzeichen - größtenteils erhalten.

III. Korrekt; die für Dünnschicht-Legierungen angegebene Hystereseschleife ist deutlich größer als die der beiden anderen Speichermedien.

IV. Korrekt; dies geht bereits aus dem Kommentar zur Aussage II hervor. Wird das äußere Magnetfeld nur ausgeschaltet, gehen die Werte nur bis zum Punkt c zurück, sinken aber nicht auf Null.

3.6) 3. Übungsblock **Bearbeitungszeit: 30 min**

3-25)

Die nachstehende Grafik zeigt die relative, inflationsbereinigte Kostenentwicklung in einem Krankenhaus einer deutschen Stadt im Vergleich zum Jahr 1950. Dargestellt ist die relative Entwicklung von vier Kostenbereichen: Ausrüstungs- und Ausstattungsaufwendungen einschließlich Reparaturkosten (A), Personalkosten (P), Aufwendungen für Miete, Gebäudeunterhaltung und -Instandsetzung (M) sowie Aufwendungen für Verbrauchsmaterialien (V).

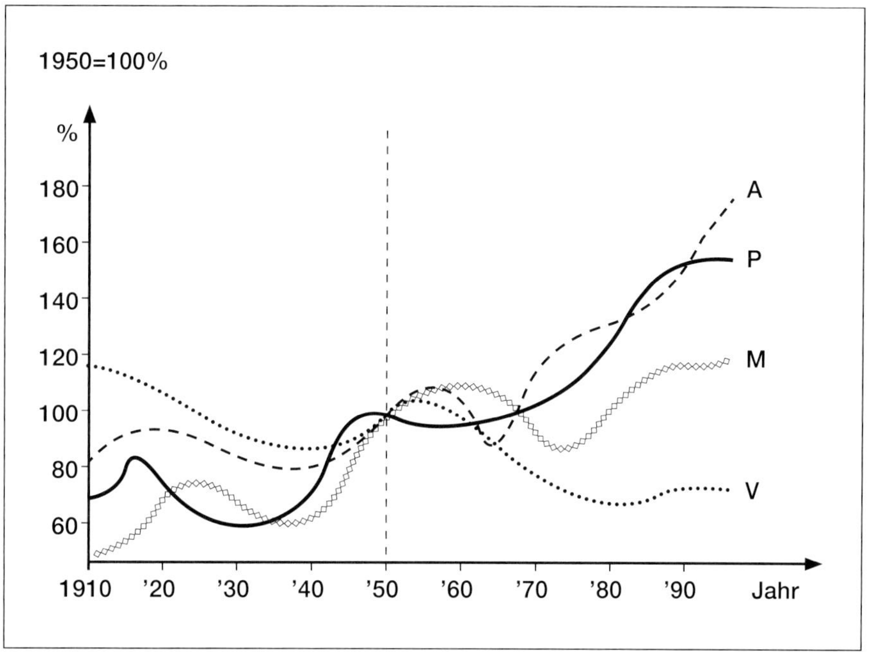

Welche der nachstehenden Aussagen ist/sind gemäß den vorstehenden Informationen <u>nicht</u> korrekt?

I. Von 1950 bis 1990 sind die Personalkosten um etwa 50% gestiegen, die Kosten für Verbrauchsmaterialien sind dagegen auf etwa drei Viertel des Ausgangswertes gefallen.
II. 1955 erreichten die Ausgaben des Krankenhauses für Verbrauchsmaterialien ihren Höchststand.
III. 1970 lagen die Ausgaben des Krankenhauses für Miete, Gebäudeunterhaltung und Gebäudeinstandsetzung um etwa 20% unter dem Stand von 1950.
IV. 1990 musste das Krankenhaus etwa genauso viel Geld für Ausrüstung und Ausstattung wie zur Bezahlung des Personals ausgeben.

(A) Die Aussagen I und II sind nicht korrekt.
(B) Die Aussagen I und IV sind nicht korrekt.
(C) Die Aussagen II und III sind nicht korrekt.
(D) Die Aussagen II und IV sind nicht korrekt.
(E) Die Aussagen I, II und IV sind nicht korrekt.

3-26)

Die folgenden Grafiken zeigen die Verbreitung der Pseudopsoriatis in Europa und weltweit im Jahre 1990. Angegeben ist jeweils der relative Anteil verschiedener Länder (D - Deutschland, E -Spanien, F - Frankreich, GB - Großbritannien, I - Italien) am europäischen Patientenaufkommen bzw. der relative Anteil der Kontinente (As - Asien, Eu - Europa, NA - Nordamerika) an den weltweit wegen dieser Krankheit behandelten Personen.

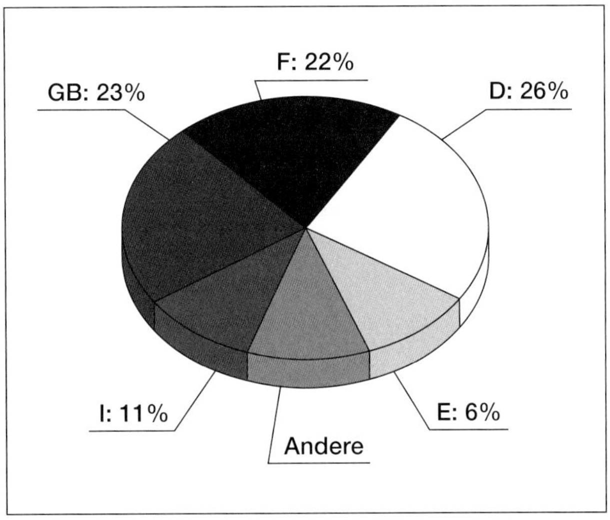

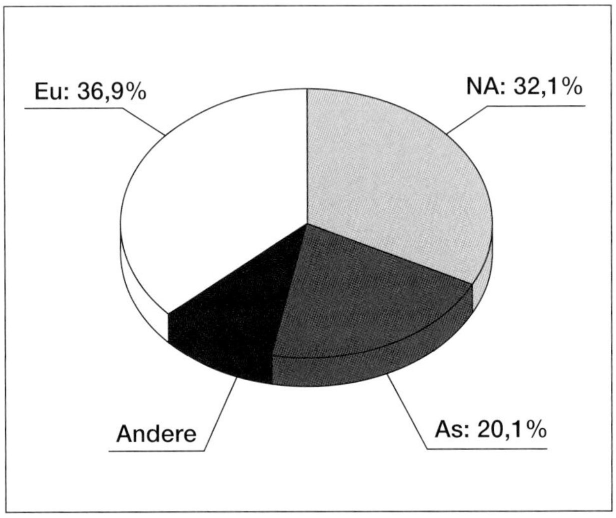

Welche der nachstehenden Aussagen ist aus den vorstehenden Informationen ableitbar?

(A) Mehr als ein Drittel der Pseudopsoriatis-Patienten der Welt lebte 1990 in Europa.
(B) 11 % der Pseudopsoriatis-Patienten lebte 1990 in Italien.
(C) Weltweit war 1990 jeder fünfte Pseudopsoriatis-Patient ein Deutscher.
(D) 1990 lebten die meisten Pseudopsoriatis-Patienten in Europa.
(E) In Frankreich lebten 1990 doppelt so viele Pseudopsoriatis-Patienten wie in Italien.

3-27)

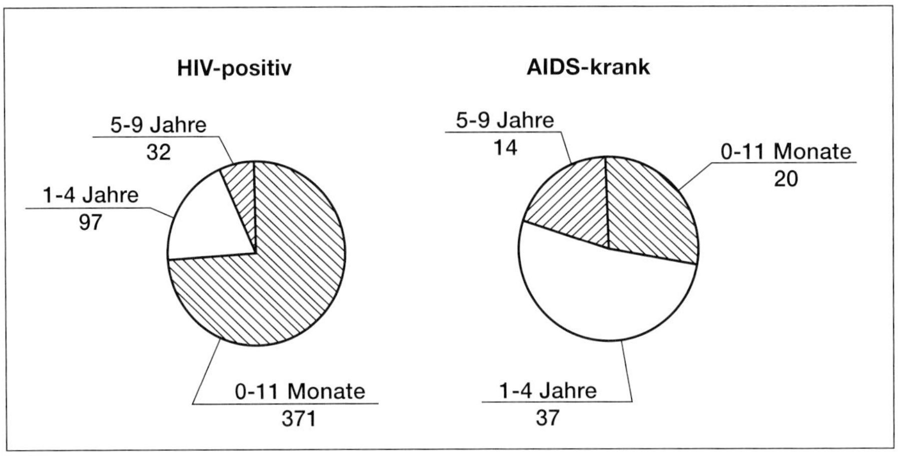

Auch unter Kindern nimmt die Häufigkeit einer HIV-Infektion in den letzten Jahren ständig zu. Neben einer Infektion über Blutprodukte ist die pränatale Infektion im Mutterleib eine der bedeutsamsten Ursachen eines HIV-positiven Befundes bei Kindern. In den hier vorgestellten Grafiken wurde für drei verschiedene Altersgruppen aufgetragen, wieviele der von HIV-positiven Müttern geborenen Kinder 1994 in Deutschland selbst HIV-positiv waren und wieviele an AIDS litten.

Welche der nachstehenden Aussagen ist aus den vorstehenden Informationen ableitbar?

(A) In Deutschland litten 1994 14,2% der HIV-positiven Kinder im Alter von bis zu 9 Jahren an AIDS.
(B) 1994 bildeten in Deutschland die weniger als ein Jahr alten Kinder unter den HIV-positiven Kindern die größte Gruppe.
(C) 500 der in Deutschland von HIV-positiven Müttern geborenen Kinder im Alter von weniger als 10 Jahren waren 1994 ebenfalls HIV-positiv.
(D) 71 Kinder HIV-positiver Mütter litten 1994 in Deutschland an AIDS.
(E) Je älter die Kinder HIV-positiver Mütter sind, desto seltener sind sie selber HIV-positiv.

3-28)

Bis Ende August 1992 waren 53.509 HIV-Infizierte beim AIDS-Zentrum des Bundesgesundheitsamtes registriert. Bei 8763 Menschen war die als AIDS (= erworbenes Immunschwäche-Syndrom) bezeichnete Krankheit inzwischen ausgebrochen, 4508 Personen waren bis zu diesem Zeitpunkt als Folge dieser Krankheit verstorben. Die kompletten Balken in der nachstehenden Grafik markieren die Zahl der AIDS-Neudiagnosen in den betreffenden Halbjahren, die schraffierten Bereiche die Zahl der AIDS-Toten in dem betreffenden Halbjahr.

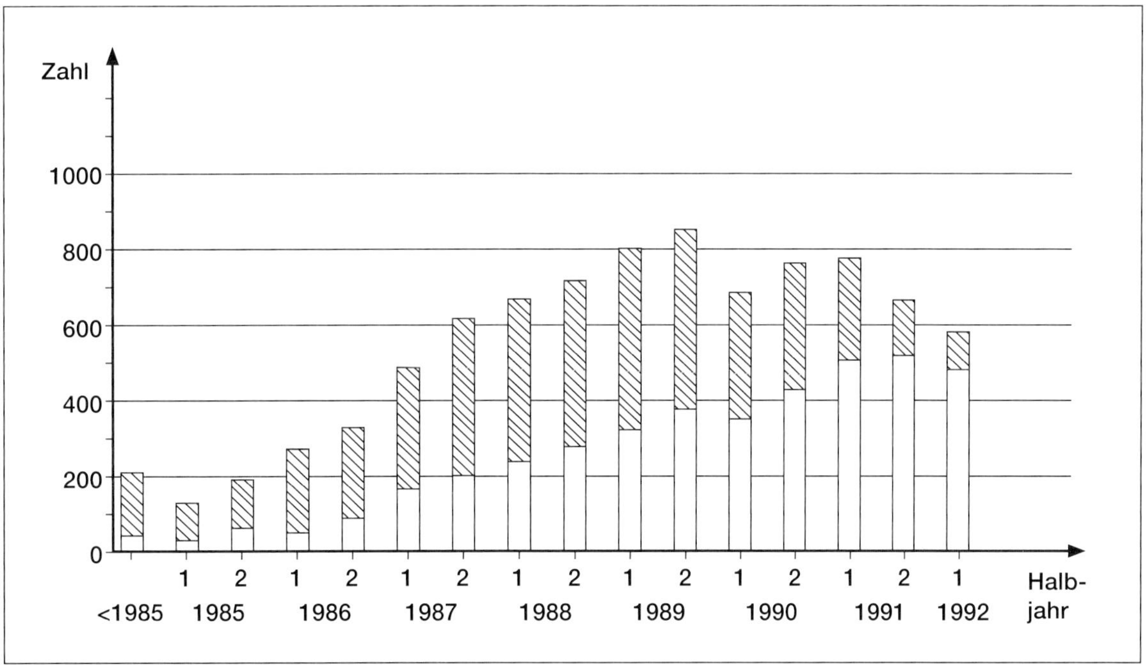

Welche der folgenden Aussagen ist/sind gemäß dem Vorstehenden <u>nicht</u> korrekt?

I. Im dokumentierten Zeitraum war die Zahl der AIDS-Fälle im 2.Halbjahr 1989 am größten.
II. Die Zahl der AIDS-Neudiagnosen stieg vom 1.Halbjahr 1985 bis zum 2.Halbjahr 1989 kontinuierlich an.
III. Seit der 2.Jahreshälfte 1989 sinkt die Zahl der registrierten AIDS-Toten.
IV. Die Zahl der Neuinfektionen mit dem HIV-Virus, die beim AIDS-Zentrum des Bundesgesundheitsamtes registriert wurden, hat sich in den letzen Jahren leicht verringert.

(A) Nur die Aussage III ist nicht korrekt.
(B) Die Aussagen I und IV sind nicht korrekt.
(C) Die Aussagen II und III sind nicht korrekt.
(D) Die Aussagen II und IV sind nicht korrekt.
(E) Die Aussagen I, II und IV sind nicht korrekt.

3-29)

Der Drogenkonsum von Jugendlichen ist ein wichtiges Problem der Gegenwart. Die nachstehende Tabelle verdeutlicht die prozentualen Anteile der Jugendlichen, die gelegentlich oder regelmäßig Drogen konsumieren, in verschiedenen Altersgruppen. Dabei wurde unterschieden zwischen legalen Drogen, z.B. niedrigprozentige Alkoholika wie Wein, Sekt und Bier (I), hochprozentige Alkoholika wie Schnaps, Likör und Weinbrand (II) sowie Zigaretten (III), und illegalen Drogen wie Haschisch und Marihuana (IV) und Schnüffelstoffe (V). Sogenannte harte Drogen wurden von der Untersuchung nicht erfasst.

Altersgruppe	I	II	III	IV	V
12-13 Jahre	24	10	13	2	2
14-15 Jahre	64	29	33	3	4
16-17 Jahre	83	47	70	8	11
Durchschnitt	52	26	33	4	5

Welche der nachstehenden Aussagen ist/sind aus den vorstehenden Angaben ableitbar?

I. In der Gruppe der 12-13jährigen gehören etwa ein Viertel der Jugendlichen zu den gelegentlichen oder regelmäßigen Konsumenten niedrigprozentiger Alkoholika.
II. Ein Drittel der Gruppe der 14-15jährigen raucht zumindest gelegentlich.
III. Mit zunehmendem Alter der drei hier dokumentierten Gruppen wächst auch ihr Konsum der hier aufgeführten Drogen.
IV. 52% der Jugendlichen konsumieren gelegentlich oder regelmäßig eine der hier aufgeführten Drogen.

(A) Die Aussagen I und II sind ableitbar.
(B) Die Aussagen II und IV sind ableitbar.
(C) Die Aussagen I, II und III sind ableitbar.
(D) Die Aussagen I, III und IV sind ableitbar.
(E) Die Aussagen II, III und IV sind ableitbar.

3-30)

Eines der wichtigen Probleme bei der Bekämpfung von Infektionskrankheiten in der klinischen Praxis ist die zunehmende Resistenz (= Widerstandsfähigkeit) von Viren oder Bakterien gegen die eingesetzten Medikamente, deren Dosierungen daher ständig erhöht werden müssen. Die nachstehenden Diagramme zeigen links die durchschnittliche Dosierung (in willkürlichen Einheiten) eines bestimmten Medikaments, das bevorzugt gegen Durchfallerregende Coli-Bakterien eingesetzt wird, und rechts den prozentualen Anteil dieses Medikaments bei der Behandlung der von Coli-Bakterien verursachten Durchfallerkrankungen.

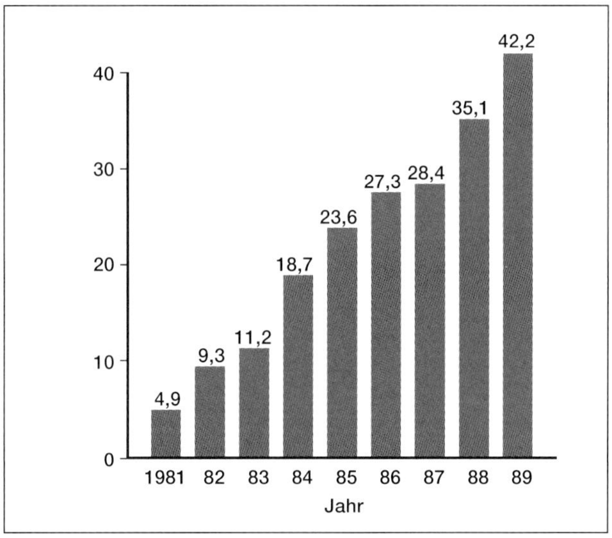

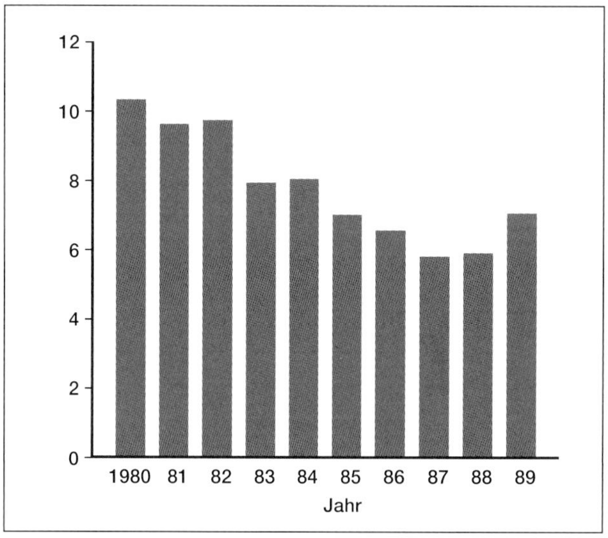

Welche der nachstehenden Aussagen ist/sind gemäß dem Vorstehenden korrekt?

I. Die durchschnittliche Dosierung des Medikaments musste bis 1989 auf mehr als das achtfache des ursprünglichen Wertes erhöht werden.

II. 1988 wurde das Medikament seltener zur Behandlung von Durchfallerkrankungen eingesetzt als im Jahre 1980.

III. Mit zunehmender Resistenz der Coli-Bakterien gegen das Medikament verringerte sich auch sein Anteil bei der Behandlung der von diesen Bakterien verursachten Durchfallerkrankungen.

IV. 1989 wurde das Medikament erstmals seit 1980 wieder deutlich häufiger bei von Coli-Bakterien verursachten Durchfallerkrankungen eingesetzt - in etwa genauso vielen Fällen wie im Jahre 1985.

(A) Keine der Aussagen ist korrekt.
(B) Nur die Aussage I ist korrekt.
(C) Nur die Aussage II ist korrekt.
(D) Die Aussagen II und III sind korrekt.
(E) Die Aussagen II und IV sind korrekt.

3-31)

Die nebenstehende Grafik zeigt die Verteilung der Zapfen und der Stäbchen, also der beiden Rezeptorenarten, die für das Hell-Dunkel- und das Farbsehen verantwortlich sind, auf der menschlichen Netzhaut. Die Zahl der Rezeptoren pro Flächeneinheit - die sog. Rezeptordichte -wird dabei gegen die Distanz von der Fovea centralis, angegeben in temporaler (+) und nasaler (-) Richtung in Grad, aufgetragen.

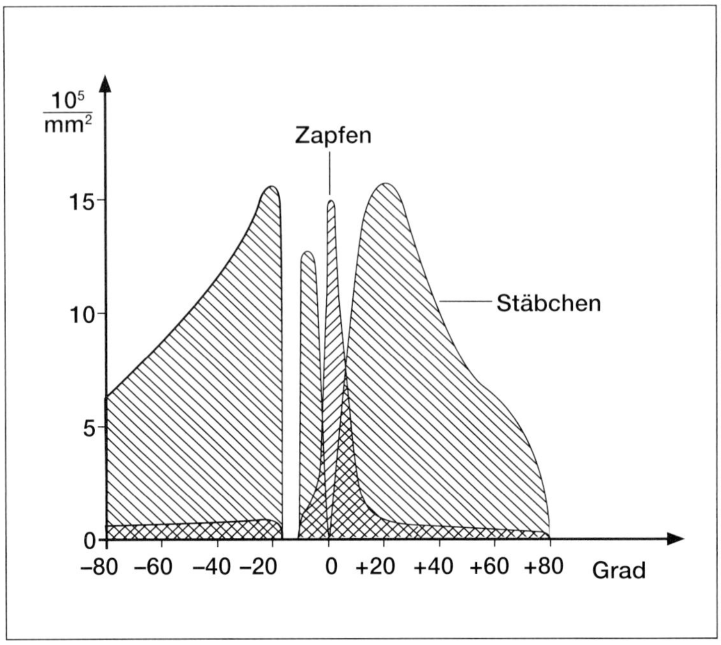

Welche der nachstehenden Aussagen ist/sind aus den vorstehenden Informationen ableitbar?

I. Bei etwa 15 Grad in nasaler Richtung existiert an der Stelle, an der der Sehnerv das Auge verlässt, ein "blinder Fleck", in dem weder ein Hell-Dunkel- noch ein Farbsehen möglich ist.

II. In der Fovea centralis gibt es keine Stäbchen.

III. Die Rezeptordichte ist im dargestellten Bereich für die Zapfen in der Mitte der Fovea centralis am höchsten, die der Stäbchen dagegen in den benachbarten Bereichen bei ± 20 Grad.

IV. Bei einer Distanz von 40 Grad in temporaler Richtung liegt die Rezeptordichte der Stäbchen bei etwa 10 Millionen Rezeptoren pro cm^2, die der Zapfen dagegen bei weniger als einer Millionen Rezeptoren pro cm^2.

(A) Die Aussagen I und III sind ableitbar.
(B) Die Aussagen II und IV sind ableitbar.
(C) Die Aussagen I, II und III sind ableitbar.
(D) Die Aussagen II, III und IV sind ableitbar.
(E) Alle Aussagen sind ableitbar.

3-32)

Zigarettenrauch ist eine der wenigen gesundheitsschädlichen Einwirkungen auf den menschlichen Organismus, für die quantitative Angaben über die Risikohöhe gemacht werden können. Die untenstehende Darstellung beruht auf dem kalifornischen Krebsregister und zeigt - getrennt für Männer und Frauen - den Zusammenhang zwischen der Lungenkrebshäufigkeit (= jährliche Zahl der Lungenkrebstoten pro 1000 Einwohner) und dem Zigarettenkonsum (= jährlicher Verbrauch pro Kopf der Einwohner) zwischen 1900 und 1980.

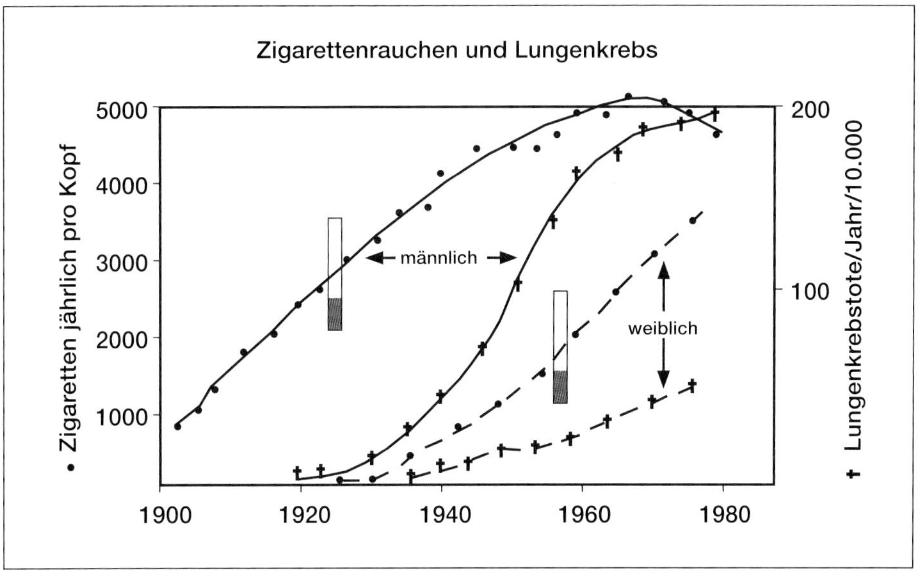

Welche der nachstehenden Aussagen ist/sind aus den hier vorliegenden Informationen <u>nicht</u> ableitbar?

I. Schon vor 1970 hat der jährliche Zigarettenkonsum der männlichen Kalifornier seinen vorläufigen Höhepunkt überschritten. 1980 rauchten sie nur noch etwa soviele Zigaretten wie Anfang der 1950er Jahre.

II. Im dokumentierten Zeitraum rauchten die kalifornischen Frauen im Durchschnitt weniger Zigaretten als die kalifornischen Männer.

III. Vor 1918 starben in Kalifornien weder Männer noch Frauen an durch Zigarettenrauch verursachtem Lungenkrebs.

IV. 1960 rauchten die Männer in Kalifornien im Durchschnitt fast 3000 Zigaretten mehr als Frauen.

(A) Nur Aussage I ist nicht ableitbar.
(B) Nur Aussage III ist nicht ableitbar.
(C) Nur Aussage IV ist nicht ableitbar.
(D) Die Aussagen I und III sind nicht ableitbar.
(E) Die Aussagen II und III sind nicht ableitbar.

3-33)

Eine Untersuchung zur psychiatrischen Epidemiologie sammelte 1973-1980 Daten zur psychischen Gesundheit der deutschen Bevölkerung und der in Deutschland lebenden Ausländer. Festgehalten wurden depressive Erkrankungen (D), Neurosen und andere Persönlichkeitsstörungen (N/P), Alkoholismus und Medikamentenabhängigkeit (A/M) sowie Schizophrenie und verwandte Erkrankungen (S). Zusammengestellt wurden die Daten für drei Diagnosegruppen: Deutsche (I), Türken, Italiener und Jugoslawen (II), die zusammen 66% der in Deutschland lebenden Ausländer stellten, und sonstige Ausländer (III), jeweils für Männer und Frauen gemeinsam (1), sowie Männer (2) und Frauen (3) für sich allein. Alle Angaben erfolgen in Promille.

Gruppe	D	N/P	A/M	S
I_1	2,0	4,8	2,7	2,1
I_2	1,1	4,3	3,6	1,9
I_3	2,8	5,1	2,0	2,3
II_1	0,6	2,2	0,3	0,6
II_2	0,4	1,5	0,4	0,5
II_3	0,9	2,8	0,2	0,8
III_1	2,6	5,7	1,3	1,6
III_2	1,3	4,8	1,8	1,8
III_3	4,6	6,7	0,7	1,3

Welche der nachstehenden Aussagen zur Bevölkerung in Deutschland in den Jahren 1973-1980 ist gemäß den vorstehenden Informationen korrekt?

(A) In allen drei hier ausgewiesenen Diagnosegruppen litten mehr Frauen als Männer an depressiven Erkrankungen sowie an Neurosen und anderen Persönlichkeitsstörungen.

(B) Deutsche litten vergleichsweise häufiger an Alkoholismus und Medikamentenabhängigkeit als die beiden hier angegebenen Ausländergruppen.

(C) 11,6 von 1000 Deutschen und 11,2 von 1000 sonstigen Ausländern litten insgesamt unter den hier aufgeführten psychischen Erkrankungen, in der Gruppe der Türken, Italiener und Jugoslawen aber nur 3,7 Promille.

(D) Etwa 4,2 Promille aller auf deutschem Boden lebenden Personen litten im Untersuchungszeitraum unter Neurosen und anderen Persönlichkeitsstörungen.

(E) Werden Neurosen und andere Persönlichkeitsstörungen nicht berücksichtigt, dann litten deutsche Frauen am häufigsten unter depressiven Erkrankungen, deutsche Männer dagegen unter Alkohol- und Drogenabhängigkeit.

3-34)

Im folgenden Diagramm sind die mittleren Elektronengeschwindigkeiten beim Durchgang durch einen Galliumarsenid- bzw. durch einen Silicium-Einkristall in Abhängigkeit von der Stärke des angelegten elektrischen Feldes eingetragen (GaAs = Galliumarsenid, Si = Silicium).

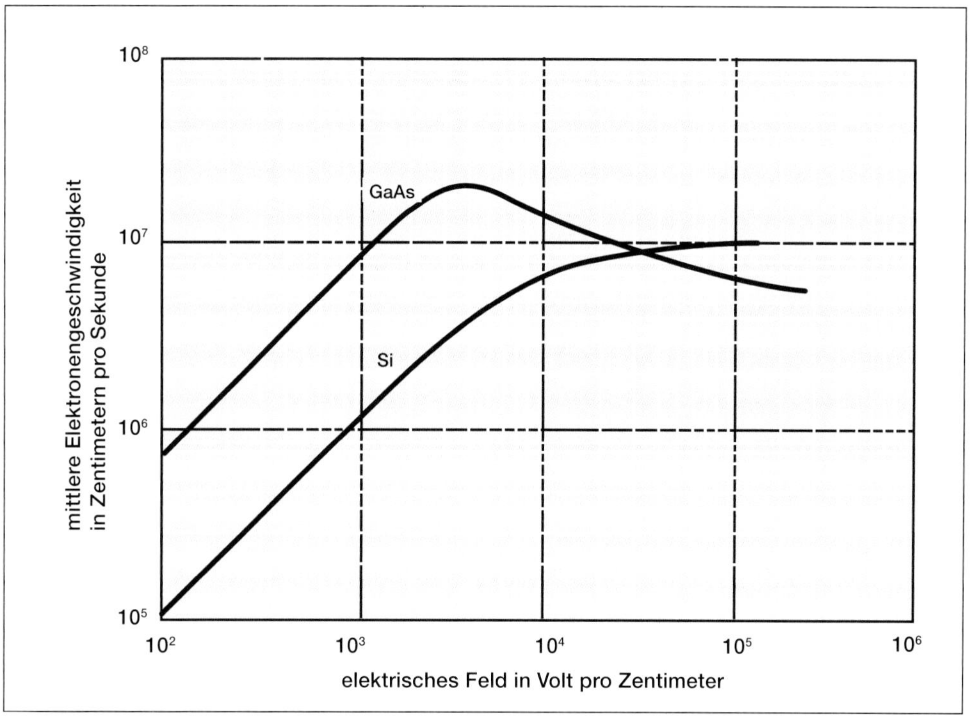

Welche der nachstehenden Aussagen ist gemäß den vorstehenden Informationen für den dargestellten Bereich <u>nicht</u> korrekt?

(A) Die mittleren Elektronengeschwindigkeiten sind bei Feldstärken von weniger als 4000 V/cm in Galliumarsenid mehr als viermal so hoch wie in Silicium.

(B) Bei einer Feldstärke von 2 V/μm sind die mittleren Elektronengeschwindigkeiten in beiden Materialien annähernd gleich groß.

(C) Bei Feldstärken von mehr als 20 kV/cm ist die mittlere Elektronengeschwindigkeit in Galliumarsenid kleiner als in Silicium.

(D) Eine mittlere Elektronengeschwindigkeit von 80 km/s liegt in Galliumarsenid vor, wenn das elektrische Feld eine Stärke von 900 V/cm oder von 40-50 kV/cm aufweist. Die gleiche mittlere Elektronengeschwindigkeit besteht in Silicium bei einer Feldstärke von 10-20 kV/cm.

(E) Bei einer Feldstärke von 3-4 kV/cm erreicht die mittlere Elektronengeschwindigkeit in Galliumarsenid mit etwa 200 km/s ein Maximum.

3-35)

Die folgende Tabelle zeigt eine Abschätzung der in der BRD als Folge der Reaktorkatastrophe von Tschernobyl resultierenden Ingestionsdosen (Ingestionsdosis = Strahlenbelastung eines Menschen als Folge der Aufnahme radioaktiver Substanzen über Nahrungsmittel) verschiedener Radionuklide (= radioaktive Elemente) für die Hauptnahrungsmittelgruppen. Dabei werden die altersabhängigen Verzehrmengen für das erste Folgejahr der Reaktorkatastrophe von Tschernobyl sowie vom zweiten bis einschließlich 50.Folgejahr berücksichtigt. Das Verhältnis dieser beiden Werte gibt indirekt Auskunft über die Halbwertzeit - also über die Zerfallsgeschwindigkeit - des betreffenden Radionuklids. Dabei gilt: Je kleiner die Halbwertzeit eines Radionuklids, desto schneller erfolgt sein Zerfall.

Radionuklid	Zeitraum	Erwachsene (Dosen in mrem)	Kleinkind (Dosen in mrem)
Cs 137	1. Jahr	35	30
	Rest	40	40
Cs 134	1. Jahr	20	20
	Rest	3	3
I 131	1. Jahr	4	40
	Rest	-	-
Sr 90	1. Jahr	0,1	0,3
	Rest	2	3
Summe (ca.)	1. Jahr	60	90
	Rest	50	50
Summe (Schwankungsbereich)	1.-50.Jahr	110 (50-200)	140 (100-250)

Welche der folgenden Aussagen ist gemäß dem Vorstehenden nicht korrekt?

(A) Einen dominierenden Anteil an der aus der Nahrungsmittelaufnahme bei Erwachsenen resultierenden Folgedosis hat Cs 137 mit rund 35 mrem im 1.Jahr und insgesamt 40 weiteren mrem für die folgenden 49 Jahre.

(B) Cs 134 ist nur im 1.Jahr maßgeblich an der Ingestionsdosis beteiligt.

(C) Kleinkindern wurde als Folge des Reaktorunglücks im Mittel eine größere Ingestionsdosis verabreicht als Erwachsenen.

(D) Die auf die Aufnahme von I 131 zurückzuführende Ingestionsdosis wirkt sich nur bei Kleinkindern und nur im 1.Folgejahr auf die gesamte Ingestionsdosis aus.

(E) Sr 90 ist von allen aufgeführten Radionukliden das langlebigste, I 131 hat dagegen die kürzeste Halbwertzeit.

3-36)

Die auf dieser Seite aufgeführte Input-Output-Tabelle zur Wirtschaft der BRD dokumentiert die Abhängigkeit der Produktion des Verbrauchsgüterbereichs von Produkten der acht zusammengefassten Produktionssektoren (Nr. 1-8) und deren Zuordnung zu den drei Endnachfragebereichen (Nr. 9-11). Angegeben sind hier sowohl die absoluten Werte in Millionen € (große Ziffern) als auch die jeweiligen Abhängigkeitsquoten in Promille (kleine Ziffern).

den Endnachfrage-Bereichen zugerechnete Produktion des Verbrauchergüterbereichs, unterteilt nach den liefernden Sektoren, in Millionen € und Promille	Verbrauch 9	Investitionen 10	Ausfuhr 11	Endnachfrage (9-11)
Agrar- und Nahrungsbereich 1	30,97 6018	0,24 47	5,35 1040	36,56 7105
Energiebereich 2	4,52 879	0,38 73	0,99 193	5,89 1145
Grundstoff- und Produktionsgüterbereich 3	6,79 1319	1,72 335	21,46 4170	29,97 5824
Investitionsgüterbereich 4	15,81 3072	28,36 5511	51,34 9975	95,51 18558
Baubereich 5	3,72 722	57,83 11236	3,94 766	65,49 12724
Verbrauchsgüterbereich 6	404,79 78654	42,51 8261	214,92 41760	662,22 128675
Verteilungsbereich 7	19,51 3792	1,64 318	4,61 895	25,76 5005
Dienstleistungsbereich 8	74,21 14420	1,53 297	2,86 556	78,60 15273
(1-8)	560,32 108876	134,21 26078	305,47 59355	100,00 194309

Welche der nachfolgenden Aussagen lässt sich aus den vorstehenden Informationen <u>nicht</u> ableiten?

(A) Die durch Lieferungen anderer Bereiche bedingte Produktionsabhängigkeit des Verbrauchsgüterbereiches von der Ausfuhr beträgt 41.760 Mio. €.

(B) Der Energiebereich trägt zur Produktionsabhängigkeit des Verbrauchsgüterbereiches sowohl beim Endnachfragebereich "Ausfuhr" als auch bei der gesamten Endnachfrage am wenigsten bei.

(C) Produkte des Investitionsgüterbereiches im Wert von rund 18,6 Milliarden € fließen über die Produktion des Verbrauchsgüterbereiches an die gesamte Endnachfrage. Dies sind etwa 9,6% der Gesamtproduktion des Verbrauchsgüterbereiches.

(D) In den Lieferungen des Verbrauchsgüterbereiches an den Endnachfragebereich "Verbrauch" sind Produkte des Agrar- und Nahrungsbereiches im Wert von 6018 Millionen € enthalten.

(E) Fast zwei Drittel der Lieferungen des Verbrauchsgüterbereiches an die gesamte Endnachfrage werden vom Verbrauchsgüterbereich selbst produziert.

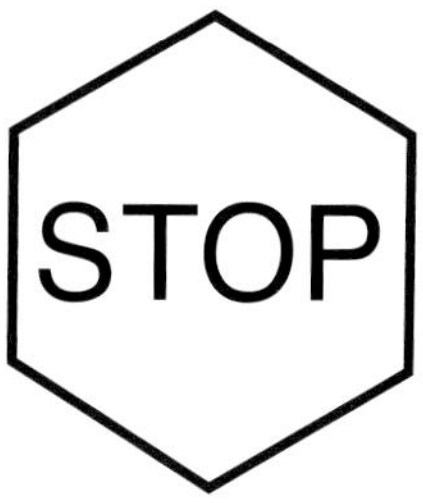

3.7) Kommentierte Lösungen zu den Aufgaben des 3.Übungsblocks

Aufgabe 3-25: Gesucht war D!

Hinweis: Die Aussagen I und IV kommen in den hier angebotenen Antwortalternativen jeweils dreimal, also mit mittlerem Schwierigkeitsgrad, vor. Sie sollten sie daher zuerst bearbeitet haben. In beiden Fällen genügt dann die Überprüfung von nur zwei der hier vorliegenden Aussagen, um die gesuchte Antwortalternative eindeutig herauszufinden. Vgl. ggf. noch einmal Kap. 1.2.5, S. 50ff.

I. Korrekt; die Personalkosten lagen 1990 bei etwas über 150%, die der Verbrauchsmaterialien bei ungefähr 75 %.
Hinweis: Beide Angaben lassen sich durch Einzeichnen x- bzw. y-achsenparalleler Hilfslinien leicht bestätigen.

II. Falsch; vor 1915 sind noch höhere Werte für die Aufwendungen für Verbrauchsmaterialien dokumentiert. Darüberhinaus müsste die Aussage auch dann noch als nicht korrekt gewertet werden, wenn es sich bei dem 1955er Wert tatsächlich um den höchsten hier präsentierten Wert gehandelt hätte, da die Aussage keine Einschränkung des Geltungsbereichs auf *die hier dokumentierten Jahre* enthält! Ohne diese Einschränkung ist die Aussage aber *zu allgemein* gehalten.
Tipp: Vgl. ggf. noch einmal Kap. 1.2.2, S. 42f.

III. Korrekt; die angesprochenen Ausgaben betrugen etwa 80% des Wertes von 1950.

IV. Falsch; beide Kostengruppen werden im Vergleich zu den jeweiligen Ausgaben im Jahre 1950 angegeben. Es handelt sich hierbei somit um *relative Angaben*! Da deren *absolute Größe* aber unbekannt ist, kann die Aussage auch nicht bestätigt werden.
Hinweis: Vgl. ggf. Kap. 1.2.3, S. 43ff.

Aufgabe 3-26: Gesucht war A!

Tipp: Die Prozentrechnung, die Sie hier zur Bearbeitung der Aussagen B und C benötigen, gehört zu den Inhalten des TMS-Untertests "Quantitative und formale Probleme". Sie sollten sich ggf. noch einmal mit ihren wichtigsten Inhalten vertraut machen!

(A) Korrekt; genau sind es 36,9% (rechtes Diagramm).

(B) Falsch; nur 11% *der europäischen Pseudopsoriatis-Patienten* - und damit nur 4,1% der weltweit existierenden Pseudopsoriatis-Patienten (11% von 36,9%, d.h. der italienische Anteil am europäischen Anteil am weltweiten Patientenaufkommen!) - lebte 1990 in Italien (linkes Diagramm)!

(C) Falsch; 26% (linkes Diagramm) von 36,9% (rechtes Diagramm), also der deutsche Anteil am europäischen Anteil am weltweiten Patientenaufkommen, ergeben nur 9,62%. Somit war nur knapp jeder zehnte Pseudopsoriatis-Patient in der Welt ein Deutscher!

(D) Falsch; nur 36,9% - und *nicht mehr als 50%* (das bedeutet nämlich das Wort "meistens") - der weltweit registrierten Pseudopsoriatis-Patienten lebte 1990 in Europa (rechtes Diagramm). Europa stellte nur den größten Anteil an den weltweit von dieser Krankheit betroffenen Personen.

(E) Falsch; da die Bevölkerungszahlen beider Länder sehr verschieden sind, kann diese Aussage nicht bestätigt werden. Hier wird wieder versucht, eine absolute Ausssage aufgrund rein relativer Daten abzuleiten!
Hinweis: Vgl. ggf. Kap. 1.2.3, S. 43ff.

Aufgabe 3-27: Gesucht war C!

(A) Falsch; zwar werden 71 Kinder im Alter von bis zu 9 Jahren im rechten Diagramm als AIDS-krank sowie 500 Kinder im linken Diagramm als HIV-positiv identifiziert und 71 von 500 sind auch 14,2%, jedoch handelt es sich hierbei um *zwei verschiedene Gruppen* von Betroffenen! Die AIDS-kranken Kinder gehören nicht zu den HIV-positiven Kindern, d.h. sie sind keine Untergruppe der HIV-positiven Kinder. Prozentwert und Grundwert der o.a. Rechnung sind somit unabhängig voneinander, eine Prozentrechnung ist nicht durchführbar.

(B) Falsch; die Grafiken zeigen nicht *alle* HIV-positiven Kinder im Alter bis zu 9 Jahren, sondern nur die HIV-positiven Kinder, *die von HIV-positiven Müttern geboren worden sind* (vgl. Z. 14f). Im Text wird zudem erwähnt, dass noch andere Ansteckungsursachen existieren (Z. 5ff)! Damit kann die Gruppe der von HIV-positiven Müttern geborenen, HIV-positiven Kinder mit der Gruppe aller HIV-positiven Kinder zahlenmässig nicht identisch sein.

(C) Korrekt; dieser Wert ergibt sich als Summe der Einzeldaten im linken Diagramm.

(D) Falsch; es sind 71 Kinder im *Alter von bis zu 9Jahren*! Erkrankungen bei Kindern anderer Altersgruppen sind hier nicht dokumentiert worden. Der Allgemeinheitsgrad der Aussage kann somit aus den vorliegenden Informationen nicht abgeleitet werden!
Hinweis: Vgl. ggf. noch einmal Kap. 1.2.4, S. 46ff.

(E) Diese Aussage ist gleich aus zwei Gründen falsch: Zum einen sind hier nur Kinder im Alter von bis zu 9 Jahren dokumentiert, zum zweiten werden hier nur *Altersgruppen* angegeben. Daher kann eine den angegebenen Größen zugrundeliegende indirekte Proportionalität (vgl. dazu ggf. Kap. 1.1.4, S. 27) in der von der Aussage geforderten Art kann den vorliegenden Informationen daher auch nicht entnommen werden.

Aufgabe 3-28: Gesucht war B!

Hinweis: In den Antwortalternativen zu dieser Aufgabe kommen nur die Aussagen I und IV mit mittlerer Häufigkeit vor und sollten daher von Ihnen bevorzugt bearbeitet worden sein. In beiden Fällen liefert die Überprüfung der Aussage II im zweiten Schritt sofort die gesuchte Antwort! Vgl. ggf. Kap. 1.2.5, S. 50ff.

I. Falsch; nicht die *Zahl der AIDS-Fälle*, sondern die *Zahl der AIDS-Neudiagnosen* sind hier dokumentiert!

II. Korrekt; keiner der dem 1.Halbjahr 1985 bis zum 2.Halbjahr 1989 nachfolgenden Werte ist gleich oder kleiner als einer der vorherigen Zahlenangaben.
Tipp: Zum Begriff der Kontinuität vgl, ggf. noch einmal Kap. 1.1.4, S. 24ff.

III. Korrekt; auch in diesem Fall ist ein kontinuierliches Sinken der angegebenen Werte festzustellen.

IV. Falsch; die Grafik behandelt das erworbene Immunschwäche-Syndrom, also die Zahl der AIDS-Kranken, und nicht die Infektion mit dem HIV-Virus, also die Zahl der HIV-Positiven.

Aufgabe 3-33: Gesucht war B!

(A) Falsch; da hier nur *relative Daten* vorliegen, kann diese *absolute Aussage* weder verifiziert noch falsifiziert werden. Zur Bestätigung der Aussage kann auch nicht von einem ausgeglichenen Geschlechtsverhältnis bei allen drei Diagnosegruppen ausgegangen werden, da insbesondere bei Gastarbeitern der Anteil der Männer größer als der der Frauen gewesen sein dürfte.
Tipp: Zum hier angesprochenen Problemkreis vgl. ggf. noch einmal Kap. 1.2.3, S.43ff.

(B) Korrekt; 2,7 Promille sind für die Deutschen insgesamt angegeben (1.Zeile, 3.Spalte), 0,3 Promille für die gesamte Diagnosegruppe II (4.Zeile, 3.Spalte) und 1,3 Promille für die sonstigen Ausländer (7.Zeile, 3.Spalte).

(C) Falsch; um die psychische Gesundheit der verschiedenen Diagnosegruppen insgesamt anzugeben, darf man die Promilleangaben in den einzelnen Reihen der Tabelle nicht zusammenzählen. Schließlich existieren keine Informationen darüber, wie häufig Personen mehrfach von den einzelnen hier aufgeführten Erkrankungen betroffen waren (z.B. könnte es auch depressive Alkoholiker geben!). Die Gesamtbelastung der einzelnen Bevölkerungsgruppen dürfte somit niedriger sein als die aufsummierten Werte.

(D) Falsch; hier liegt eine *falsche Summen- und Mittelwertbildung* vor, die bei relativen Angaben dieser Art nicht möglich ist, da die absolute Größe der einzelnen Diagnosegruppen hier unbekannt bleibt. Nur bei Kenntnis dieser Zahlen könnte aber die durchschnittliche Erkrankungsrate bestimmt werden!

(E) Falsch; von Drogenabhängigkeit ist in der Tabelle und im Text überhaupt nicht die Rede. Die betreffende Spalte dokumentiert allein die durchschnittlichen Erkankungsraten an Alkoholismus und Medikamentenabhängigkeit.

Aufgabe 3-34: Gesucht war C!

Hinweis Die Bearbeitung dieser Aufgabe setzt Kenntnisse der Umrechnung von Einheiten ineinander voraus, die auch im TMS-Untertest "Quantitative und formale Probleme" angesprochen werden! Zu beachten ist hier weiterhin, dass es sich hier um ein Kurvendiagramm mit einer doppelt logarithmischen Achseneinteilung handelt! Vgl. hierzu ggf. noch einmal Kap. 1.1.4, S.22ff.

(A) Korrekt; bei einer Feldstärke von 4000 V/cm = $4 \cdot 10^3$ V/cm beträgt die mittlere Elektronengeschwindigkeit im Silicium weniger als $5 \cdot 10^6$ cm/s, im Galliumarsenid dagegen ca. $2 \cdot 10^7$ cm/s. Die Geschwindigkeit im Galliumarsenid ist bei dieser Feldstärke somit mindestens viermal so hoch wie im Silicium. Bei der niedrigeren Feldstärke von 10^3 V/cm ist die mittlere Elektronengeschwindigkeit im Silicium andererseits etwas größer als 10^6 cm/s, im Galliumarsenid beträgt sie dagegen ca. $9 \cdot 10^6$ cm/s. Letztere ist bei dieser Feldstärke somit wenigstens um den Faktor vier - wenn nicht sogar um den Faktor fünf -größer als erstere (vgl. **Abb.33**). Bei kleineren Feldstärken bleibt der Abstand konstant, braucht also nicht weiter untersucht zu werden.
Tipp: Bei dieser Aufgabe sollten Sie unbedingt - in der in **Abb.33** gezeigten Art - x-achsenparallele Hilfslinien in das Diagramm eingezeichnet haben, um sich die Arbeit zu erleichtern und überprüfbar zu gestalten!

(B) Korrekt; eine Feldstärke von 2 V/μm entspricht einer Feldstärke von 20.000 V/cm = $2 \cdot 10^4$ V/cm (1 μm = 10^4 cm!). Bei etwa dieser Feldstärke sind die mittleren Elektronengeschwindigkeiten in beiden Materialien gleich groß, da sich beide Kurven hier schneiden.

(C) Falsch, da das Diagramm keine Aussagen über die mittleren Elektronengeschwindigkeiten bei Feldstärken oberhalb von $3 \cdot 10^5$ V/cm enthält. Zudem gilt: 20 kV/cm = 20.000 V/cm = $2 \cdot 10^4$ V/cm (1 kV = 1000 V!).

(D) Korrekt, wie durch Einzeichnen einer x-achsenparallelen Gerade bei dem hier angegebenen Wert (80 km/s = 80.000 m/s = 8 • 10^4 m/s = 8 • 10^6 cm/s!) zu erkennen ist (40 kV/cm = 40.000 V/cm = 4 • 10^4 V/cm! Analog gilt: 50 km/s = 5 • 10^4 V/cm und 20 km/s = 2 • 10^4 V/cm). Vgl. **Abb. 34**.

(E) Korrekt, wie durch Einzeichnen einer y-achsenparallelen Gerade bei dem angegebenen Wert (zur Umrechnung vgl. den Kommentar zur Aussage D) zu erkennen ist (200 km/s = 2 • 10^5 m/s = 2 • 10^7 cm/s!).

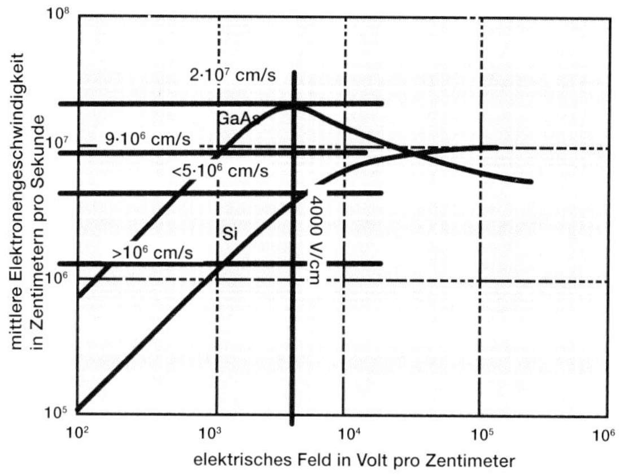

Abb.33

Aufgabe 3-35: Gesucht war D!

(A) Korrekt; der Zerfall von Cs 137 setzt bei Erwachsenen 35 mrem von insgesamt 60 mrem im ersten Jahr und 40 von 50 mrem in den folgenden 49 Jahren frei.

(B) Korrekt; der Zerfall von Cs 134 setzt bei Erwachsenen 20 mrem von insgesamt 60 mrem im ersten Jahr, aber nur 3 von 50 mrem in den folgenden 49 Jahren frei. Bei Kleinkindern ergeben sich ähnliche Verhältnisse: 20 von 90 mrem im ersten Jahr, aber nur 3 von 50 mrem in der Folgezeit.

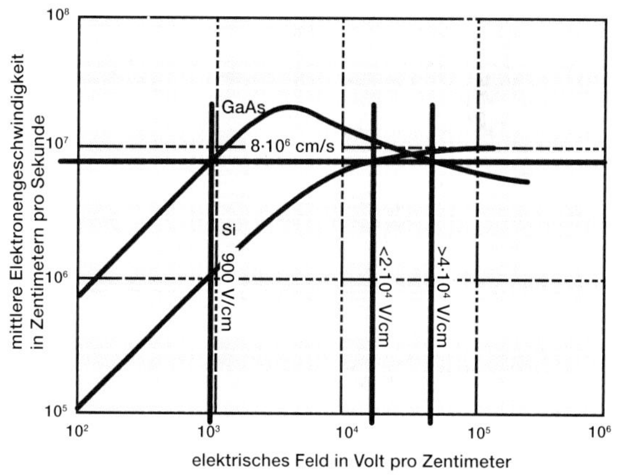

Abb.34

(C) Korrekt; die Belastung von Kleinkindern liegt mit durchschnittlich 140 mrem deutlich höher als die der Erwachsenen, die im Mittel nur 110 mrem aufnahmen.

(D) Korrekt ist, dass sich der Zerfall von I 131 nur im ersten Jahr auf die gesamte Ingestionsdosis auswirkt. Falsch ist jedoch, dass er keine Auswirkungen auf die für Erwachsene resultierende Ingestionsdosis auswirkt. Schließlich ist hier ein Wert von 4 mrem angegeben.

(E) Korrekt; Sr 90 trägt zwar nur wenig zur gesamten Ingestionsdosis bei, jedoch beträgt das Verhältnis der Dosis des ersten Jahres zu der der Folgejahre 0,3 : 3, also 1 : 10! Kein anderes, hier aufgeführtes Radionuklid weist ein ähnlich hohes Verhältnis auf. I-131 scheint dagegen bereits im ersten Jahr praktisch vollständig zu zerfallen und trägt deshalb zur Dosis der Folgejahre nichts mehr bei.

Aufgabe 3-36: Gesucht war A!

(A) Falsch; die durch Lieferungen anderer Bereiche bedingte Produktionsabhängigkeit des Verbrauchsgüterbereiches von der Ausfuhr beträgt 17.595 Mio. € (Feld 1-8/11 minus Feld 6/11: 59.355-41.760=17.595; Feld 1-8/11 gibt die Produktionsabhängigkeit des Verbrauchsgüterbereiches von der Ausfuhr insgesamt wieder, Feld 6/11 die Abhängigkeit der exportierten Produktion des Verbrauchsgüterbereiches von der eigenen Produktion).

(B) Korrekt; die Abhängigkeit des Verbrauchsgüterbereiches von der Produktion des Energiebereiches, die dem Endnachfragebereich "Ausfuhr" zugerechnet werden kann, beträgt nur 0,99 Promille (Feld 2/11). Dies ist hier der kleinste Anteil. Das gleiche gilt für die Abhängigkeit des Verbrauchsgüterbereiches von der allen Endnachfrage-Bereichen zugerechneten Produktion des Energiebereiches (Feld 2/9-11).

(C) Korrekt; die entsprechenden Daten sind Feld 4/9-11 zu entnehmen.

(D) Korrekt; diese Daten sind dem Feld 1/9 zu entnehmen.

(E) Korrekt; dies kann den Angaben im Feld 6/9-11 entnommen werden! 662,22 Promille entsprechen 66,2 Prozent, stellen also fast zwei Drittel dar.

4) Trainingsphase III: Abschlusstest zur Lernerfolgskontrolle (24 Aufgaben mit Zeitbegrenzung)

4.1) Vorbemerkung zur Bearbeitung des Abschlusstests

Der nachstehende Lernerfolgskontrolltest bildet den Abschluss unseres Lehrgangs. Er besteht, genauso wie der Untertest "Diagramme und Tabellen" im TMS, aus 24 Aufgaben. Mit den hier auftretenden Aufgabentypen werden Sie nun vertraut sein, da sie alle in den vorhergehenden Kapiteln behandelt wurden und ihre Bearbeitung mehrfach geübt worden ist. Auf Problemaufgaben mit überhöhtem Schwierigkeitsgrad werden Sie nicht stoßen. Sie haben jedoch nur eine Stunde Zeit, um die präsentierten Aufgaben zu bearbeiten. Vergeuden Sie die begrenzte Arbeitszeit daher nicht an Einzelaufgaben, die Ihnen Probleme bereiten! Übergehen Sie diese Aufgaben und versuchen Sie sie nur dann zu lösen, wenn Sie vorzeitig mit der Bearbeitung der übrigen Aufgaben fertig werden. Auch in diesem Kapitel gilt unsere feste Regel: Vergleichen Sie Ihre Ergebnisse und Lösungsansätze erst nach Ablauf der einstündigen Bearbeitungszeit - und dann in aller Ruhe - mit den kommentierten Lösungshinweisen im letzten Kapitel dieses Buches (Kap. 4.3, S. 171ff). Alle nicht oder falsch gelösten Aufgaben sollten Sie unbedingt wieder anhand der jeweils präsentierten Lösungswege nachvollziehen!

Viel Erfolg!

Wir drücken Ihnen die Daumen!

4.2) Abschlusstest **Bearbeitungszeit: 60 min**

4-1)

Die Fruchtbarkeit von Stuten schwankt mit der Jahreszeit. Die nachstehende Grafik zeigt links den Anteil ovulierender Stuten - also solcher mit einem Eisprung - in Prozent in den einzelnen Monaten eines Jahres. Angegeben ist auch der Bereich der offiziell festgelegten Decksaison, in der die Stuten befruchtet werden dürfen. Rechts ist der Prozentsatz erfolgreich fohlender Stuten in Abhängigkeit vom Beginn der Deckperiode angegeben.

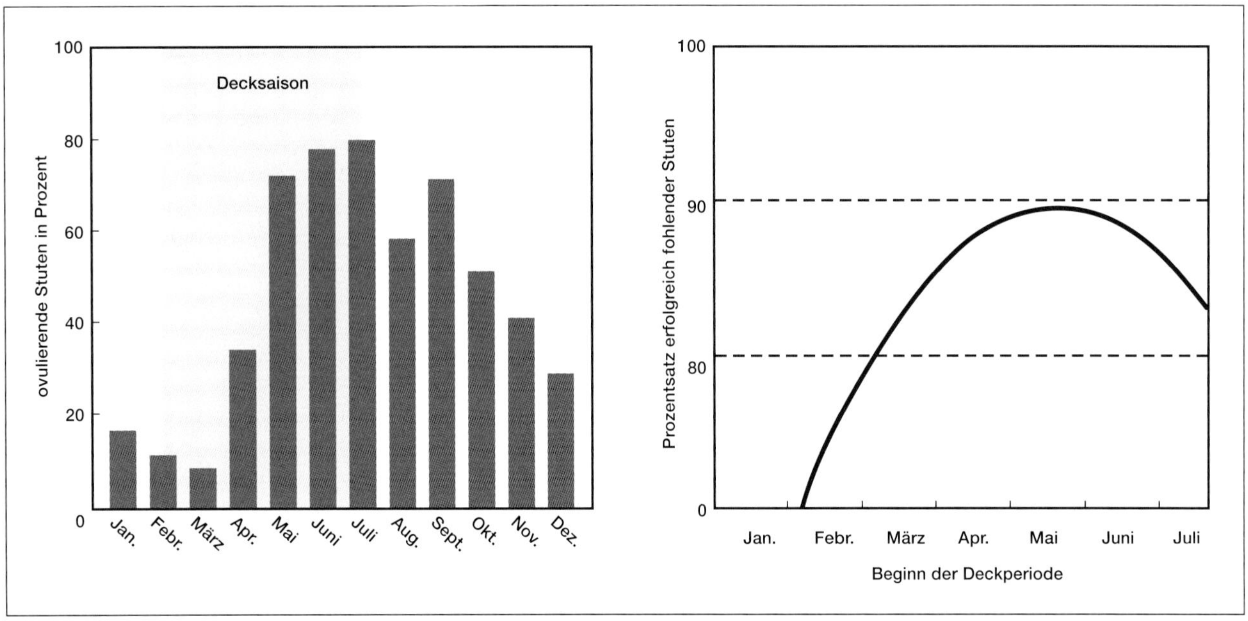

Welche der nachstehenden Aussagen sind gemäß den hier vorliegenden Informationen korrekt?

I. Im Frühsommer ist der Anteil ovulierender Stuten am höchsten, im Winter und zu Frühlingsanfang am geringsten.
II. Die offiziell festgelegte Decksaison fällt auf einige Monate, in denen ein Großteil der Stuten noch keinen Eisprung hat.
III. Im III.Quartal haben insgesamt mehr Stuten eine Ovulation als im II.Quartal.
IV. Würde der Beginn der offiziell festgelegten Decksaison in den späten Frühling hinein verschoben, so ließe sich der Anteil der erfolgreich fohlenden Stuten beträchtlich steigern.

(A) Die Aussagen I und III sind korrekt.
(B) Die Aussagen II und IV sind korrekt.
(C) Die Aussagen I, II und III sind korrekt.
(D) Die Aussagen I, III und IV sind korrekt.
(E) Alle Aussagen sind korrekt.

4-2)

In vielen Berufszweigen, v.a. aber in der Medizin, wird heute ionisierende Strahlung eingesetzt. Die hier Beschäftigten müssen daher mit einer gewissen Strahlenbelastung rechnen. Die Entwicklung der mittleren Jahresdosen lässt sich - für einzelne Berufsgruppen getrennt - mit Hilfe der elektronischen Datenverarbeitung erfassen. In der nachfolgenden Tabelle wurden nur diejenigen Personen berücksichtigt, deren Personendosis (= pro Person registrierte Strahlenbelastung) bei mindestens einer der monatlichen Auswertungen größer als 0,1 mSv oder 10 mrem war.

Mittlere Jahresdosen in mSv	1980	1981	1982	1983	1984	1985
Medizin gesamt	1,52	1,59	1,69	1,41	1,39	1,31
Praktische Ärzte	0,58	1,14	1,09	0,94	0,94	1,01
Internisten	1,71	1,19	1,05	1,08	1,02	1,11
Radiologen	1,29	1,26	1,82	1,75	1,64	1,54
Nuklearmedizin	2,28	2,12	2,41	1,90	2,23	1,96
Gynäkologische Radiumtherapie	4,07	4,17	4,57	4,08	3,15	3,28
Industrie, Forschung und Behörden	4,59	5,61	6,16	5,74	4,28	4,04

Welche der nachstehenden Aussagen ist/sind gemäß den hier vorliegenden Informationen <u>nicht</u> korrekt?

I. Im Vergleich zu 1980 hat sich 1985 die berufliche Strahlenbelastung aller hier dargestellten Berufsgruppen verringert.

II. Die höchsten mittleren Jahresdosen unter den dargestellten medizinischen Berufsgruppen wiesen im dokumentierten Zeitraum immer Personen auf, die in der gynäkologischen Radiumtherapie tätig waren.

III. Praktische Ärzte waren im dokumentierten Zeitraum unter allen Berufsgruppen immer am wenigsten von einer beruflichen Strahlenbelastung betroffen.

IV. Die mittlere Jahresdosis war im dokumentierten Zeitraum in der Medizin allgemein und in einigen Fachrichtungen sogar erheblich geringer als im Bereich Industrie, Forschung und Behörden.

(A) Nur die Aussage I ist nicht korrekt.
(B) Nur die Aussage III ist nicht korrekt.
(C) Nur die Aussage IV ist nicht korrekt.
(D) Die Aussagen I und III sind nicht korrekt.
(E) Die Aussagen I und IV sind nicht korrekt.

4-3)

Technische Innovationen werden heute häufig als "Jobkiller" verschrieen. Eine wissenschaftliche Untersuchungsgruppe erforschte 1987 die tatsächlichen Auswirkungen technischer Innovationen auf die Beschäftigungszahlen und auf das Bruttosozialprodukt in der BRD. Ihre Ergebnisse wurden in der folgenden Grafik zusammengefasst. Dabei wurde sowohl die Innovationsvariante mit den bestmöglichen Folgen als auch die mit den geringsten positiven Wechselwirkungen berücksichtigt.

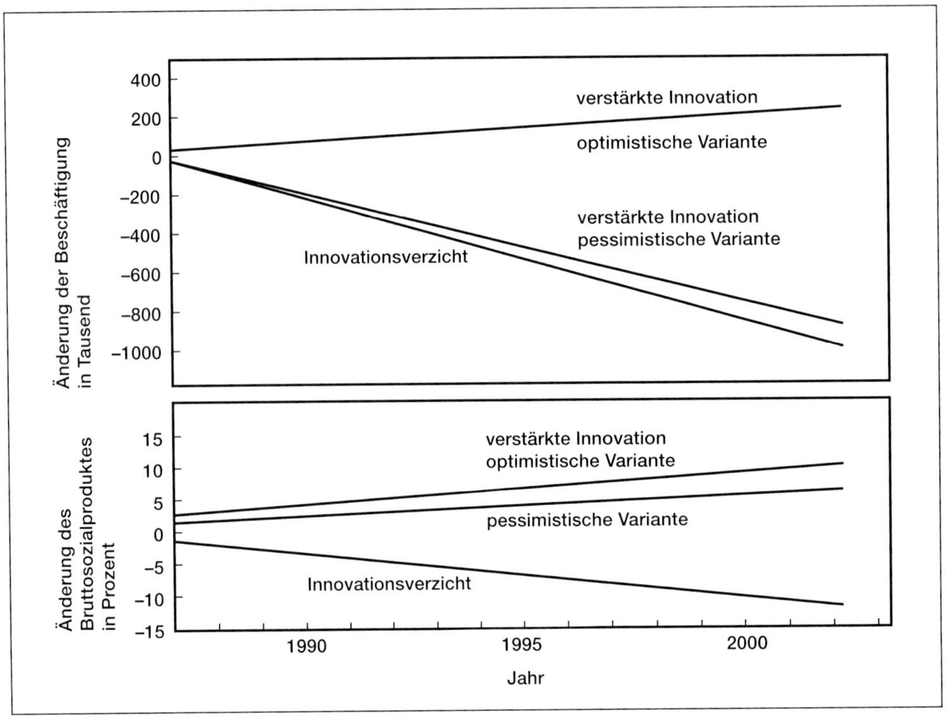

Welche der nachstehenden Aussagen ist/sind gemäß den hier vorliegenden Informationen <u>nicht</u> ableitbar?

I. Unter den angegebenen Möglichkeiten kann nur ein Innovationsverzicht sowohl einen Rückgang der Beschäftigtenzahlen als auch einen Rückgang des Bruttosozialprodukts verursachen.

II. Technische Innovationen führen immer zu einem Anstieg des Bruttosozialprodukts.

III. Technische Innovationen bewirken im Mittel einen Rückgang der Beschäftigungszahlen, führen jedoch keinesfalls zu einem so starken Rückgang wie bei einem Innovationsverzicht.

IV. Nur unter den günstigen Bedingungen der optimistischen Variante bringt eine verstärkte Innovationstätigkeit auch eine höhere Beschäftigung; sie bewahrt aber in jedem Fall mehr Arbeitsplätze als ein völliger Verzicht auf Innovationen.

(A) Keine der Aussagen ist nicht ableitbar.
(B) Nur die Aussage I ist nicht ableitbar.
(C) Nur die Aussage II ist nicht ableitbar.
(D) Nur die Aussage III ist nicht ableitbar.
(E) Nur die Aussage IV ist nicht ableitbar.

4-4)

Die nebenstehenden Grafiken dokumentieren den Erfolg von vier verschiedenen Therapieformen hinsichtlich der Abnahme chronischer Schmerzen und der Häufigkeit schmerzbedingter Arztbesuche. Die Studien wurden an Patienten mit chronischen Schmerzen der Skelettmuskulatur durchgeführt, die durchschnittlich 12 Jahre daran litten. Die hier zusammengefassten Daten beziehen sich jeweils auf einen Vergleich des Zustandes vor der Behandlung mit dem bei einer Nachuntersuchung nach ein bis zwei Jahren. Beim Biofeedback lernen die Patienten, ihre Muskelspannung zu kontrollieren, beim operanten Gruppentraining hingegen Schmerz und körperliche Aktivitäten zu entkoppeln, also z.B. die mit Schmerz assoziierten Aktivitäten nicht bis zur kritischen Grenze kommen zu lassen. Beim Schmerzbewältigungstraining wird dem Patienten gezeigt, wie er sich entspannen und ablenken kann.

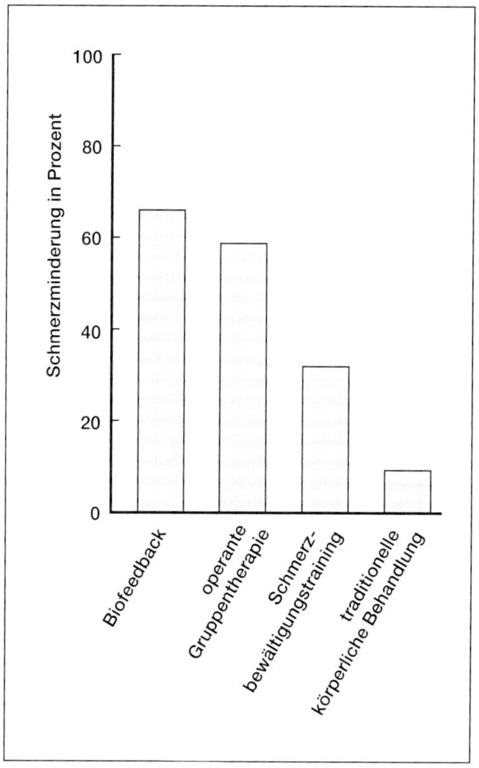

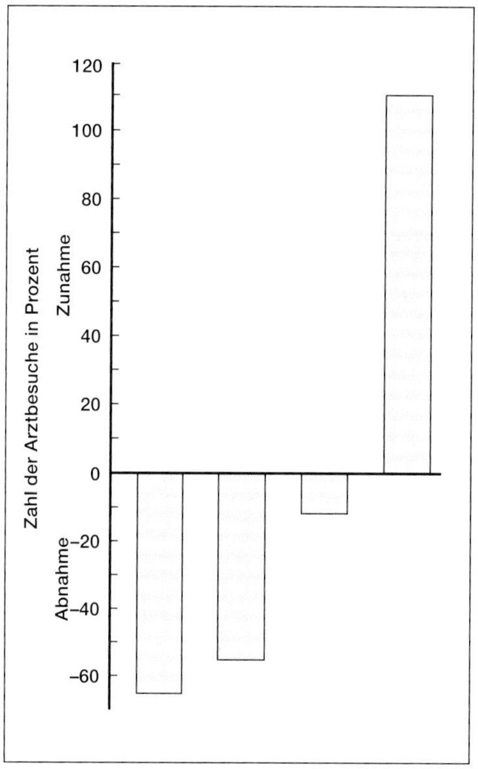

Welche der nachstehenden Aussagen ist/sind gemäß den vorliegenden Informationen korrekt?

I. Die traditionelle körperliche Behandlung trägt unter allen Therapieformen insgesamt am wenigsten zur Schmerzlinderung bei und führt auch nicht zu einer Verringerung der Zahl der Arztbesuche.

II. Unter den hier vorgestellten Therapien führen Biofeedback und operantes Gruppentraining zur größten Schmerzminderung und zur stärksten Abnahme der Zahl der Arztbesuche.

III. Die Patienten, die zur Schmerzbewältigung nur die traditionelle körperliche Behandlung erfahren hatten, gingen anschließend viel öfter zum Arzt als die Patienten, die mit den anderen hier vorgestellten Therapien vertraut gemacht wurden.

(A) Keine der Aussagen ist korrekt.
(B) Nur die Aussage II ist korrekt.
(C) Die Aussagen I und II sind korrekt.
(D) Die Aussagen I und III sind korrekt.
(E) Alle Aussagen sind korrekt.

4-5)

Zwischen 1982 und 1991 stieg die Erwerbsquote der Frauen in Westdeutschland von 33,9% auf 40,3%. In den letzten Jahren haben Frauen auch in den Fertigungsberufen, die bisher als Domäne der Männer galten, zunehmend Fuß gefasst. In der nachstehenden Tabelle ist die Anzahl der weiblichen Erwerbstätigen in verschiedenen Fertigungsberufen mit steigender Frauenbeschäftigung im Jahre 1992 angegeben, die jeweilige Frauenquote (= Anteil der Frauen an der Gesamtbeschäftigung in den jeweiligen Berufen) in Prozent und die jeweilige Veränderung der Frauenquote zwischen 1982 und 1992 in Prozentpunkten.

Beruf	Anzahl weiblicher Erwerbstätiger	Frauenquote in %	Veränderung 1982-92 in Prozentpunkten
Ingenieure	7800	6,1	3,4
Raumausstatter	22000	12,2	2,7
Tischler/Modellbauer	11300	4,2	1,7
Werkzeugmacher	3200	2,0	0,9
Bauschlosser	4500	2,8	0,8
Elektroinstallateure	17000	3,7	0,6
Maschinenschlosser	3800	1,2	0,4
Betriebsschlosser	1100	0,6	0,3
Maler/Lackierer	17600	7,2	0,3
Kfz-Instandsetzer	2700	0,9	0,3

Welche der nachstehenden Aussagen ist gemäß dem Vorstehenden korrekt?

(A) 1982 waren von 1000 Ingenieuren 27 weiblichen Geschlechts.

(B) Bei den Betriebsschlossern gab es 1992 doppelt so viele Frauen wie 1982.

(C) Die höchsten Frauenquoten aller Berufsgruppen wiesen 1992 die Raumausstatter, die Maler und Lackierer und die Ingenieure auf.

(D) Eine steigende Frauenquote ist generell in allen Fertigungsberufen festzustellen, teilweise jedoch nur auf sehr niedrigem Niveau.

(E) Bei den Ingenieuren haben Frauen zwischen 1982 und 1992 ihre Quote fast verdoppelt.

4-6)

Die beiden nachstehenden Grafiken veranschaulichen die Bedingungen bei zwei verschiedenen Methoden der Verabreichung schmerzstillender Medikamente wie z.B. Morphium. Die Medikamentation erfolgt links durch Injektion, rechts durch Schlucken des Medikaments. Die Verabreichung von Schmerzmitteln führt zwar häufig zu Nebenwirkungen wie geistige Verwirrtheit, Übelkeit, Atemnot usw., in ihrem Ausmaß unterscheiden sich die beiden dargestellten Methoden jedoch beträchtlich.

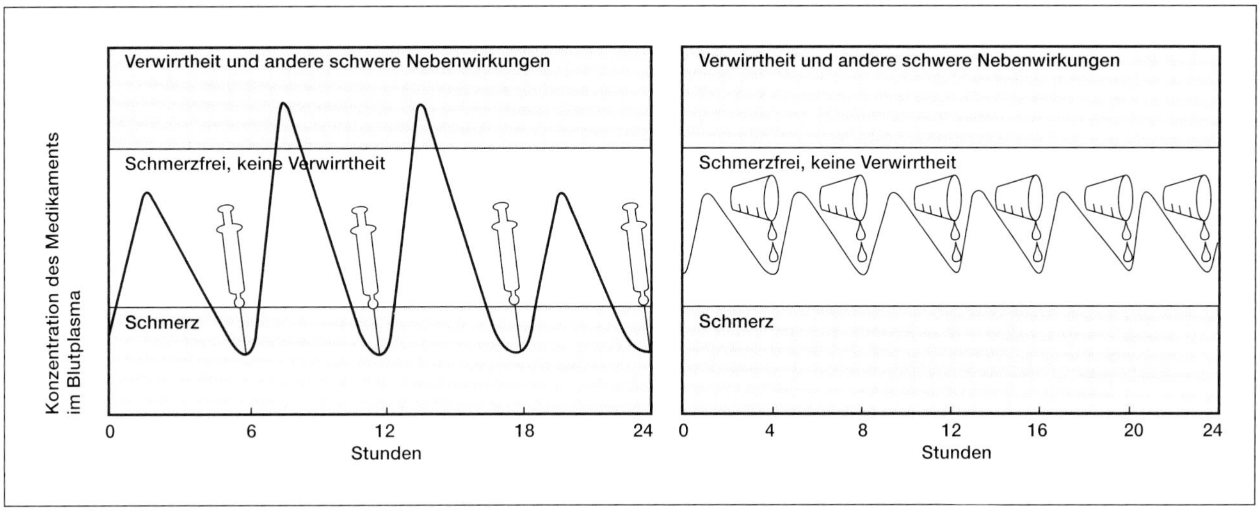

Welche der folgenden Aussagen ist gemäß den vorstehenden Informationen <u>nicht</u> korrekt?

(A) Links erfolgt die Gabe des Medikaments erst "bei Bedarf", d.h. nach dem Auftreten akuter Schmerzen, rechts dagegen vorbeugend.

(B) Rechts erfolgt die Medikamentation in kürzeren Zeitabständen, dabei kommt man allerdings jeweils mit einer geringeren Dosis aus.

(C) Während es rechts keine oder allenfalls unbedeutende Nebenwirkungen gibt, führen die hohen Dosen des Medikaments links immer zu geistiger Verwirrtheit und anderen schweren Nebenwirkungen.

(D) Die Konzentration des Schmerzmittels im Blutplasma des Patienten pendelt rechts in einem viel engeren Intervall als links.

(E) Die Methode rechts ist für den Patienten schonender.

4-7)

Durchfallerkrankungen wie Diarrhö tragen in vielen Entwicklungsländern in bedeutendem Maße zur hohen Säuglings- und Kindersterblichkeit bei. Die von der WHO empfohlene orale Rehydrationstherapie (ORT) ist inzwischen zur Standardbehandlung für Durchfallerkrankungen in weiten Teilen der Erde geworden. In Ägypten wurde die ORT 1978 eingeführt und 1983 in einem nationalen Anti-Diarrhö-Programm forciert eingesetzt. Die nachfolgende Grafik dokumentiert die auf Diarrhö und die auf andere Ursachen zurückzuführenden Sterberaten in Ägypten zwischen 1976 und 1988.

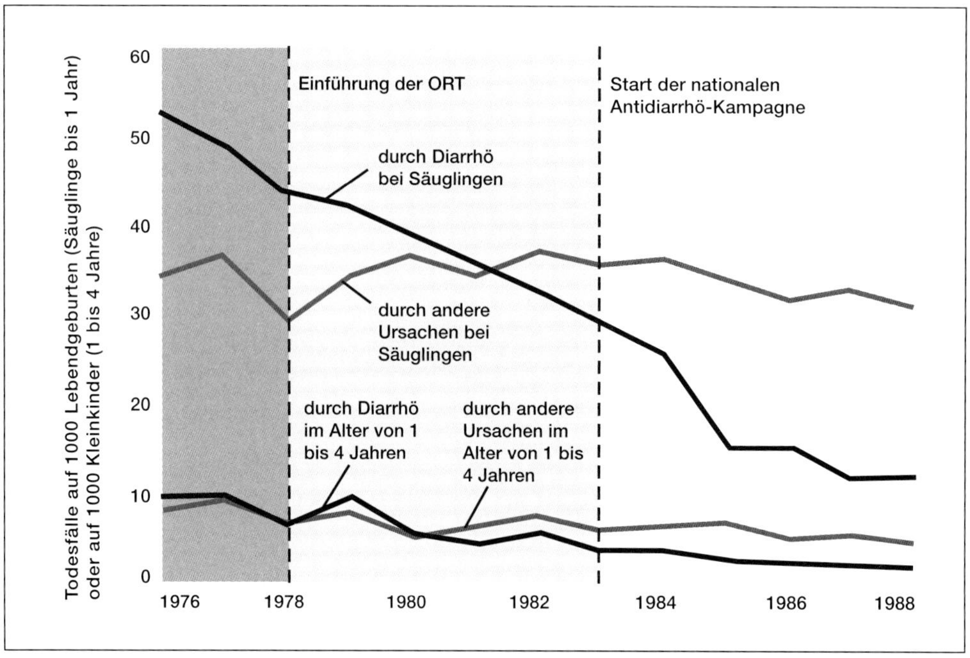

Welche der nachstehenden Aussagen lässt sich aus den hier vorliegenden Informationen <u>nicht</u> ableiten?

(A) Die Zahl der 1980 in Ägypten an Diarrhö verstorbenen Säuglinge war um etwa 3,5% größer als die Zahl der im gleichen Jahr an Diarrhö verstorbenen Kleinkinder.

(B) In den beiden Jahren nach dem Start der nationalen Antidiarrhö-Kampagne sank in Ägypten die Zahl der Todesfälle durch Diarrhö unter Säuglingen schneller als in den Jahren zuvor.

(C) Die Sterberate von Säuglingen lag im dokumentierten Zeitraum in Ägypten immer über der von Kleinkindern.

(D) 1980 starben in Ägypten 4% aller Säuglinge an Diarrhö.

(E) Die für Säuglinge gültige, durch andere Ursachen als Diarrhö hervorgerufene Sterberate veränderte sich im dokumentierten Zeitraum in Ägypten nur unwesentlich.

4-8)

Im Laufe der menschlichen Entwicklungsgeschichte ging die Fähigkeit zur Synthese von Vitaminen weitgehend verloren. Die meisten Vitamine müssen daher mit der Nahrung zugeführt werden. Generell unterscheidet man die fettlöslichen Vitamine A, D, E und K von den wasserlöslichen. Nur die fettlöslichen Vitamine können vom Organismus gespeichert werden - meist in der Leber. Der tägliche Bedarf schwankt individuell beträchtlich; er ist bei vielen Vitaminen geschlechtsspezifisch und nimmt bei Krankheit und Stress sowie in der Schwangerschaft und Stillzeit zum Teil beträchtlich zu. In der folgenden Tabelle sind die empfohlenen Tagesdosen (Mindest- und Höchstwerte) der bekannten Vitamine für Säuglinge (Sgl.), Kinder und Jugendliche (Kd./Jgdl.), Erwachsene (Erw.) sowie Schwangere und Stillende (Schw./St.) zusammengefasst.

Vitamin	Sgl.	Kd./Jgdl.	Erw.	Schw./St.
Vitamin A	0,4-0,7 mg	0,4-1,0 mg	0,9-1,0 mg	1,0-2,0 mg
Vitamin D	10 µg	2,5-10 µg	2,5-7,5 µg	10 µg
Vitamin E	3-6 mg	5-12 mg	8-12 mg	10-20 mg
Vitamin K	10-20 µg	15-100 µg	70-140 µg	70-140 µg
Vitamin B_1	0,3-0,5 mg	0,7-1,6 mg	1,0-1,6 mg	1,4-1,8 mg
Vitamin B_2	0,4-0,6 mg	0,8-2,3 mg	1,2-2,0 mg	1,6-2,5 mg
Vitamin B_6	0,3-0,6 mg	0,7-2,1 mg	1,6-2,2 mg	2,0-3,6 mg
Vitamin B_{12}	0,5-1,5 µg	2,0-5,0 µg	3,0-5,0 µg	4,0-7,5 µg
Vitamin C	35-60 mg	45-75 mg	60-75 mg	80-110 mg
Biotin	35-50 µg	65-120 µg	100-200 µg	100-200 µg
Folsäure	30-100 µg	0,1-0,4 mg	0,4 mg	0,5-1,0 mg
Niacin	4-8 mg	8-18 mg	9-19 mg	12-19 mg
Pantothensäure	2-4 mg	3-8 mg	4-8 mg	10 mg

Welche der nachstehenden Aussagen ist/sind aus dem Vorstehenden nicht ableitbar?

I. Frauen haben i.allg. einen geringeren Vitaminbedarf als Männer.
II. Nur bei den speicherfähigen fettlöslichen Vitaminen kann eine Überdosierung zu Gesundheitsschäden führen.
III. Die empfohlene Tagesdosis von Vitamin C ist bei allen hier dargestellten Gruppen mindestens um den Faktor 10.000 größer als die empfohlene Tagesdosis von Vitamin B12.
IV. Insbesondere bei Lebererkrankungen sollte man über die Tagesdosen der hier vorgestellten Vitamine hinausgehen.

(A) Nur die Aussage I ist nicht ableitbar.
(B) Die Aussagen II und IV sind nicht ableitbar.
(C) Die Aussagen I, II und IV sind nicht ableitbar.
(D) Die Aussagen I, III und IV sind nicht ableitbar.
(E) Alle Aussagen sind nicht ableitbar.

4-9)

In der folgenden Tabelle ist das in zwei verschiedenen Untersuchungen ermittelte Risiko für die Mortalität durch von ionisierender Strahlung induziertem Krebs in den einzelnen Organen wiedergegeben. Die angegebenen Werte wurden gemittelt über alle Altersgruppen und - bis auf eine Ausnahme - über beide Geschlechter.

<table>
<tr><th rowspan="2">Organ bzw. Gewebe</th><th colspan="2">Mortalitätsrisiko
(Zahl d. Fälle pro 10^6 Pers. pro mGy)</th></tr>
<tr><th>Epidemol. Unters.</th><th>ICRP (1997)</th></tr>
<tr><td>Rotes Knochemark (Leukämie)</td><td>1,0 –4,0</td><td>2,0</td></tr>
<tr><td>Brust</td><td>1,5–4,0</td><td>2,5</td></tr>
<tr><td>bei Frauen</td><td>2,5–7,5</td><td></td></tr>
<tr><td>Lunge</td><td>1,0–3,0</td><td>2,0</td></tr>
<tr><td>Knochenoberfläche (Knochenkrebs)</td><td>≤0,5</td><td>0,5</td></tr>
<tr><td>Schilddrüse</td><td>0,5–1,0</td><td>0,5</td></tr>
<tr><td>Σ Verdauungsorgane
(einschl. Leber und Pankreas)</td><td>2,0–5,0</td><td rowspan="2">5,0</td></tr>
<tr><td>Σ Andere Gewebe</td><td>1,0–3,0</td></tr>
<tr><td>Gesamtrisiko bei gleichförmiger Bestrahlung</td><td></td><td rowspan="3">12,5</td></tr>
<tr><td>- Berechnete Summe der Organrisiken</td><td>7–20</td></tr>
<tr><td>- Beobachtetes Gesamtrisiko
Atombomben-Überlebende</td><td>5–15</td></tr>
</table>

Welche der folgenden Aussagen ist gemäß den vorstehenden Informationen <u>nicht</u> korrekt?

(A) Bei einer Bestrahlung der weiblichen Brust mit ionisierenden Strahlen ist das Risiko, an einer durch die Strahlung induzierten Krebserkrankung zu sterben, unter den dargestellten Gewebearten am größten.

(B) Werden 100.000 Menschen - gemittelt über beide Geschlechter und alle Altersgruppen -im Brustbereich einer ionisierenden Strahlung mit einer Dosis von 10 mGy ausgesetzt, ist damit zu rechnen, dass 1,5-4,0 von ihnen an Krebs sterben werden, der durch diese Strahlung ausgelöst worden ist.

(C) Das bei den Atombomben-Überlebenden beobachtete Gesamtrisiko war geringer als das in den epidemiologischen Untersuchungen festgestellte Gesamtrisiko bei gleichförmiger Bestrahlung.

(D) Für Frauen besteht ein höheres Risiko, an von ionisierender Strahlung induziertem Krebs zu sterben als für Männer.

(E) Die weibliche Brust ist bzgl. des Mortalitätsrisikos durch von Strahlung induzierten Krebs ein besonders bedeutsames Organ.

4-10)

Die folgende Grafik zeigt die Kohlendioxidkonzentration in der Luft von 1958-1989 in Millionstel Teilen.

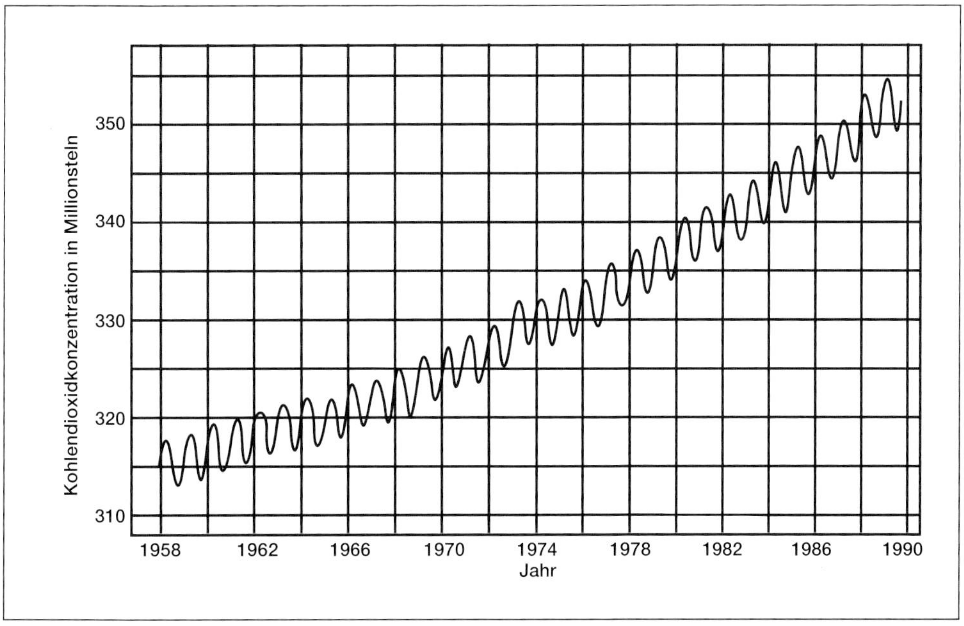

Welche der nachstehenden Aussagen lässt/lassen sich aus der Grafik nicht ableiten?

I. 1958-1989 stieg die mittlere jährliche Kohlendioxidkonzentration in der Luft nahezu jährlich an.

II. 1958-1989 stieg die Kohlendioxidkonzentration in der Luft insgesamt an.

III. In der ersten Hälfte eines jeden Jahres zwischen 1958 und 1989 war die Kohlendioxidkonzentration in der Luft im Mittel größer als in der zweiten Jahreshälfte.

IV. In der zweiten Hälfte des hier dokumentierten Zeitraums hat sich das jährliche Wachstum der Kohlendioxidkonzentration in der Luft im Vergleich zur ersten Hälfte des hier dokumentierten Bereiches beschleunigt.

(A) Keine der Aussagen ist nicht ableitbar.
(B) Nur Aussage I ist nicht ableitbar.
(C) Nur Aussage II ist nicht ableitbar.
(D) Nur Aussage III ist nicht ableitbar.
(E) Nur Aussage IV ist nicht ableitbar.

4-13)

Die folgende Tabelle zeigt die für 1993 geschätzte Zahl der Krebserkrankungen von US-Amerikanern und die unabhängig davon für dasselbe Jahr prognostizierte Zahl der auf Krebserkrankungen beruhenden Todesfälle in den USA, jeweils unterteilt nach der Art der Krebserkrankung.

Zahl der Erkrankungen (in Tsd.)		Zahl der Todesfälle (in Tsd.)	
Brust	182	Lunge und Bronchien	150
Lunge und Bronchien	170	Dick- und Mastdarm	58
Prostata	165	Brust	45
Dick- und Mastdarm	151	Prostata	35
Blase	51	Bauchspeicheldrüse	24
Non-Hodgkin-Lymphom	42	Non-Hodgkin-Lymphom	20
Melanom	31	Leukämie	19
Gebärmutter	30	Magen	15
Leukämie	29	Eierstock	12
Bauchspeicheldrüse	25	Leber	10
übrige	282	übrige	138

Welche der nachstehenden Aussagen ist gemäß den vorstehenden Informationen korrekt?

(A) Im Durchschnitt muss fast jeder zweite US-Amerikaner, der 1993 an Krebs erkranken wird, damit rechnen, an dieser Krankheit auch zu sterben.
(B) In den USA wird für 1993 mit höchstens einer halben Million Krebstoten gerechnet.
(C) Eine Krebserkrankung der Bauchspeicheldrüse wird 1993 in den USA zwar vergleichsweise selten sein, sie wird jedoch fast immer zum Tode führen.
(D) Mehr als ein Viertel aller Krebstoten in den USA wird 1993 auf eine entsprechende Erkrankung von Lunge oder Bronchien zurückzuführen sein.
(E) Unter allen hier angesprochenen Krebserkrankungen wird sich 1993 für den Bauchspeicheldrüsenkrebs die höchste Sterberate ergeben.

4-14)

Die nachstehende Tabelle dokumentiert die Verschuldung der Dritten Welt und die Kapitalflüsse zwischen den Entwicklungsländern und den Industriestaaten in den Jahren 1982 bis 1988 (in Milliarden US-Dollar). Besonders ausgewiesen ist dabei der Nettokapitalstrom, der sich errechnet aus dem Zinsendienst (= Zinszahlungen) der Entwicklungsländer an die Industriestaaten abzüglich der Nettozuflüsse (= Nettokapitaltransfer) aus den Industriestaaten in die Entwicklungsländer.

Jahr	1982	1983	1984	1985	1986	1987	1988
ausstehende und ausgezahlte Schulden	562,5	644,9	686,7	793,7	893,8	996,3	1020
Schuldendienst	98,7	92,6	101,8	112,2	116,5	124,9	131
Tilgungen	49,7	45,4	48,6	56,4	61,5	70,9	72
Zinsendienst	48,9	47,3	53,2	55,8	54,9	54	59
Nettozuflüsse	67,2	51,8	43	32,9	26,2	15,8	16
Nettokapitalstrom	18,2	4,6	-10,2	-22,9	-28,7	-38,1	-43

Welche der nachfolgenden Aussagen ist gemäß dem Vorstehenden korrekt?

(A) 1988 wurden 43 Milliarden Dollar aus den Entwicklungsländern in die Industriestaaten transferiert.
(B) Die kumulierte Verschuldung der Entwicklungsländer lag 1988 bei über einer Billion Dollar und hat sich damit im dokumentierten Zeitraum fast genau verdoppelt.
(C) Der Schuldendienst der Entwicklungsländer hat in den Jahren 1982 bis 1988 ständig zugenommen.
(D) Erstmals im Jahre 1984 wurde aus dem bis dahin üblichen Nettokapitalzufluss ein Nettokapitalabfluss, d.h. die Abflüsse aus Tilgungen und Zinsendienst überstiegen die Nettozuflüsse.
(E) Im Rahmen des Schuldendienstes der Entwicklungsländer haben im hier dokumentierten Zeitraum die Tilgungen sowohl absolut als auch relativ mehr als doppelt so stark zugenommen wie der Zinsendienst.

4-15)

Die nebenstehende Tabelle zeigt die Durchschnittspreise der deutschen Ausfuhr und Einfuhr (Aussenhandelswerte) in der Zeit von 1960 bis 1990 sowie die Terms of Trade in diesen Jahren, also das Verhältnis zwischen den Durchschnittswerten der Aus-und Einfuhr.

Welche der nachstehenden Aussagen lässt/lassen sich aus der Tabelle ableiten?

I. 1986 lag der Durchschnittswert der deutschen Einfuhr um 16,8% unterhalb des Vorjahreswertes.
II. 1980-1988 wuchs der Durchschnittswert der deutschen Ausfuhr um 14,8%.
III. Im Zeitraum von 1981-1985 importierte die BRD mehr als sie exportierte.
IV. Im Zeitraum von 1960-1980 nahmen die Durchschnittswerte der Ausfuhr stärker zu als die der Einfuhr.

(A) Die Aussagen I und IV sind ableitbar.
(B) Die Aussagen II und IV sind ableitbar.
(C) Die Aussagen I, II und III sind ableitbar.
(D) Die Aussagen I, III und IV sind ableitbar.
(E) Die Aussagen II, III und IV sind ableitbar.

Jahr	Durchschnittswerte der Ausfuhr	Durchschnittswerte der Einfuhr	Terms of Trade
	1980 = 100		
1960	56,1	59,7	94,1
1965	59,5	54,6	109,0
1970	60,5	51,7	117,0
1975	85,8	74,7	114,9
1976	83,8	76,4	109,7
1977	85,9	79,1	108,6
1978	86,7	76,8	112,9
1979	91,3	85,5	106,8
1980	100,0	100,0	100,0
1981	106,3	113,8	93,4
1982	110,9	114,5	96,9
1983	112,4	114,1	98,5
1984	116,3	120,8	96,3
1985	120,8	123,9	97,5
1986	116,8	104,1	112,2
1987	113,8	97,8	116,4
1988	114,8	98,7	116,3
1989	120,0	106,0	113,2
1990	118,4	103,3	114,6

4-16)

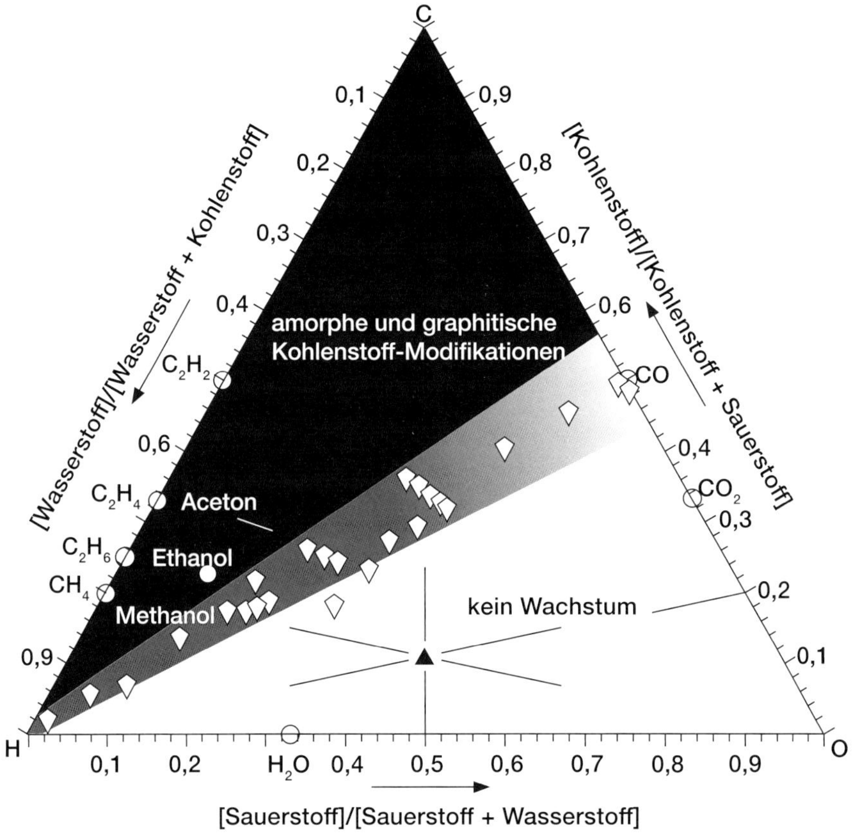

In der nebenstehenden Grafik sind die atomaren Zusammensetzungen der CVD-Phasen von mehr als 80 Abscheideexperimenten zusammengestellt worden. Sie gibt die Konzentrationsverhältnisse (als Anteile von 1) zwischen Wasserstoff (H), Sauerstoff (O) und Kohlenstoff (C) wieder. Bei den mit weißen Kreisen gekennzeichneten Konzentrationsverhältnissen entstanden verschiedene Verbindungen zwischen zweien oder allen dreien dieser Elemente. Dagegen fiel bei den mit schwarzen Kreisen gekennzeichneten Konzentrationsverhältnissen amorpher oder graphitischer Kohlenstoff (Ruß, Graphit) und bei den mit Vierecken gekennzeichneten Konzentrationsverhältnissen diamantischer Kohlenstoff (Diamant) an. Die schwarzen Linien verbinden die Endpunkte kontinuierlicher Versuchsreihen. Die jeweiligen atomaren Zusammensetzungen der angegebenen Stoffe erhält man, indem man von den Ecken des Dreiecks aus Linien durch den betreffenden Punkt auf die gegenüberliegenden Seiten zieht. Für den durch das kleine schwarze Dreieck (▲) gekennzeichneten Punkt ergeben sich somit folgende Verhältnisse: [Kohlenstoff]/[Kohlenstoff+Sauerstoff] = 0,2 (= 1:5), [Sauerstoff]/[Sauerstoff+Wasserstoff] = 0,5 (= 1:2) und [Wasserstoff] / [Wasserstoff+Kohlenstoff] = 0,8 (= 4:5)

Welche der folgenden Aussagen ist/sind gemäß den hier vorliegenden Informationen korrekt?

I. In den dokumentierten Versuchen entstanden Diamanten unabhängig von der Wasserstoffkonzentration überwiegend in dem heller schattierten Bereich.

II. Im dunkler schattierten Bereich entstanden während der hier dokumentierten Versuche nur amorpher und graphitischer Kohlenstoff.

III. In den dokumentierten Versuchen entstanden Diamanten bis auf eine Ausnahme nur dann, wenn das Verhältnis [Kohlenstoff]/[Kohlenstoff+Sauerstoff] ungefähr 0,5 plus/minus 0,1 betrug.

IV. Bei Ethanol beträgt das Verhältnis [Kohlenstoff]/[Kohlenstoff+ Sauerstoff] ungefähr 2:3.

(A) Die Aussagen I und II sind korrekt.
(B) Die Aussagen I und III sind korrekt.
(C) Die Aussagen I, III und IV sind korrekt.
(D) Die Aussagen II, III und IV sind korrekt.
(E) Alle Aussagen sind korrekt.

4-17)

Flurbiprofen, ein antipyretisches (= fiebersenkendes) Analgetikum (= Schmerzmittel), tritt in zwei spiegelbildlichen Formen auf, die als R- bzw. S-Enantiomer bezeichnet werden. In ihren chemischen Reaktionen und in ihrer medizinischen Wirksamkeit unterscheiden sich beide Formen zum Teil beträchtlich. Die nachstehenden Grafiken stellen die relative Hemmung der Prostaglandin-Freisetzung (links), die relative Hemmung von Ödemen (Mitte) und die relative Erhöhung der Schmerzschwelle (rechts) in Abhängigkeit von der Konzentration der betreffenden Substanzen im Plasma bzw. in Abhängigkeit von der oralen Dosis dar. Die offenen Kreise gelten für die R-Form, die geschlossenen für das S-Enantiomer.

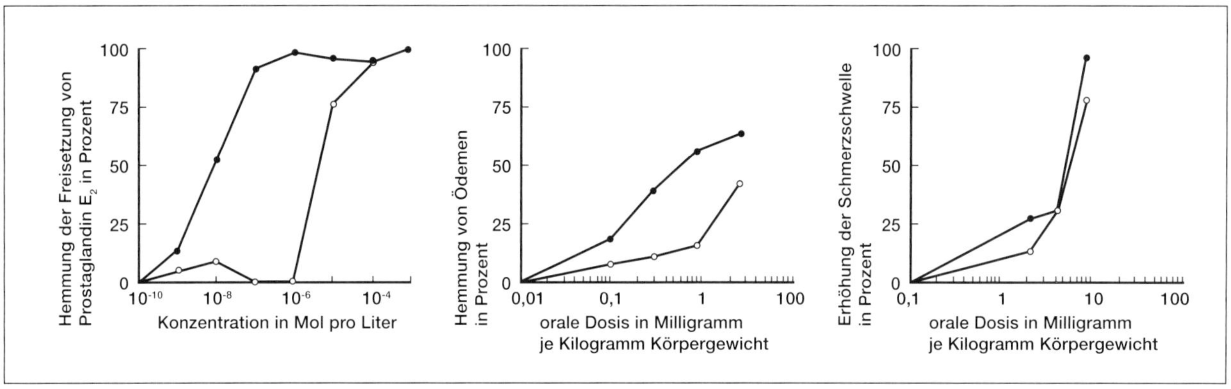

Welche der nachfolgenden Aussagen lässt sich aus den hier präsentierten Informationen nicht ableiten?

(A) Um die Prostaglandin-Freisetzung zu halbieren, muss dem betreffenden Patienten entweder S-Flurbiprofen mit einer Konzentration von etwa 10^{-8} mol/l oder R-Flurbiprofen mit einer Konzentration von etwa $5 \cdot 10^{-6}$ mol/l verabreicht werden.

(B) Bei der Hemmung von Ödemen ist S-Flurbiprofen im gesamten angegebenen Dosierungsbereich wirksamer als R-Flurbiprofen.

(C) Bei einer oralen Dosis von 2 mg/kg Körpergewicht erhöht S-Flurbiprofen die Schmerzschwelle um etwas mehr als 25%, R-Flurbiprofen dagegen nur um etwa 12,5%.

(D) Bei der Hemmung der Prostaglandin-Freisetzung erweist sich S-Flurbiprofen im angegebenen Konzentrationsbereich bei mittleren Dosierungen als bedeutend wirksamer als R-Flurbiprofen.

(E) Bei einer Konzentration von 10^{-7}-10^{-6} mol/l zeigt R-Flurbiprofen bezüglich der Hemmung der Prostaglandin-Freisetzung nahezu keine Wirkung.

4-18)

Im folgenden Diagramm sehen Sie das EEG (Elektroencephalogramm) eines Patienten im Verlaufe einer Nacht. Es zeigt die Gehirnstromaktivität dieses Patienten in Abhängigkeit von der Zeit. Zu erkennen sind die beiden Wachphasen Alpha (α) und Beta (β) und die drei Schlafphasen REM (Rapid Eye Movement = schnelle Augenbewegungen, eine Folge des Träumens), Theta (Θ) und Delta (δ). Die REM-Phase ist die eigentliche Traumphase, bei den beiden anderen Phasen handelt es sich um traumlose Tiefschlafphasen. Je niedriger die Gehirnstromaktivität, desto intensiver schlief der Patient. Die zeitliche Dauer der REM-Phasen ist dadurch die Schraffierung hervorgehoben.

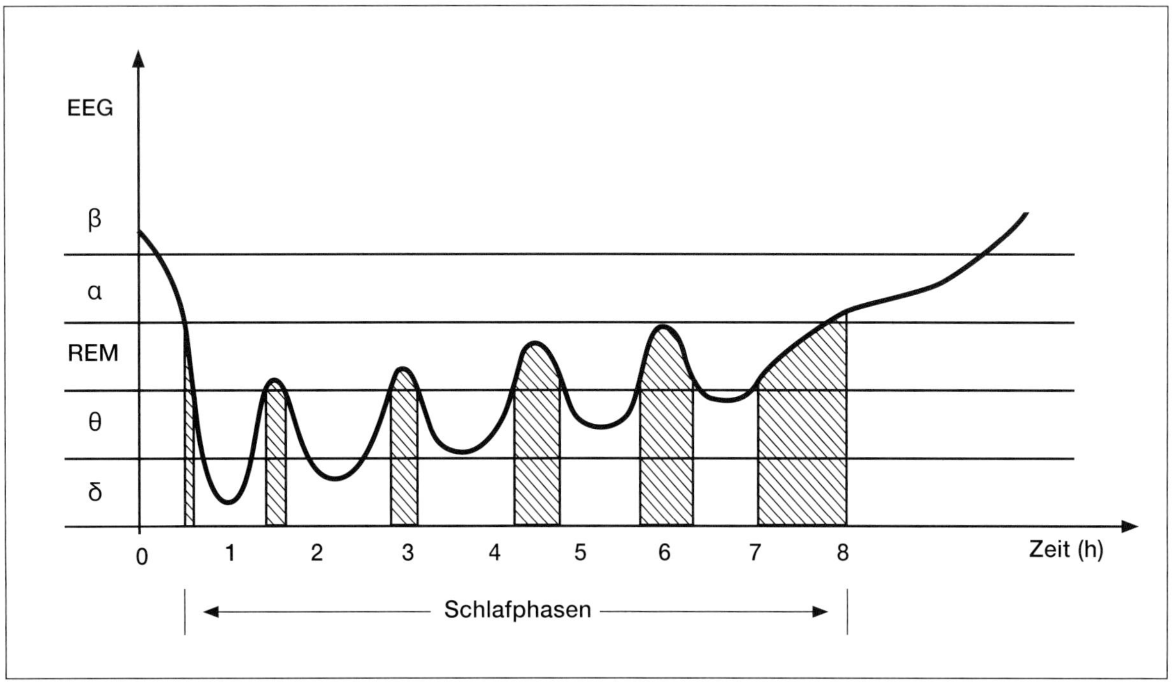

Welche der folgenden Aussagen lässt/lassen sich aus den vorliegenden Informationen nicht belegen?

I. Am intensivsten ist die erste Tiefschlafphase, die eine knappe Stunde dauert.
II. Die erste REM-Phase ist auch die kürzeste. Jede weitere REM-Phase dauert länger als die vorherige.
III. Die letzte REM-Phase geht gleitend in die Wachphase (Alpha-Phase) über. Daher wird sich der Patient auch nur an die in dieser Phase erlebten Träume erinnern können.
IV. Das EEG zeigt über die ganze Nacht eine nahezu konstante Wellenlänge.

(A) Keine der Aussagen lässt sich nicht belegen.
(B) Nur die Aussage I lässt sich nicht belegen.
(C) Nur die Aussage III lässt sich nicht belegen.
(D) Die Aussagen I und II lassen sich nicht belegen.
(E) Die Aussagen III und IV lassen sich nicht belegen.

4-19)

Das nebenstehende Diagramm zeigt das Geschwindigkeitsverhalten von Kfz während der Durchfahrt durch einen Ort. Aufgetragen ist die Geschwindigkeit V85 aller Kfz im Verlauf der Ortsdurchfahrt (d.h. die Durchschnittsgeschwindigkeit von 85% aller Autos, 15% waren noch schneller!). Angegeben sind zudem die Standorte von Ortstafeln, die Beginn und Ende der Ortsdurchfahrt markieren, die Messpunkte und die jeweils zulässige Maximalgeschwindigkeit $V_{zul.}$.

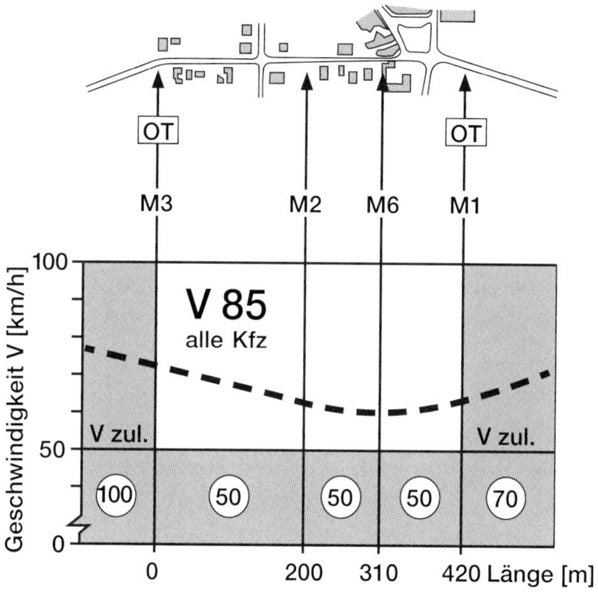

Welche der folgenden Aussagen ist aus dem Vorstehenden ableitbar?

(A) Innerhalb des Ortes hielt sich kein Kfz an die vorgeschriebenen Geschwindigkeitsbeschränkungen.

(B) Selbst der Durchschnitt jener 85% der Kfz, die am langsamsten waren, hielt sich im dargestellten Streckenbereich an keinem Punkt an die vorgeschriebenen Maximalgeschwindigkeiten.

(C) Das Geschwindigkeitsniveau der freien Strecke wird vom Durchschnitt jener 85 % der Kfz, die am langsamsten waren, weit in den Ort hineingetragen.

(D) Der Untersuchungsgruppe standen nur vier Messgeräte zur Verfügung.

(E) Nur 15% aller Fahrer waren selbst in der Ortsmitte noch schneller als 60 km/h.

4-20)

Die natürliche Strahlenexposition des Menschen setzt sich aus vier Komponenten zusammen: Der terrestrischen und kosmischen Strahlung, der körperinneren Bestrahlung durch inkorporierte natürlich-radioaktive Stoffe und der Strahlenbelastung in Häusern aufgrund von Radon und dessen Zerfallsprodukten. Wie an den nebenstehenden Grafiken zu erkennen ist, ergeben sich hinsichtlich des Wertes der Strahlenexposition sowohl absolut als auch relativ Unterschiede, je nachdem welche Dosisgröße benutzt wird. Die effektive Dosis beschreibt die mögliche Auswirkung der ionisierenden Strahlung auf die einzelnen Organe und Gewebe des menschlichen Körpers. Die genetisch signifikante Dosis beschreibt dagegen die Strahlendosis, die grundsätzlich in der Lage ist, die Erbanlagen des Menschen zu schädigen.

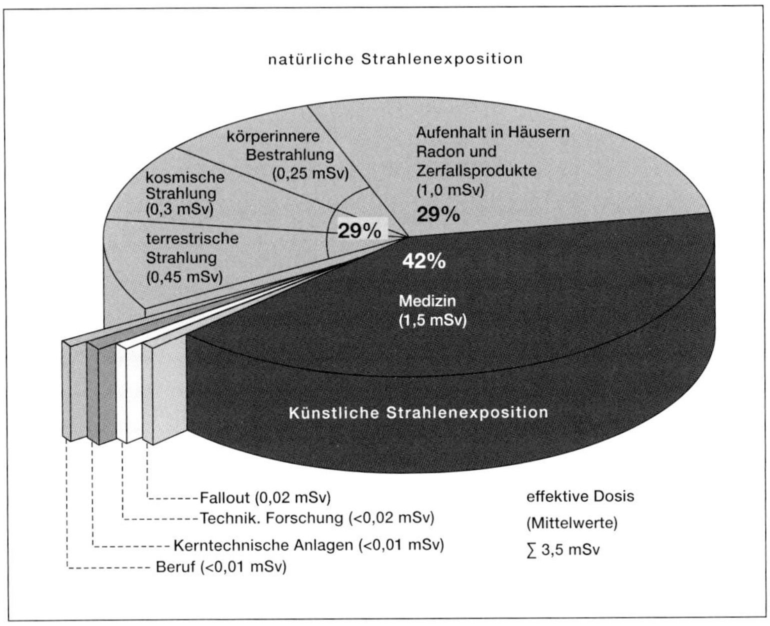

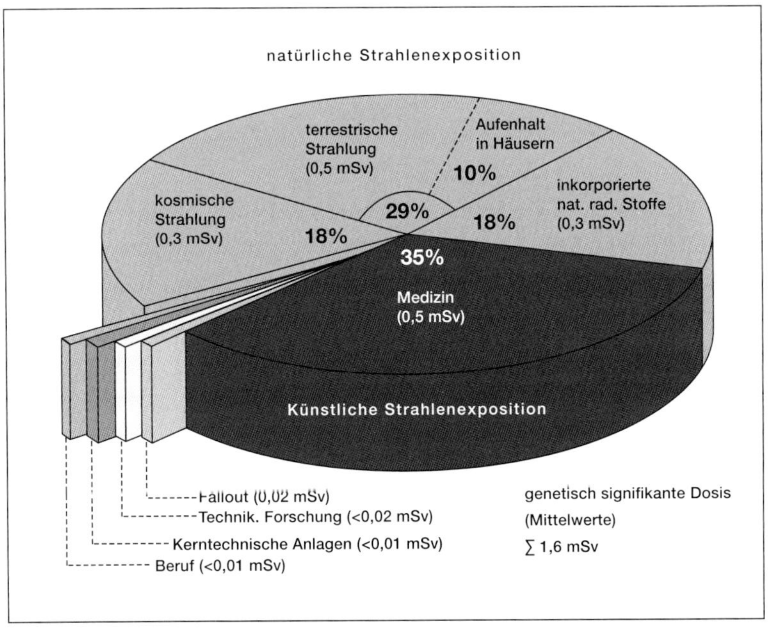

Welche der nachstehenden Aussagen lässt/lassen sich aus den gegebenen Informationen ableiten?

I. Betrachtet man statt der effektiven Dosis die genetisch signifikante Dosis, dann sinkt der Anteil der auf den Aufenthalt in Häusern zurückzuführenden Strahlenexposition sowohl relativ als auch absolut am stärksten.

II. Bezogen auf die effektive Dosis trägt der Aufenthalt in Häusern zu 50% zur natürlichen Strahlenexposition des Menschen bei.

III. Betrachtet man statt der effektiven Dosis die genetisch signifikante Dosis, dann nimmt der Anteil der durch inkorporierte natürlich-radioaktive Stoffe verursachten körperinneren Bestrahlung als einziger sowohl relativ als auch absolut zu.

IV. Die genetisch signifikante Dosis ist im Mittel um mehr als 50% kleiner als die mittlere effektive Dosis.

(A) Die Aussagen I und III lassen sich ableiten.
(B) Die Aussagen II und IV lassen sich ableiten.
(C) Die Aussagen I, II und IV lassen sich ableiten.
(D) Die Aussagen II, III und IV lassen sich ableiten.
(E) Alle Aussagen lassen sich ableiten.

4-21)

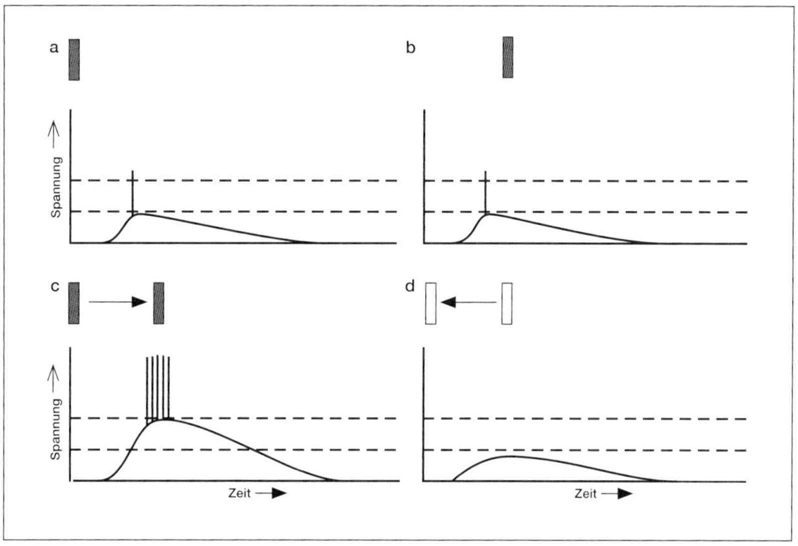

Nervenzellen leiten Signale in Form kurzer elektrischer Impulse, sog. Aktionspotentiale (kurze Spannungsspitzen oberhalb des jeweiligen Grundpotentials), an andere Zellen weiter. Das folgende Diagramm zeigt die elektrische Aktivität bestimmter Ganglienzellen, die zu den informationsverarbeitenden Nervenzellen hinter der Netzhaut eines Auges gehören, bei einer Konfrontation mit unterschiedlichen Lichtreizen. Bei a bzw. b wurde die Netzhaut mit einzelnen schlitzförmigen Lichtreizen von links bzw. rechts stimuliert, bei c bzw. d mit zwei nacheinander auftreffenden schlitzförmigen Lichtreizen. Dadurch wurde für das Auge eine Bewegung nach rechts bzw. nach links simuliert.

Welche der folgenden Aussagen ist/sind aus dem Vorstehenden ableitbar?

I. Eine Scheinbewegung nach rechts löst viele Aktionspotentiale aus, eine nach links überhaupt keine. Auch die Grundspannung der Nervenzellen ist bei einer Bewegung nach rechts größer als bei einer nach links.
II. Unter allen Variationen der Stimulierung der Netzhaut sind die von den Lichtreizen ausgelösten Spannungsänderungen in den hier untersuchten Nervenzellen dann am geringsten, wenn das Auge einem Bewegungsreiz von rechts nach links ausgesetzt wird.
III. Ganglienzellen reagieren nur auf Bewegungen von links nach rechts.
IV. Der Patient, bei dem diese Untersuchungen durchgeführt worden sind, leidet anscheinend an einer deutlichen Einschränkung des Sehsinns hinsichtlich der Bewegungswahrnehmung.

(A) Keine Aussage ist ableitbar.
(B) Nur Aussage I ist ableitbar.
(C) Die Aussagen I und II sind ableitbar.
(D) Die Aussagen II und IV sind ableitbar.
(E) Die Aussagen I, II und III sind ableitbar.

4-22)

Flüchtige Kohlenwasserstoffgemische, wie sie in Holzschutzpräparaten als Lösemittel enthalten sind, bestehen aus zahlreichen Einzelsubstanzen. Im Verlauf des Ausdünstungsprozesses ändert sich die Zusammensetzung dieses Gemisches. Durch Kapillar-Gaschromatographie lassen sich rund 20 Substanzen auftrennen, da ihre Retentionszeiten (= die Verweilzeiten der betreffenden Substanz im Holz) mit abnehmender Flüchtigkeit zunehmen. Vergleicht man die Zusammensetzung der beiden nebenstehenden Substanzspektren eines Holzschutzmittels, so erkennt man in Spektrum B, das nach 16 Tagen aufgenommen wurde, deutlich ein Reihe von Veränderungen.

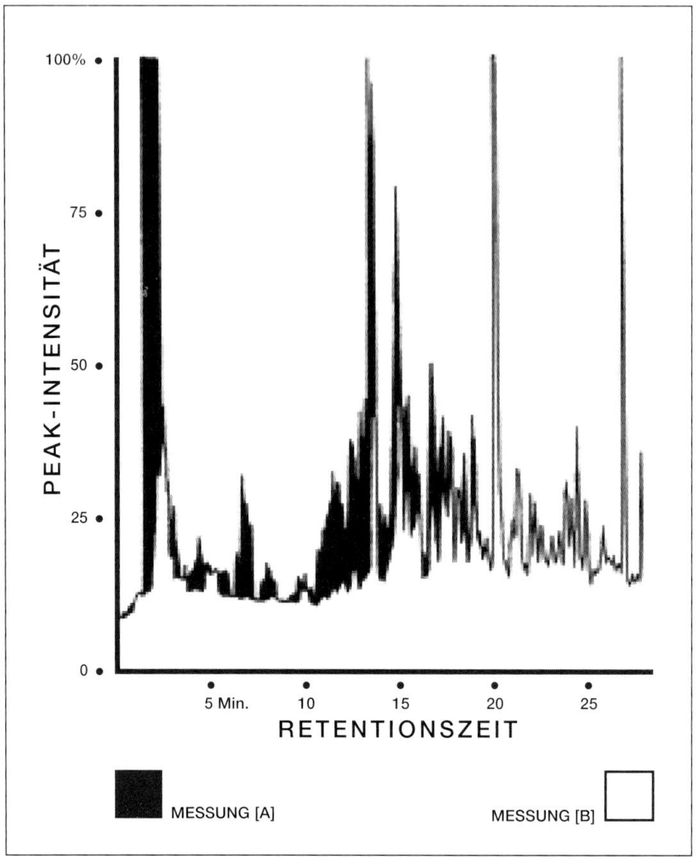

Welche der nachstehenden Aussagen lässt/lassen sich aus dem Vorstehenden ableiten?

I. Bei Messung B tritt eine Reihe schwerflüchtiger Substanzen auf, die zuvor, d.h. während der Messung A, noch nicht vorhanden waren.

II. Retentionszeit und Flüchtigkeit einer Substanz stehen in einem umgekehrt proportionalen Verhältnis zueinander.

III. In Messung A tritt noch eine Reihe leichtflüchtiger Komponenten auf, die in Messung B nur eine untergeordnete Rolle spielen. Ihr Gehalt muss sich somit in den vergangenen 16 Tagen prozentual verringert haben.

IV. Nach 16 Tagen hat sich das Gesamtspektrum zu den schwerer flüchtigen Substanzen hin verschoben.

(A) Die Aussagen I und III sind ableitbar.
(B) Die Aussagen II und III sind ableitbar.
(C) Die Aussagen III und IV sind ableitbar.
(D) Die Aussagen II, III und IV sind ableitbar.
(E) Alle Aussagen sind ableitbar.

4-23)

Die nachstehende Tabelle zeigt das Ergebnis von zwei unterschiedlichen Methoden der Behandlung von Patienten mit fortgeschrittenem Krebs. Bei der ersten Methode wurden die Patienten sowohl mit lymphokin-aktivierten Killerzellen (LAK-Zellen) als auch mit Interleukin-2 (IL-2) behandelt; bei der zweiten Methode wurde ihnen nur IL-2 verabreicht, allerdings in z.T. so hohen Dosen, dass erhebliche Nebenwirkungen resultierten.

	Behandlung mit LAK-Zellen und IL-2				Behandlung nur mit IL-2			
Krebsdiagnose	Zahl der Patienten	völlige Rückbildung	teilweise Rückbildung (mindestens um die Hälfte)	völlige oder teilweise Rückbildung	Zahl der Patienten	völlige Rückbildung	teilweise Rückbildung (mindestens um die Hälfte)	völlige oder teilweise Rückbildung
Nierenkrebs	72	8	17	25 (35%)	54	4	8	12 (22%)
Melanom	48	4	6	10 (21%)	42	0	10	10 (24%)
Darmkrebs	30	1	4	5 (17%)	12	0	0	0
Non-Hodgkin-Lymphom	7	1	3	4 (57%)	11	0	0	0
Sarkom	6	0	0	0	-	-	-	-
Lungenkrebs	5	0	0	0	-	-	-	-
Brustkrebs	-	-	-	-	3	0	0	0
andere	9	0	0	0	8	0	0	0
gesamt	177	14	30	44 (25%)	130	4	18	22 (17%)

Welche der nachstehenden Aussagen lässt sich aus den hier präsentierten Informationen nicht ableiten?

(A) Bei etwas mehr als 8% der Patienten mit Melanomen bildeten sich die Tumore völlig zurück, wenn IL-2 zusammen mit LAK-Zellen verabreicht wurde; bei etwas mehr als 12% der Patienten erfolgte eine teilweise Rückbildung des Melanoms.

(B) Die Kombinationstherapie, bei der die Patienten IL-2 zusammen mit LAK-Zellen erhalten, scheint insgesamt wirkungsvoller zu sein als die Behandlung nur mit IL-2.

(C) Etwa ein Fünftel aller hier behandelten Patienten konnte von den hier angewandten Therapien profitieren.

(D) Beim Non-Hodgkin-Lymphom zeigten sich hier nur bei der Kombinationstherapie Behandlungserfolge, die Verabreichung von IL-2 allein scheiterte dagegen in jedem Fall. Bei Sarkomen, Lungen- und Brustkrebs blieben allerdings beide Therapien erfolglos.

(E) Unter den aufgeführten Krebsarten erwies sich insbesondere die Behandlung des Non-Hodgkin-Lymphoms mit LAK-Zellen und IL-2 als besonders erfolgreich.

4-24)

Die nebenstehenden Diagramme zeigen die biologischen Tagesrhythmen - dargestellt als Abweichungen vom 24-Stunden-Durchschnitt - im sympathischen Nervensystem eines Säugetiervorder-hirns. Die Wirkung der Überträgerstoffe (hier des Neurotransmitters Noradrenalin) kann schwanken mit der Zahl und Affinität der spezifischen Rezeptoren und den über sie ausgelösten Reaktionen. An der Weiterverarbeitung solcher Signale in der Zelle ist cAMP wesentlich beteiligt. Seine Aktivität wird von cAMP-aufbauenden und cAMP-abbauenden Enzymen, v.a. der Adenylatcyclase und der Phosphodiesterase, gesteuert.

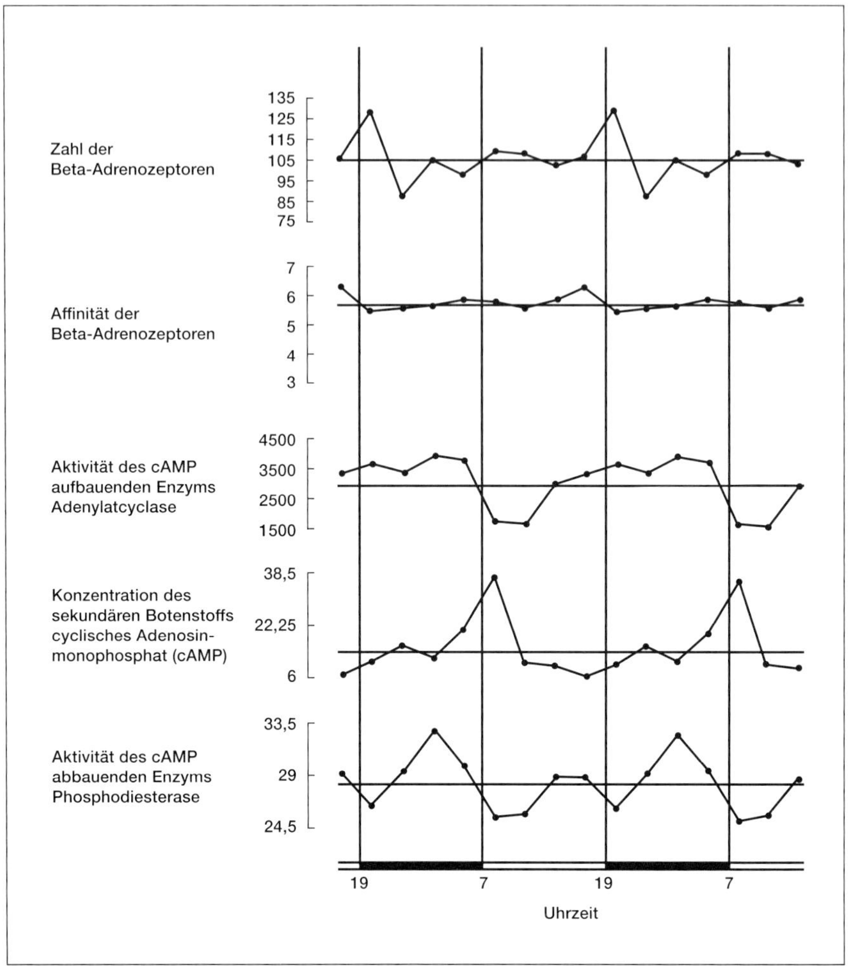

Welche der nachstehenden Aussagen ist/sind gemäß dem Vorstehenden korrekt?

I. Die Konzentration von cAMP und die Aktivität des cAMP-abbauenden Enzyms Phosphodiesterase sind einander indirekt proportional.

II. Die Aktivität des cAMP-aufbauenden Enzyms Adenylatcyclase ist i.allg. um etwa zwei Zehnerpotenzen größer als die des cAMP-abbauenden Enzyms Phosphodiesterase.

III. Die Aktivitäten von Adenylatcyclase und Phosphodiesterase erreichen beide zwischen 8 und 12 Uhr ihr Tagesminimum.

IV. Trotz großer Schwankungen in der Zahl der Beta-Adrenozeptoren bleibt ihre Affinität für Noradrenalin insgesamt - mit Ausnahme der Tagesspitze um 18 Uhr - nahezu konstant.

(A) Keine Aussage ist korrekt.
(B) Nur Aussage III ist korrekt.
(C) Die Aussagen I und II sind korrekt.
(D) Die Aussagen III und IV sind korrekt.
(E) Alle Aussagen sind korrekt.

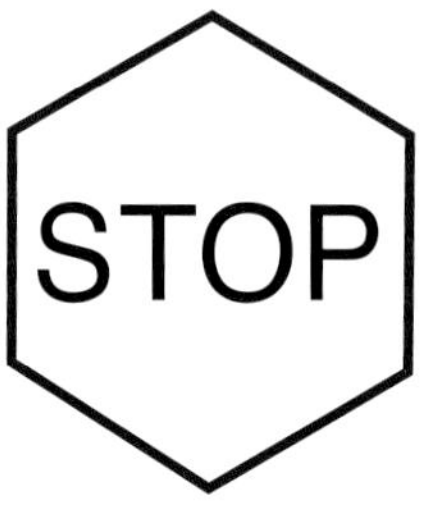

4.3) Kommentierte Lösungen Aufgaben des Abschlusstests

Aufgabe 4-1: Gesucht war E!

Hinweis: Die Aussagen II und IV kommen in den Antwortalternativen zu dieser Aufgabe mit mittlerer Häufigkeit vor. Eine von ihnen sollte daher von Ihnen als erste bearbeitet worden sein. Vgl. ggf. Kap. 1.2.5, S. 50ff.

I. Korrekt; die Aussage findet in dem Säulendiagramm ihre Bestätigung.

II. Korrekt; im Februar und im März ist der Anteil ovulierender Stuten in der Tat am niedrigsten (linkes Diagramm).

III. Korrekt; zwar liegt hier eine *absolute Aussage* vor, die relativen Angaben der beiden Diagramme beziehen sich jedoch auf die Gesamtheit aller Stuten, so dass die Aussage aus dem vorliegenden Datenmaterial bestätigt werden kann. Im II.Quartal haben im Monatsmittel etwa 60% der Stuten einen Eisprung, im III.Quartal dagegen im Durchschnitt etwa 70% (linkes Diagramm).
Hinweis: Zur Problematik relativer Angaben und absoluter Aussagen vgl. ggf. noch einmal Kap. 1.2.3, S. 43ff.

IV. Korrekt, wie sich an der Kurve im rechten Diagramm erkennen lässt.

Aufgabe 4-2: Gesucht war D!

Hinweis: Nur Aussage I erscheint hier in den Antwortalternativen mit mittlerer Häufigkeit und sollte daher von Ihnen als erste bearbeitet worden sein. Danach sollten Sie Aussage III überprüft haben, da dann die sofortige Entscheidung zu erwarten ist! Vgl. ggf. Kap. 1.2.5, S. 50ff.

I. Falsch; bei den praktischen Ärzten (2.Zeile) und bei den Radiologen (4.Zeile) hat sich die berufliche Strahlenbelastung im genannten Zeitraum nicht verringert.

II. Korrekt; für die Personen, die in der gynäkologischen Radiumtherapie tätig waren (6.Zeile), werden in jedem Jahr die höchsten Werte angegeben. Die noch höheren Werte, die für Beschäftigte in Industrie, Forschung und Behörden (7.Zeile) angegeben werden, dürfen ja gemäß der in der Aussage gewählten Formulierung ("unter den dargestellten *medizinischen* Berufsgruppen") nicht berücksichtigt werden.

III. Diese Aussage kann aus zwei Gründen nicht korrekt sein. Zum einen trifft sie für das Jahr 1982 definitiv nicht zu - hier liegen die Internisten (3.Zeile) vorne -, zum anderen ist nicht sicher, ob hier alle Berufsgruppen, die aus beruflichen Gründen ionisierender Strahlung ausgesetzt werden, aufgeführt sind.

IV. Beide Satzteile sind korrekt, wie ein Vergleich der ersten Zeilen mit der letzten Zeile zeigt.

Aufgabe 4-3: Gesucht war A!

Hinweis: Da in den Antwortalternativen zu dieser Aufgabe keine Aussage mit mittlerer Häufigkeit vorkommt, ist es hier ziemlich belanglos, welche Sie als erste bearbeitet haben. Die Kürze der Aussage oder das Vorkommen der in Kap. 1.2.4, S. 47, aufgezählten Begriffe mit grundsätzlichem Charakter sollte für Sie daher Anlass zur bevorzugten Bearbeitung sein ("*nur*" in Aussage I und IV, "*immer*" in Aussage II!). Falls Sie bei der Bearbeitung dieser Aufgabe in Verbindung mit diesen Wörtern auf Probleme gestoßen sind, sollten Sie unbedingt noch einmal das angesprochene Kapitel durcharbeiten.

I. Korrekt; nur bei einem Innovationsverzicht kommt es zu einer negativen Veränderung sowohl bei der Beschäftigungszahl als auch beim Bruttosozialprodukt. Selbst in der pessimistischen Variante führen verstärkte Innovationen zumindest zu einem Anstieg des Bruttosozialprodukts.

II. Korrekt, wie das untere Diagramm zeigt.

III. Beide Teile der Aussage sind ableitbar. Vergleicht man in der oberen Grafik jeweils die für die optimistische bzw. die für die pessimistische Variante angegebenen Folgen verstärkter Innovationen, so kommt es im Mittel tatsächlich zu einem Rückgang der Beschäftigtenzahlen. Andererseits ist dieser Rückgang selbst in der pessimistischen Variante nicht so groß wie bei einem Innovationsverzicht.

IV. Korrekt, wie bereits aus dem Kommentar zur Aussage III deutlich geworden ist.

Aufgabe 4-4: Gesucht war B!

Hinweis: Die Aussagen I und II kommen in den Antwortalternativen zu dieser Aufgabe mit mittlerer Häufigkeit vor. Eine von ihnen sollte daher von Ihnen als erste bearbeitet worden sein. Vgl. ggf. Kap. 1.2.5, S. 50ff.

I. Falsch, da nur vier Therapieformen vorgestellt worden sind - es könnten aber noch mehr existieren, die hier jedoch keine Erwähnung finden! Der durch die Verwendung des Wortes "*alle*" beanspruchte Gültigkeitsbereich der Aussage kann somit aus den vorliegenden Informationen heraus nicht bestätigt werden.
Tipp: Vgl. ggf. Kap. 1.2.4, S. 46ff.

II. Korrekt, wie den betreffenden Säulen in den beiden Grafiken zu entnehmen ist.

III. Falsch, da hier erstens eine *absolute Aussage* auf der Grundlage rein relativer Daten bestätigt werden soll und die Aussage zweitens einen Geltungsbereich beansprucht, der sich aus den gegebenen Informationen nicht ableiten lässt. Der unteren Grafik ist nur zu entnehmen, dass die Zahl der Arztbesuche bei den Patienten, die zur Schmerzbewältigung nur die traditionelle körperliche Behandlung erfahren haben, zunimmt, die der Patienten, die mit den anderen hier vorgestellten Therapien vertraut gemacht wurden, dagegen abnimmt. Da aber die Ausgangssituation, d.h. die Zahl der Arztbesuche vor Beginn einer der vorgestellten Therapieformen, nicht bekannt ist, kann die Aussage auch nicht bestätigt werden. Die hier präsentierten Informationen sind über die gesamte Untersuchungsgruppe gemittelt, Aussagen zu einzelnen Patienten sind daher nicht möglich. Dass *alle Patienten* der betreffenden Gruppe, wie es die Formulierung "die Patienten" nahelegt, später häufiger zum Arzt gingen als alle Patienten aus den anderen Therapiegruppen, kann daher nicht bestätigt werden. Im Einzelfall könnte ein Patient, der bereits vor Beginn einer traditionellen körperlichen Behandlung zur Schmerzbewältigung vergleichsweise selten zum Arzt ging, auch später noch seltener zum Arzt ging als verschiedene Patienten aus einer der anderen drei Gruppen.
Tipp:.Die Grundlagen der hier angesprochenen Problemfelder werden in den Kap. 1.2.3, S. 43ff und Kap. 1.2.4, S. 46ff dargestellt.

Aufgabe 4-5: Gesucht war A!

(A) Korrekt; 1982 muss die Frauenquote bei den Ingenieuren 2,7% betragen haben (6,1 - 3,4 = 2,7); 2,7% von 1000 Ingenieuren sind aber 27!

(B) Falsch; die Frauenquote hat sich zwar verdoppelt, die Aussage wäre aber nur korrekt, wenn die Zahl der Betriebsschlosser 1982 und 1992 identisch war. Hier liegt also wieder der Fall vor, dass eine *absolute Aussage* auf der Grundlage relativer Daten bestätigt werden soll.
Hinweis:Vgl. ggf. Kap. 1.2.3, S. 43ff.

(C) Falsch; die Aussage kann *nur für die hier dokumentierten Fertigungsberufe* bestätigt werden, nicht aber für alle Berufsgruppen. Sie ist also *zu allgemein* gehalten.
Hinweis: Vgl. ggf. Kap. 1.2.4, S. 46ff.

(D) Falsch; auch diese Aussage kann *nur für die hier dokumentierten Fertigungsberufe* bestätigt werden. Aus dem Text geht aber hervor, dass hier nur die Daten für verschiedene Fertigungsberufe präsentiert worden sind, nicht aber die aller Fertigungsberufe. Auch diese Aussage hat also einen zu hohen Allgemeinheitsgrad.
Hinweis: Haben Sie auf das Wörtchen "*alle*" geachtet?

(E) Falsch; eine Veränderung der Frauenquote bei den Ingenieuren in den Jahren 1982 bis 1992 von 3,4 Prozentpunkten bei einer Frauenquote von 6,1% im Jahre 1992 weist auf eine Frauenquote von 2,7% im Jahre 1982 hin. Die Frauenquote hat sich somit *mehr als verdoppelt.*

Aufgabe 4-6: Gesucht war C!

(A) Korrekt, wie am Verlauf der Kurven in den beiden Grafiken eindeutig zu erkennen ist.

(B) Beide Teile der Aussage sind korrekt, wie sich an der Zeitachse und an den geringeren Konzentrationsänderungen bei der zweiten Methode erkennen lässt.

(C) Falsch; im dargestellten Fall erreicht der betreffende Patient bei zwei Gelegenheiten nach der Injektion des Medikaments nicht das Stadium der Verwirrtheit. Die durch das Wort "immer" implizierte Grundsätzlichkeit des Gültigkeitsanspruchs kann daher nicht bestätigt werden!
Tipp: Vgl. ggf. noch einmal Kap. 1.2.4, S. 46ff.

(D) Korrekt, wie sich an der jeweiligen Amplitude der Kurven erkennen lässt.

(E) Korrekt, da die Patienten bei der zweiten (rechten) Methode weder kurzfristige Stadien von Verwirrtheit noch zwischenzeitliche Schmerzphasen durchlaufen und auch nicht unter anderen Nebenwirkungen leiden müssen.

Aufgabe 4-7: Gesucht war A!

(A) Falsch; die Todesrate der Säuglinge betrug etwa 4,5%, die der Kleinkinder ungefähr 0,5%. Das bedeutet aber, dass der erste Wert 3,5 *Prozentpunkte* oder aber 700 Prozent größer ist als der zweite. **Hinweis**:Vgl. hierzu ggf. Kap. 1.1.2, S. 13.

(B) Korrekt, wie am Kurvenverlauf deutlich zu erkennen ist.

(C) Korrekt, die beiden betreffenden Kurvenpaare schneiden sich an keinem Punkt.

(D) Korrekt; eine Sterberate von 40 Promille im Jahre 1980 entspricht der angegebenen Sterberate von 4%.

(E) Korrekt; die betreffende Kurve nimmt über den gesamten Zeitraum betrachtet nur unwesentlich ab (von etwa 3,4% auf ca. 3,2%).

Aufgabe 4-8: Gesucht war C!

Hinweis: Nur die Aussage II kommt in den Antwortalternativen zu dieser Aufgabe mit mittlerer Häufigkeit vor und sollte daher von Ihnen als erste bearbeitet worden sein. Vgl. ggf. Kap. 1.2.5, S. 50ff.

I. Falsch; die Aussage kann aus den von Text und Tabelle präsentierten Informationen nicht abgeleitet werden, da Angaben für nichtschwangere bzw. nichtstillende Frauen fehlen.
Hinweis: Hier sollten Sie auf die Wendung "*im allgemeinen*", einem der in Kap. 1.2.4, S. 46ff angesprochenen Begriffe mit Grundsätzlichkeitsanspruch, geachtet haben!

II. Falsch; über mögliche Schäden infolge einer Überdosierung einzelner Vitamine ist hier nichts zu erfahren.
Hinweis: Haben Sie auf das Wörtchen "*nur*" geachtet?

III. Ableitbar; allerdings müssen Sie hier für jede einzelne Spalte jeweils die für Vitamin B_{12} bzw. für Vitamin C empfohlenen Mittelwerte ausrechnen und jeweils miteinander vergleichen. *Dazu muss berücksichtigt werden, dass 1 mg 1000 μg entsprechen*! Es ergeben sich dann folgende Verhältnisse von Vitamin B_{12} zu Vitamin C: Bei Säuglingen 1μg : 47.000 μg, bei Kindern und Jugendlichen 3,5 μg : 60.000 μg = 1 μg : 17.143 μg, bei Erwachsenen 4 μg : 67.500 μg = 1 μg : 16875μg und bei Schwangeren und Stillenden 5,75 μg: 95.000 μg = 1 μg : 16522 μg. Die empfohlene Tagesdosis von Vitamin C übersteigt somit bei allen o.g. Gruppen die empfohlene Tagesdosis von Vitamin B12 um mehr als das 10.000fache.
Hinweis: Bei dieser Aufgabe werden wieder einmal Ihre Fertigkeiten bei der Umrechnung von Größenordnungen bzw. Einheiten gefordert. Dies gehört auch zu den Inhalten des TMS-Untertests "Quantitative und formale Probleme"! Beim Ausrechnen der jeweiligen Verhältnisse sollten Sie sich im übrigen so lange wie möglich mit Überschlagsrechnungen begnügen und die Ergebnisse nicht - wie hier aufgeführt - bis zur letzten Stelle korrekt ausrechnen. Entsprechend gerundete Verhältnisse wie 4 : 60.000 bei Kindern und Jugendlichen, 4 : 64.000 bei Erwachsenen oder 6 : 90.000 bei Schwangereren und Stillenden lassen sich im Kopf ausrechnen und führen mit ausreichender Genauigkeit viel rascher zur gewünschten Entscheidung!

IV. Falsch; zum einen handelt es sich hierbei um *empfohlene Mindest- bzw. Höchstwerte*, zum anderen gibt der Text keine Auskunft zu den möglichen Konsequenzen einer Erkrankung der Leber hinsichtlich des täglichen Vitaminbedarfs.

Aufgabe 4-9: Gesucht war D!

(A) Korrekt; mit 2,5-7,5 Fällen pro 10^6 Personen und pro mGy ist hier der höchste, für ein einzelnes Organ bzw. Gewebetyp gültige Wert angegeben.

(B) Korrekt; ein Mortalitätsrisiko von 1,5-4,0 *pro 10^6 Personen und pro mGy* entspricht den in der Aussage angegebenen Werten , da hier die Zahl der Personen um den Faktor 10 verringert, der für die Strahlung gültige Wert allerdings um den Faktor 10 erhöht worden ist. Beides gleicht sich daher wieder aus, so dass die in der Tabelle angegebenen Werte zutreffen.

(C) Korrekt, wie ein Vergleich der angegebenen Werte zeigt.

(D) Falsch; aus den präsentierten Daten kann diese Aussage nicht abgeleitet werden. Nur das höhere Mortalitätsrisiko bei einer Bestrahlung der Brust könnte dafür sprechen, jedoch fehlt ein geschlechsspezifischer Gesamtüberblick.

(E) Angesichts der vorliegenden Daten muss diese Aussage zutreffen. Wichtig ist, dass hier die weibliche Brust nur als ein besonders empfindliches Organ bezeichnet wird und nicht als das empfindlichste Organ! Letzteres hätte aus den vorliegenden Informationen heraus nicht abgeleitet werden können. He: Vgl. ggf. noch einmal Kap. 1.2.4, S. 46ff.

Aufgabe 4-10: Gesucht war A!

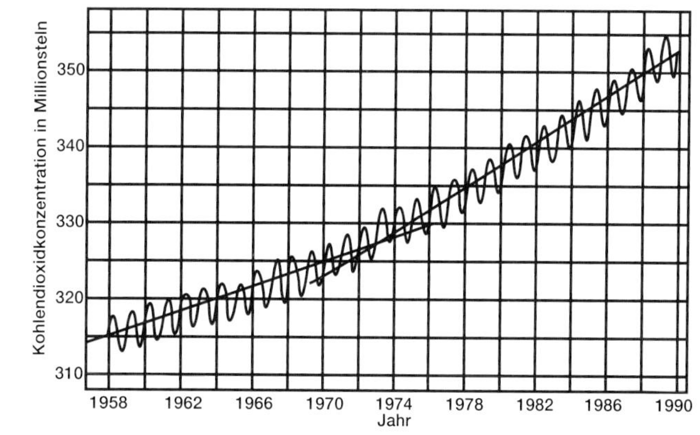

Abb.35

__Hinweis__: Keine der Aussagen kommt in den Antwortalternativen zu dieser Aufgabe mit mittlerer Häufigkeit vor. Sie sollten daher hier die einfachste Aussage bevorzugt bearbeitet haben. Vgl. ggf. Kap. 1.2.5, S. 50ff.

I. Korrekt; nur um 1974 herum blieb ein Anstieg der mittleren jährlichen Kohlendioxid konzentration kurzfristig aus. Die Einschränkung "nahezu jährlich" im Aussagentext ist somit zwingend notwendig; ohne sie wäre die Aussage nicht ableitbar!
__Hinweis__: Zur Überprüfung der Aussage ist hier wichtig, dass die jahreszeitlich bedingten Ausschläge der vorliegenden Kurve zur Betrachtung der mittleren jährlichen Kohlendioxidkonzentration geglättet werden - zumindest in der Vorstellung. Sie können allerdings auch eine entsprechende Ausgleichskurve in das Diagramm einzeichnen - zumindest an den Stellen, an denen Sie die Aussage genauer überprüfen wollen, um Abweichungen bzw. Unkorrektheiten festzustellen.

II. Korrekt, wie der Vergleich der in der Aussage angegebenen Anfangs- bzw. Endwerte -1958 und 1989 - zeigt.

III. Korrekt. Jedes Raster entspricht einem Zwei- Jahres-Zeitraum!

IV. Korrekt, wie sich durch das Einzeichnen entsprechender Ausgleichsgeraden an die betreffenden Abschnitte der hier präsentierten Kurve zeigen lässt. Nach 1974 lässt sich eine zunehmende Steigung der Ausgleichsgeraden feststellen (vgl. **Abb.35**).
__Hinweis__: Hier können Sie auch durch tangentiales Anlegen eines Bleistiftes die Probe auf's Exempel machen!

Aufgabe 4-11: Gesucht war B!

Hinweis: Die Aussage III kommt in den Antwortalternativen zu dieser Aufgabe als einzige mit mittlerer Häufigkeit vor. Sie sollte daher von Ihnen als erste bearbeitet worden sein. Vgl. ggf. Kap. 1.2.5, S. 50ff.

I. Korrekt; die betreffende Geburtenziffer lag bei etwa 14 Promille (= 1,4%), die betreffende Sterbeziffer bei ca. 9 Promille (= 0,9%). Der Nettozuwachs betrug damit ungefähr 5 Promille, also in der Tat ca. 0,5%.
Hinweis: Denken Sie daran, dass die Umrechnung von Einheiten zu den bereits im TMS-Untertest "Quantitative und formale Probleme" angesprochenen Problemkreisen gehört!

II. Korrekt; in den Industrienationen sank die Sterbeziffer schon seit 1775, die Geburtenziffer erst seit etwa 1825, in stärkerem Ausmaß sogar erst nach 1870. In den Entwicklungsländern setzte der Rückgang der Sterbeziffer 1850 ein, der der Geburtenziffer aber erst um 1925.

III. Falsch; ob dieses Maximum tatsächlich den *absoluten Höchstwert* darstellt, ist aus den hier präsentierten Informationen nicht abzuleiten.
Tipp: Sollten Sie hier zu einem anderen Ergebnis gekommen sein, dann lesen Sie unbedingt noch einmal Kap. 1.2.2, S. 42f.

IV. Korrekt; die betreffende Geburtenziffer lag bei etwa 45 Promille, die betreffende Sterbeziffer ca. 35 Promille. Der Nettozuwachs betrug damit ungefähr 10 Promille.

Aufgabe 4-12: Gesucht war A!

(A) Hier liegt eine falsche Interpretation der Darstellung vor; man kann der unteren Grafik nicht entnehmen, dass *ungefähr 9% der Frauen* (also aller Frauen!) erstmals im Alter von 45-49 Jahren Anzeichen einer psychischen Störung zeigen, sondern nur, dass *etwa 9% der Frauen, die an Schizophrenie erkranken*, erstmals in diesem Alter Anzeichen einer psychischen Störung zeigen! Die jeweilige Bezugsgruppe ist völlig unterschiedlich!

(B) Korrekt, da die sich in der oberen Grafik für Frauen bzw. für Männer präsentierten Kurven der kumulativen Ersterkrankungen am Ende ineinander übergehen. Das Ersterkrankungsrisiko pro 100.000 Einwohner muss daher für Männer wie für Frauen gleich groß sein.

(C) Korrekt, wie ein Vergleich der oberen mit der unteren Grafik unter Berücksichtigung des zur Aussage B gegebenen Kommentars zeigt.

(D) Korrekt. Wie bereits im Kommentar zur Aussage A gesagt, zeigen etwa 9% der Frauen, die irgendwann einmal an Schizophrenie erkranken, erstmals in dieser Altersgruppe entsprechende Anzeichen; der unteren Grafik ist aber zu entnehmen, dass dies nur für etwa 1 % der männlichen Betroffenen zutrifft.
Hinweis: Zur Unterscheidung von Angaben in Prozent und in Prozentpunkten vgl. ggf. noch einmal Kap. 1.1.2, S. 13.

(E) Korrekt, dies entspricht dem Endpunkt der beiden Kurven in der oberen Grafik, die das kumulative Ersterkrankungsrisiko in der Altergruppe der 12-59jährigen wiedergibt.

Aufgabe 4-13: Gesucht war D!

(A) Falsch; zählt man die angegebenen Zahlen jeweils zusammen, erhält man zwar 1.158.000 Erkrankungen und 526.000 Todesfälle, zwischen diesen beiden Zahlen besteht jedoch *kein zeitlicher Zusammenhang*!.Von den Personen, die 1993 an Krebs erkranken, werden nur wenige noch 1993 an Krebs sterben. Vielmehr sind die meisten der Personen, die 1993 an Krebs sterben werden, bereits in früheren Jahren an Krebs erkrankt! Wieviele derjenigen, die 1993 an Krebs erkrankt sind, tatsächlich an dieser Krankheit sterben werden, kann den angebotenen Informationen nicht entnommen werden.

(B) Falsch, wie bereits dem Kommentar zur Aussage A zu entnehmen ist, wurden für 1993 526.000 Krebstote prognostiziert, also mehr als eine halbe Million.

(C) Falsch; wie bereits zur Aussage A ausgeführt, besteht zwischen den Zahlen in beiden Spalten *kein zeitlicher Zusammenhang*. Von den 24.000, die 1993 an Bauchspeicheldrüsenkrebs sterben werden, dürften nur wenige zu den 25.000 Personen gehören, die 1993 an dieser Krankheit erkranken werden.

(D) Korrekt; 150.000 der 526.000 Todesfälle.

(E) Falsch; der Fehler ist hier ähnlich gelagert wie in der Aussage A. Zwar wurden in der Tabelle 25 Erkrankungen an Bauchspeicheldrüsenkrebs 24 Todesfälle gegenübergestellt -aber auch hier gilt, dass beide Gruppen nichts miteinander zu tun haben! Es ist nicht erwiesen - und kann aus den gegebenen Informationen auch nicht bewiesen werden -, dass von den 25, im Jahre 1993 neu erkrankten Personen 24 noch im gleichen Jahr sterben werden. Nur dann aber wäre die vorliegende Aussage ableitbar!

Aufgabe 4-14: Gesucht war E!

(A) Falsch; 1988 überstiegen die Zahlungen der Entwicklungsländer an die Industriestaaten die der Industriestaaten an die Entwicklungsländer um 43 Milliarden Dollar. Es handelt sich hierbei also um einen *Nettowert*, nicht um einen Bruttowert!

(B) Falsch; ein Anstieg von 562,5 auf 1020 Mrd. Dollar, das entspricht einer Zunahme von 81%, kann beim besten Willen nicht als *fast genaue Verdopplung* bezeichnet werden.

(C) Falsch; von 1982 auf 1983 nahm dieser Wert nicht zu, sondern ab!

(D) Diese Aussage ist aus mehreren Gründen falsch. Zum einen ist weder die Angabe, dass *erstmals* im Jahre 1984 ein Nettokapitalabfluss eintrat, noch die Aussage, dass bis dahin jährliche Nettokapitalzuflüsse *üblich* gewesen seien, beweisbar. Zum anderen werden die Tilgungen nicht gegen die Nettozuflüsse verrechnet, also auch nicht als Abflüsse gewertet! Der Nettokapitalstrom ergibt sich nur als Differenz von Zinsendienst und Nettozuflüssen.

(E) Korrekt; die Tilgungen stiegen von 49,7 auf 72 Mrd. Dollar, der Zinsendienst dagegen von 48,9 auf nur 59 Mrd. Dollar. Während die Tilgungen somit absolut um 22,3 Mrd. Dollar zunahmen, wuchs der Zinsendienst der Entwicklungsländer absolut nur um 10,1 Mrd. Dollar. Andererseits sind die Tilgungen damit relativ um 44,9% angestiegen, während der Zinsendienst nur um 20,7% zugenommen hat. In beiden Fällen sind die für die Tilgungen geltenden Zuwachswerte mehr als doppelt so groß wie die für den Zinsendienst geltenden Zahlen.

Hinweis: Man kann die betreffenden Prozentwerte natürlich mit einfachen Dreisätzen errechnen, aber auch eine Überschlagsrechnung führt hier zum Ziel: Für die Tilgungen ergibt sich bei gerundeten Werten von 50 bzw. 72 Mrd. Dollar eine Zunahme von mindestens 2/5 des Ursprungswertes, für den Zinsendienst bei Werten von 49 bzw. 59 Mrd. Dollar eine Zunahme um etwa 1/5!

Aufgabe 4-20: Gesucht war C!

Hinweis: Nur die Aussagen I und III kommen in den Antwortalternativen zu dieser Aufgabe mit mittlerer Häufigkeit vor; denken Sie daran, dass in der Alternative E alle Aussagen angesprochen werden! Aussage I oder Aussage III sollte daher von Ihnen als erste bearbeitet worden sein. Vgl. ggf. Kap. 1.2.5, S. 50ff.

I. Korrekt; der Anteil der Strahlenexposition, die auf den Aufenthalt in Häusern zurückzuführen ist, geht von 29% auf 10% zurück, nimmt also relativ ab. Er sinkt aber auch absolut von 1 mSv auf 0,16 mSv.

II. Korrekt; der Anteil der Strahlenexposition, die auf den Aufenthalt in Häusern zurückzuführen ist, wird im linken Kreisdiagramm mit 29% angegeben. Der gleiche Wert gilt aber auch für die zusammengefassten restlichen Anteile der natürlichen Strahlenexposition. Der Aufenthalt in Häusern trägt somit zur Hälfte zur natürlichen Strahlenexposition bei.

III. Falsch; nur der Anteil der Strahlenexposition, die auf medizinische Anwendungen zurückzuführen ist, nimmt sowohl relativ als auch absolut, ab (von 42% auf 35% bzw. von 1,5 mSv auf 0,5 mSv). Der der kosmischen Strahlung nimmt dagegen relativ zu (von 8,7% auf 18%), obwohl er absolut gleichbleibt (jeweils 0,3 mSv). Der Anteil der terrestrischen Strahlung nimmt sogar sowohl absolut als auch relativ zu (von 0,25 mSv auf 0,3 mSv bzw. von 6,25% auf 18%)!

IV. Korrekt; die genetisch signifikante Dosis beträgt im Mittel 1,6 mSv, die mittlere effektive Dosis dagegen nur 3,5 mSv, also mehr als das Doppelte.

Aufgabe 4-21: Gesucht war B!

Hinweis: Die Aussagen I und II kommen in den Antwortalternativen zu dieser Aufgabe mit mittlerer Häufigkeit vor. Eine von ihnen sollte daher von Ihnen als erste bearbeitet worden sein. Vgl. ggf. Kap. 1.2.5, S. 50ff. In diesem Fall kann man die gesuchte Lösung bereits nach Bearbeitung von nur zwei Aussagen herausfinden!

I. Ableitbar, wie ein Vergleich der Diagramme c (Scheinbewegung nach rechts) und d (Scheinbewegung nach links) zeigt.

II. Falsch; es wurden gar nicht *alle* Möglichkeiten einer Netzhautstimulierung untersucht. So fehlen z.B. senkrechte Scheinbewegungen! Die Aussage ist daher *zu allgemein* gehalten.
Hinweis: Haben Sie das Wörtchen "alle" markiert? Vgl. ggf. Kap. 1.2.4, S. 46ff.

III. Falsch; im Text ist nur von *bestimmten, hier untersuchten Ganglienzellen* die Rede (Z. 3). Es könnten noch andere Ganglienzellen existieren, die die umgekehrte richtungsabhängige Reaktion zeigen!
Hinweis: Haben Sie sich hier das Wörtchen "nur" markiert?

IV. Falsch; hiervon ist im Text überhaupt nicht die Rede. Es bleibt völlig offen, ob hier "normale" Reaktionen vorliegen oder ob diese Reaktionen das Ergebnis einer krankhaften Veränderung sind.

Aufgabe 4-22: Gesucht war D!

Hinweis: Die Aussagen II und IV kommen hier in den Antwortalternativen mit mittlerer Häufigkeit vor. Eine von ihnen sollte daher von Ihnen als erste bearbeitet worden sein. Vgl. ggf. Kap. 1.2.5, S. 50ff.

Haben Sie gemerkt, dass Aussage III in jeder Antwortalternative vorkommt? Sie muss daher ableitbar sein und braucht überhaupt nicht bearbeitet zu werden!

I. Nicht ableitbar; da es sich bei beiden Messungen um dasselbe Holzschutzmittel handelt, können bei der späteren Messung nicht Substanzen vorkommen, die zuvor nicht vorhanden waren. Tatsächlich unterscheiden sich beide Spektren dadurch, dass bei der Messung A noch zahlreiche flüchtige Inhaltsstoffe im Holzschutzmittel existierten, die dann bei der zweiten Messung bereits weitgehend ausgedünstet waren. Die in der Messung A aufgezeichneten Peaks der schwerflüchtigen Anteile verstecken sich dagegen hinter denen der Messung B, da ihre Anteile an der relativen Intensität anfänglich nur gering gewesen sein müssen. Erst durch das Ausdünsten der leichtflüchtigen Anteile sind die relativen Peak-Intensitäten der schwerflüchtigen Substanzen in der gezeigten Weise angestiegen.

II. Ableitbar; wie aus dem Text (Z. 8ff) hervorgeht, nehmen die Retentionszeiten der untersuchten Substanzen *mit abnehmender Flüchtigkeit* zu. Genau dieses gegenläufige Verhalten zweier physikalischer Größen bezeichnet man als *umgekehrt proportional*.

Hinweis: Zum Problem der Proportionalität vgl, ggf. Kap. 1.1.4, S. 26f.

III. Ableitbar, wie aus dem Kommentar zur Aussage I hervorgeht.

IV. Ableitbar; in der ersten Messung zeigen sich überwiegend leicht- und mittelflüchtige Substanzen, in der Messung B zeigen sich dagegen große Peaks nur noch bei schwerflüchtigen Substanzen.

Aufgabe 4-23: Gesucht war D!

(A) Korrekt; 4 von 48 Patienten mit Melanomen wiesen eine völlige Rückbildung auf. Das sind 8,3%. Weitere 6 (also 12,5%) zeigten eine teilweise Rückbildung des Melanoms.

(B) Korrekt; insgesamt konnte durch diese Behandlung 25% aller Patienten geholfen werden. Nur mit IL-2 allein behandelt, zeigte sich dagegen nur bei 17% der Patienten eine völlige oder teilweise Rückbildung des Karzinoms.

(C) Korrekt; 66 von 307 Patienten (= 21,2%) konnte mit einer der beiden Therapien geholfen werden.

(D) Falsch; die Behauptung der Aussage, dass bei Sarkomen, Lungen- und Brustkrebs beide Therapien erfolglos blieben, entbehrt jeder Grundlage. Bei Brustkrebs kam die Kombinationstherapie, bei Sarkomen und Lungenkrebs die Behandlung mit IL-2 allein überhaupt nicht zum Einsatz.

(E) Korrekt; mehr als der Hälfte der Patienten (57%) konnte hier geholfen werden.

Aufgabe 4-24: Gesucht war B!

Hinweis: Nur Aussage III kommt in den Antwortalternativen zu dieser Aufgabe mit mittlerer Häufigkeit vor und sollte daher von Ihnen als erste bearbeitet worden sein. Vgl. ggf. Kap. 1.2.5, S. 50ff.

I. Falsch; würde diese Aussage zutreffen, müsste die eine Kurve Maxima aufweisen, wenn die andere Kurve Minima zeigt, und umgekehrt. Die beiden unteren Graphen müssten sich also wie Bild und Spiegelbild verhalten. Dies trifft aber eindeutig nicht zu.

II. Falsch, obgleich die angegebenen Mittelwerte - ca. 3000 Einheiten für die Aktivität des cAMP-aufbauenden Enzyms Adenylatcyclase (3.v.o.) und ungefähr 28,5 Einheiten für die des cAMP-abbauenden Enzyms Phosphodiesterase (unten) - auf den ersten Blick für die Korrektheit dieser Aussage zu sprechen scheinen, 28,5 und 3000 unterscheiden sich schließlich in etwa durch den Faktor $100 = 10^2$. Zum einen sind bei keinem Diagramm die Einheiten angegeben, so dass unklar bleibt, in welchem Verhältnis sie zueinander stehen, zum anderen zeigen die Diagramme nur die Abweichungen vom 24-Stunden-Durchschnitt; die jeweiligen Bezugsgrößen sind jedoch weder im Text noch in einem der Diagramme angegeben.

III. Korrekt, wie beide Kurven deutlich zeigen. Das für die Aktivität der Phosphodiesterase angegebene zusätzliche Minimum bei etwa 20.00 Uhr liegt oberhalb des angesprochenen Wertes, der damit tatsächlich das Tagesminimum darstellt.

IV. Falsch; der Text enthält keine Erläuterungen, zu welchem Stoff die Beta-Adrenozeptoren eine Affinität aufweisen. Zudem bleibt unklar, welcher Zusammenhang zwischen der Zahl und der Affinitätshöhe der Beta-Adrenozeptoren besteht.

Nachwort zum weiterführenden Training

Wie bereits im Vorwort angesprochen, sollten Sie nach Bearbeitung der Übungsaufgaben in diesem Band für das weitere Training dazu übergehen, als zusätzliche Quellen entsprechender Aufgaben natur- und sozialwissenschaftliche Lehrbücher und/oder Zeitschriften heranzuziehen. Grundsätzlich sind zu diesem Zweck alle genannten Quellen gut geeignet. Wenn ich dennoch einer Zeitschrift wie "Spektrum der Wissenschaft", die Sie praktisch in allen größeren Stadtbüchereien und Universitätsbibliotheken - häufig zu Jahresbänden gebunden - finden können, den Vorzug gebe, dann aus folgendem Grund: In dieser Zeitschrift sind den i.allg. gut aufgebauten und übersichtlichen Grafiken und Tabellen unmittelbar Erläuterungstexte zugeordnet, was Ihnen die Bearbeitung des statistischen Materials sehr erleichtern wird. Zum Training sollten Sie dann wie folgt vorgehen: Greifen Sie sich einen beliebigen Jahresband aus dem Regal heraus und blättern Sie ihn durch, bis Sie auf eine interessante Tabelle oder Grafik stoßen. Zu Beginn Ihres Trainings sollten Sie sich zunächst den dazugehörigen Begleittext durchlesen und dann versuchen, seine Aussage(n) in der betreffenden Darstellung nachzuvollziehen. In der zweiten Phase Ihres Trainings - Sie werden selbst feststellen, zu welchem Zeitpunkt Sie soweit sind - schnappen Sie sich einen anderen Band und suchen hier wiederum interessante Tabellen und Grafiken heraus. Wenn Sie welche finden, sollten Sie jetzt den dazugehörigen Begleittext abdecken und versuchen, aus dem angebotenen Material beliebige Schlussfolgerungen - in der Art, wie sie in diesem Untertest vorkommen - selbst abzuleiten. Im Anschluss können Sie Ihre Schlussfolgerungen dann anhand des Begleittextes überprüfen.

Quellen der Abbildungen

a) Textabbildungen

Abb. 16 H.Reiss: Wärmeströme in Isolationen, in: Spektrum der Wissenschaft 11/1985, 123; Ergänzungen: L.W.Fichtner.

Abb.17 ebd.; Ergänzungen: L.W.Fichtner.

Abb.18 ebd.; Ergänzungen: L.W.Fichtner.

Abb.19 Institut der deutschen Wirtschaft Köln (Hg.): Zahlen zur wirtschaftlichen Entwicklung der BRD 1994, Köln 1994, Tab.93; Änderungen: L.W.Fichtner.

Abb.22 E.Tuomanen: Bakterielle Meningitis und die Blut-Hirn-Schranke, in: Spektrum der Wissenschaft 4/1993, 90; Ergänzungen: L.W.Fichtner.

Abb.23 H.Reiss: Wärmeströme in Isolationen, in: Spektrum der Wissenschaft 11/1985, 123; Ergänzungen: L.W.Fichtner.

Abb.27 Spektrum der Wissenschaft 11/1991, 164; Ergänzungen: L.W.Fichtner.

Abb.28 ebd.; Ergänzungen: L.W.Fichtner.

Abb.31 L.Ciompi: Die Hypothese der Affektlogik, in: Spektrum der Wissenschaft 2/1993, 81; Ergänzungen: L.W.Fichtner.

Abb.32 ebd.; Ergänzungen: L.W.Fichtner.

Abb.33 M.H.Brodsky: Fortschritte in der Galliumarsenid-Technologie, in: Spektrum der Wissenschaft 4/1990, 49; Ergänzungen: L.W.Fichtner.

Abb.34 ebd.; Ergänzungen: L.W.Fichtner.

Abb.35 R.M.White: Die große Klima-Debatte, in: Spektrum der Wissenschaft 9/1990, 75; Ergänzungen: L.W.Fichtner.

Quelle aller anderen Abbildungen: L.W.Fichtner.

b) Aufgabenabbildungen

Ü1 U.Frith: Autismus, in: Spektrum der Wissenschaft 8/1993, 51.

Ü3 M.Schön/R.Walz: Emissionen der klimarelevanten Spurengase Distickstoffoxid und Methan in der Bundesrepublik, in: Spektrum der Wissenschaft 2/1994, 109.

Ü8 W.Göpel: Chemische Sensoren - technische Sinnesorgane für Riechen und Schmecken, in: Spektrum der Wissenschaft 1/1994, 99.

Ü10 E.Tuomanen: Bakterielle Meningitis und die Blut-Hirn-Schranke, in: Spektrum der Wissenschaft 4/1993, 90.

Ü11 W.Jacobi: Risiko Radon, in: gsf mensch + umwelt 7 (1991), 31.

Ü13 H.Reiss: Wärmeströme in Isolationen, in: Spektrum der Wissenschaft 11/1985, 123.

Ü14 P.R.Grant: Aktuelle Selektion bei Darwinfinken, in: Spektrum der Wissenschaft 12/1991, 71.

Ü16 Spektrum der Wissenschaft 7/1989, 116.

Ü17 C.J.Shatz: Das sich entwickelnde Gehirn, in: Spektrum der Wissenschaft 11/1992, 50-51.

Ü18 Institut der deutschen Wirtschaft Köln (Hg.): Zahlen zur wirtschaftlichen Entwicklung der BRD 1994, Köln 1994, Tab.96.

Ü19 L.W.Fichtner; Zahlen nach: Focus 14/1994, 173.

Ü24 L.W.Fichtner; Zahlen nach: Siemens-Standpunkt, Mai 1993, 24.

Ü25 D.Henschler: Krebsrisiken im Vergleich - Folgerungen für Forschung und politisches Handeln, in: gsf mensch + umwelt 8 (1993), 68.

Ü29 BMWi (Hg.): Leistung in Zahlen '87, Bonn 371988, 12.

Ü30 W.Jacobi: Risiko Radon, in: gsf mensch + umwelt 7 (1991), 31.

2-1 Kl.Conrad: Der ECU und die europäische Währungsunion, in: Spektrum der Wissenschaft 2/1991, 31.

2-2 L.W.Fichtner; Zahlen nach: Siemens-Standpunkt, Mai 1993, 24.

2-3 H.Reiss: Wärmeströme in Isolationen, in: Spektrum der Wissenschaft 11/1985, 121.

2-5 J.Bernhardt: Radio- und Mikrowellen, in: gsf mensch + umwelt 7 (1991), 51.

2-6 L.W.Fichtner; Zahlen nach: Apotheken-Umschau 4/1994, 3.

2-7 D.Crews: Pseudosexualverhalten eingeschlechtiger Rennechsen, in: Spektrum der Wissenschaft 2/1988, 90.

2-8 Bundesministerium für Forschung und Technologie (Hrsg.): Meeresforschung und Meerestechnik, Bonn 1987, 50; Ergänzungen: L.W.Fichtner.

2-9 N.Keyfitz: Probleme des Bevölkerungswachstums, in: Spektrum der Wissenschaft 11/1989, S. 103.

2-10 A.Ulmann/G.Teutsch/D.Philibert: RU486 - die Abtreibungspille, in: Spektrum der Wissenschaft 8/1990, 49; Änderungen: L.W.Fichtner.

2-11 W.Jacobi: Risiko Radon, in: gsf mensch + umwelt 7 (1991), 30.

2-12 MSWV-NRW (Hg.): Geschwindigkeitsreduzierung auf Ortsdurchfahrten, Düsseldorf o.J.,51.

3-1 R.Repetto: Die Entwaldung der Tropen - ein ökologischer Fehlschlag, in: Spektrum der Wissenschaft 6/1990, 128.

3-2 J.P.Reganold u.a.: Nachhaltige Landwirtschaft - das Beispiel USA, in: Spektrum der Wissenschaft 8/1990, 128.

3-3 IZE (Hg.): Stromthemen 5 (3/1988), 7.

3-5 A.Robbins/Ph.Freeman: Warum mangelt es an Impfstoffen für die Dritte Welt, in: Spektrum der Wissenschaft 1/1989, 116.

3-6 R.M.White: Die große Klima-Debatte, in: Spektrum der Wissenschaft 9/1990, 78.

3-7 P.V.Foukal: Die veränderliche Sonne, in: Spektrum der Wissenschaft 4/1990, 73.

3-8 Spektrum der Wissenschaft 11/1991, 164.

3-9 Fr.Stooß: Die Bildungsexpansion erreicht den Arbeitsmarkt, in: Spektrum der Wissenschaft 12/1989, 38.

3-12 H.Reiss: Wärmeströme in Isolationen, in: Spektrum der Wissenschaft 11/1985, 123.

3-14 Institut der deutschen Wirtschaft Köln (Hg.): Zahlen zur wirtschaftlichen Entwicklung der BRD 1994, Köln 1994, Tab. 13, 14 und 16.

3-15 V.Smetacek: Die Primäproduktion der marinen Plankton-Algen, in: Spektrum der Wissenschaft 11/1991, 58.

3-16 D.Kimura: Weibliches und männliches Gehirn, in: Spektrum der Wissenschaft 11/1992, 108.

3-18 H.Lagercrantz / Th.A.Slotkin: Der Stress der Geburt, in: Spektrum der Wissenschaft 6/1986, 98.

3-20 B.Lemmer: Chronopharmakologie - Zusammenhänge von biologischen Rhythmen und Arzneiwirkungen, in: Spektrum der Wissenschaft 7/1990, 19

3-21 I.N.Todorow: Zellmechanismen zur Regulation des Proteingleichgewichts, in: Spektrum der Wissenschaft 2/1991, 66.

3-22 H.Häfner: Schizophrenie - Suche nach Ursachen und Auslösern, in: Spektrum der Wissenschaft 10/1993, 52.

3-23 L.Ciompi: Die Hypothese der Affektlogik, in: Spektrum der Wissenschaft 2/1993, 81.

3-24 M.H.Kryder: Moderne Datenspeicherung, in: Spektrum der Wissenschaft 12/ 1987, 87.

3-27 L.W.Fichtner; Zahlen nach Focus 28/94, 114.